Sitzungsberichte
der Heidelberger Akademie der Wissenschaften
Mathematisch-naturwissenschaftliche Klasse
Jahrgang 1952, 2. Abhandlung

Pest in Venedig

1575 - 1577.

Ein Beitrag zur Frage der Infektkette bei den Pestepidemien West-Europas

Von

Ernst Rodenwaldt

Mit 1 Textabbildung

Vorgelegt in der Sitzung vom 8. November 1952

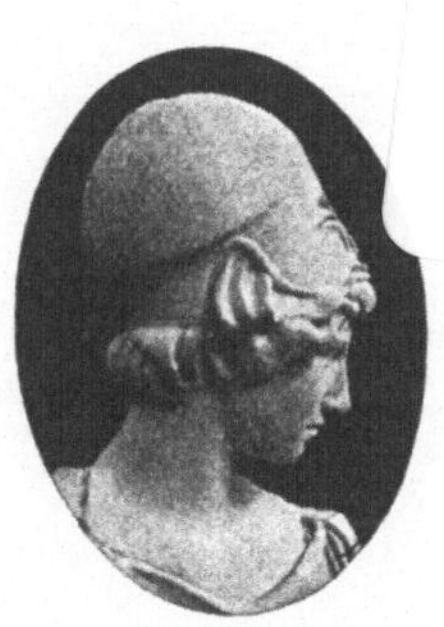

Heidelberg 1953
Springer-Verlag

ISBN-13: 978-3-540-01745-5   e-ISBN-13: 978-3-642-99841-6
DOI: 10.1007/978-3-642-99841-6

Alle Rechte, insbesondere das der Übersetzung in fremde Sprachen,
vorbehalten

Copyright 1953 by Springer-Verlag, Berlin · Göttingen · Heidelberg

Softcover reprint of the hardcover 1st edition   1953

Pest in Venedig 1575–1577.
Ein Beitrag zur Frage der Infektkette bei den Pestepidemien West-Europas.

Von

Ernst Rodenwaldt.

Mit 1 Textabbildung.

Vorgelegt in der Sitzung vom 8. November 1952.

Inhaltsübersicht.

Abbreviaturen.

Arch. d. st.	Archivio di stato.
Mag. d. s.	Magistrato della sanità.
Off. d. s.	Officio della sanità.
S. u. P. a. s.	Sopraproveditoren und Proveditoren alla sanità.
P. a. s.	Proveditoren alla sanità.
V. M. Cl.	Vostri Magnificenze Clarissimi.
di V. M. C.	di Vostra Magnificenza Clarissima.
S. t. f.	Savio terra ferma.
Rvd.	Reverendo, Reverendi.
Cl.	Clarissimo.
Sr. od. Sgr.	Signor od. Signori.

Vorwort.

Ungewollt, unvorausgesehen wurde aus dem Vorhaben einer Studie von eng begrenztem Ziel und scheinbar begrenztem Inhalt die weit ausgreifende Erörterung eines reizvollen Problems der Epidemiologie.

Wie die Republik Venedig ihren jahrhundertelang von ganz Europa bewunderten „Magistrato della sanità" begründete, aufbaute und entwickelte, dafür bieten das Archiv der Stadt und ihre Bibliotheken in Manuskripten und Drucken des 15., 16. und 17. Jahrhunderts die fast lückenlosen Grundlagen.

Anziehend genug schien es schon, dies Gebäude in seiner äußeren und inneren Erscheinung, die Vielfalt dieses Organismus und seiner Aufgaben, wiedererstehen zu lassen. Unmittelbar aber mußte sich der Wunsch einstellen, es mit Leben und Erleben zu erfüllen, als aus Akten und Niederschriften die Not der Menschen sprach in einer Zeit, als dies kunstvolle Werkzeug des Staates einer schweren Erprobung unterworfen war durch das Hereinbrechen der Pest.

Damit wurde zur Aufgabe, den „Magistrato della sanità", die „Proveditoren und Sopraproveditoren alla sanità" mit allen ihren Helfern vom Arzt bis zum Leichenträger, dazu aber auch die Organe des Staates, den Großen Rat, den Senat und die Signoria darzustellen in ihrem Kampf gegen den unheimlichen Würger mit Waffen, die, aus dem unvollkommenen Wissen der Zeit geschmiedet, bei aller eisernen Konsequenz ihrer Anwendung, dem Gegner die seinen nicht aus der Hand zu schlagen vermochten.

Gerecht zu urteilen über die zeitgebundenen Unvollkommenheiten des Handelns der Menschen jener Zeit, selbst da, wo ihre Zeitgenossen zum Verurteilen bereit waren, ist ein nobile officium des Nachfahren. Um so mehr, wenn ihm die Vertiefung in das Geschehen in jenen Jahren des Schreckens und das Bemühen, zu verstehen, wie es wirklich war und nicht anders sein konnte, die Überzeugung aufdrängt, bei allem wohl begründeten und verfeinerten Wissen unserer Zeit seien auch uns Grenzen gezogen, möglicherweise selbstgewollte, durch ein Dogma festgelegte Grenzen, die zu einem Hindernis der Erkenntnis werden.

Die Infektketten der Seuchen durch Analyse ihrer Umweltbedingungen in denkbar möglichster Lückenlosigkeit aufzuklären ist ein wesentliches Anliegen der modernen Epidemiologie.

Eine solche Analyse wurde versucht für die Infektkette der venezianischen Pestepidemie der Jahre 1575—1577.

Wie und auf welchen Wegen die Seuche in die Stadt eindrang, in ihr sich ausbreitete, ihr Verlauf im Ablauf zweier Jahre, die klinischen Krankheitserscheinungen bei den Befallenen, die Umweltumstände bei Abwehr und Bekämpfung in enger Beziehung zu dem Wechsel der Jahreszeiten und dem Witterungscharakter beider Jahre, die Erfolge und Mißerfolge des Handelns der Behörden, alles dies forderte dazu auf, diese manigfachen Faktoren darauf zu prüfen, inwieweit aus der Biologie eines übertragenden Insekts — es konnte nach dem unbezweifelbaren Stande unseres Wissens nur ein Floh sein — eine Erklärung für alle Zusammenhänge dieses Geschehens gefunden werden könne.

Das Ergebnis dieser Prüfung ist die Überzeugung, daß die Zweifel nur allzu berechtigt sind, die seit etwa 30 Jahren von einigen, bisher nur wenigen kritischen Forschern gegen das Dogma erhoben worden sind, ohne Nagerpest gebe es keine Menschenpest.

Denn nicht nur für die hier geschilderte Pestepidemie liegt eine Deutung ihres Zusammenhangs mit einer Nagerepizootie außerhalb jeder Wahrscheinlichkeit. Vielmehr spricht alles, was über die Umweltumstände berichtet wird, alle Beobachtungen der behandelnden und begutachtenden Ärzte, der Verlauf der Seuche und was bei ihrer Bekämpfung erreicht oder nicht erreicht wurde, dafür, daß nicht nur diese Epidemie eine menschengetragene war, bei der die Seuche von Mensch zu Mensch überging durch Vermittlung des Pulex irritans, sondern daß nach allen Berichten über die Pestepidemien Westeuropas im Mittelalter und zu Beginn der Neuzeit bei den meisten, so nicht bei allen, der Modus der Infektkette kein anderer gewesen sein wird.

Der naturwissenschaftlich-mathematischen Klasse der Heidelberger Akademie der Wissenschaften bin ich zu großem Dank verpflichtet. Ihr verdanke ich, daß ich ohne beengende zeitliche Bindung in den vergangenen 3 Jahren in den stillen Räumen der Forschungsstätten Venedig heimisch war.

Den Hütern der Schätze des „Archivo di stato", der „Bibliotheca Marciana" und der Bibliothek des „Museo civico Correr", Herrn Direktor Comendatore Prof. ANTONIO CAPOGRASSI, Frau Direktor

Prof. Dott. Tullia Gasparini-Leporace und Herrn Direktor Prof. Mario Brunetti habe ich zu danken, daß mir diese Quellen reichlich strömten. Zu Dank verpflichtet bin ich auch dem Conte Dott. Raimondo Morozzo della Rocca, Unterdirektor, jetzt Direktor des Staatsarchivs, sowie Herrn Dott. Ferruccio Zago, beiden für vielfache wertvolle Ratschläge, ferner für ihre bereitwillige Hilfe bei der Überwindung sprachlicher Schwierigkeiten Herrn Dr. Hans Hinterhaeuser, Lector am Institut „Foscari" in Venedig und in Heidelberg Herrn Dr. Renato de Rosa, Lector für Italienisch in der Philosophischen Fakultät der Universität.

Und ich will gern bekennen, daß aus den würdigen Pergamenten ein ganzer Himmel mir niederzusteigen schien. Dem Zauber, der an ihnen haftete und sich mitteilte, war auch meine Mitarbeiterin, meine Frau, verfallen, ohne deren gewissenhaftes Kopieren der oft schwer leserlichen Manuskripte mit ihren nicht immer leicht zu deutenden Abbreviaturen sich mir schwerlich alle unentbehrlichen Elemente der Arbeit erschlossen hätten.

Über aller Arbeit aber stand, wiewohl sie nur auf ein bei aller Furchtbarkeit eng begrenztes Zeitgeschehen gerichtet war, die immer bewußt bleibende und sich stetig vertiefende Bewunderung für ein Staatswesen, dessen Vollkommenheit zum Größten gehört, was Menschen je zu schaffen vermochten.

Heidelberg, November 1952. Ernst Rodenwaldt.

1. Die Umwelt.

a) Die Stadt und das Ästuar.

Venedig war seit der 2. Hälfte des 12. Jahrhunderts und ist bis heute aufgeteilt in 6 Bezirke, die „Sestiere" Castello, S. Marco, Canareggio nördlich, „di quà" des Canale grande, S. Croce, S. Polo und Dorsoduro, südlich, „di là" des Canals. Innerhalb dieser Bezirke lagen 72 „Contrade", Unterbezirke, die den großen Kirchengemeinden entsprachen. Seit 1810 wurde ihre Zahl durch Zusammenlegung vermindert. Daher bestehen einige Contraden, die im 16. Jahrhundert vorhanden waren, heute nicht mehr, so die Contrada S. Basilio im Sestiere Dorsoduro, eines der 3 Zentren des Ausbruchs der Pest von 1575—1577.

Ursprünglich hatte diese Einteilung eine administrative Bedeutung, die wohl zurückging auf das Zusammenwachsen der Stadt aus getrennten Siedlungen auf der Inselgruppe, die seit dem 13. Jahrhundert den Namen Rialto mit Venezia vertauschte, einem Namen, der zuvor alle Siedlungen im Ästuar umfaßt hatte. Damals gab es „Capi" Vorsteher der Contraden. Zur Zeit der Pest von 1575—1577 und wohl vorher schon aber waren die Contraden zu rein topographischen Einheiten geworden, wenn man davon absieht, daß der erste Geistliche einer Contrada, der Piovano (Plevano), für die Staatsleitung diejenige Persönlichkeit war, deren Dienstleistungen sie als etwas Selbstverständliches beanspruchte, sobald die dringliche Durchführung bestimmter, die Contrada betreffender Verwaltungsmaßnahmen notwendig wurde. Zu ihrer Unterstützung, so auch in Pestzeiten, ließ die Regierung dann aus der Contrada selbst, durch die „Parochianen", wie aus einer Art Selbstverwaltungskörper, „Deputadi" mit sehr weitgehenden Vollmachten erwählen, wahrscheinlich nach dem gleichen Wahlverfahren, nach dem die Gemeinden auch ihre Geistlichen selbst wählten, d. h. für die Investitur präsentierten. In der Regel wurden aus den Einwohnern der Contrada je 3 Deputierte, je einer aus einem der 3 Stände, ein Nobile, ein Cittadino und ein Popolano gewählt.

Heute können wir leider aus unserer Kenntnis der Topographie der Stadt keine Schlüsse mehr ziehen hinsichtlich des Ganges und der Ausbreitung von Seuchen der Vergangenheit. Bei aller scheinbaren Unberührtheit des Stadtbildes haben die jenen Zeiten folgenden Jahrhunderte und vor allem die Neuzeit die Sestiere zwar nicht ihrem Umfang nach, aber doch in ihrer Struktur so wesentlich verändert, daß es auf nicht geringe Schwierigkeiten stößt, bestimmte, in den Akten genannte Örtlichkeiten zu

identifizieren. Denn leider sind alle Spezialakten mit ihrem mit größter
bürokratischer Genauigkeit gesammeltem Zahlenmaterial dem Schicksal
von Akten nicht entgangen, die einer späteren Generation bedeutungslos
erscheinen, der Vernichtung. So fehlen uns die während des Herrschens
der Pest genau geführten Listen der Pesthäuser und die mehrfach aufge-
stellten Kopflisten der Bevölkerung, leider auch der größte Teil der Listen
über Erkrankte und Gestorbene. Für die Erforschung der Epidemiologie
ist das ein schmerzlicher, unersetzlicher Verlust. Nur aus Anordnungen
und Beschlüssen in den Akten, die bestimmte, besonders stark befallene
Contraden oder Sestiere erwähnen, lassen sich mit Vorsicht einige Schlüsse
ziehen, so etwa über schweren Befall des Sestiere Castello im Juli 1576.

Auch die Sestiere hatten in normalen Zeiten keine besonderen
Verwaltungsbehörden. Nur in Pestzeiten wurden für sie besondere
Beamte auf Zeit eingestellt, schon bei der Pest von 1348 für jedes
Sestiere drei „buoni homines". 1576 wurden im Collegio unter Mit-
wirkung des Magistrato della sanità für jedes Sestiere drei Nobili
gewählt. Sie werden in den Akten nicht einheitlich bezeichnet,
sowohl als „Deputadi", häufiger als „Presidenti" der Sestiere.
Ihnen wurden weitreichende Befugnisse gegeben, aber auch hohe
Verantwortung auferlegt.

Auf alle Sestiere und Contraden erstreckte sich in normalen
Zeiten gleichmäßig, ohne Aufteilung in örtliche Unterabteilungen,
die Wirkung der Magistrati, der großen zentralen Ämter, unter
anderem der in der Mitte des 13. Jahrhunderts organisierten
Sicherheitspolizei, der „Signori di notte" und seit 1486 des „Magistrato della Sanità", des Gesundheitswesens, der bis in die Neuzeit
überall in Europa bewunderten und als Vorbild angesehenen
„Sanità di Venezia".

Innerhalb der Stadt kam, abgesehen von dem Sitz der Regierung, einzelnen Örtlichkeiten in Seuchenzeiten eine Sonderbedeu-
tung zu. Es waren die Stellen, von denen aus der Bevölkerung
durch Proklamationen die Anordnungen der Behörden durch den
„Commandatore" bekanntgegeben wurden. Die beiden wichtigsten
lagen, der eine bei S. Marco, dem Dom, die „pietra del bando",
der Porphyrsäulenstumpf an der SW-Ecke der Kirche, oder die
Stufen, „le scale" von S. Marco, der andere am Rialto, der eine also
nahe dem Sitz der Regierung, dem „Palazzo", der andere inmitten
des pulsierenden Herzens des Handels. An der „pietro del bando"
wurden alsbald beim Ausbruch einer Seuche die Listen der Gestorbenen angeschlagen. Das geschah auch 1575. Im folgenden Jahr
1576 mußte es bald unterbleiben, weil die täglich steigende Zahl
der Opfer zu grauenvoll wirkte.

Hierzu kamen gelegentlich auch das Sestiere S. Polo, wahrscheinlich der große Campo S. Polo, das Zentrum dieses Sestiers, und der Platz bei S. Giovanni und Paolo (Zuanipolo), wo der Colleoni steht. Schließlich ist zu nennen die Merceria, die vielfach gewinkelte Verbindungsstraße zwischen dem Marcusplatz und dem Rialto, die zur Schmerzensstraße wurde für Frauen, wenn sie wegen Vergehen gegen die Verordnungen hindurchgepeitscht wurden, und der Platz zwischen den beiden Säulen der Piazetta, wo die Todesstrafe durch Erhängen vollzogen wurde.

Übrigens wird der Charakter des Stadtbildes damals kein wesentlich anderer gewesen sein wie heute, spärliche Campi, offene, unregelmäßige Plätze, ausgespart aus dem Häusergewirr, in ihrer Mitte eine große Zysterne, der aus Öffnungen im Pflaster das Regenwasser zuströmte, mit ihrem Brunnenhaupt, dem „Pozzo", nur wenige von größerem Umfang.

Die Campi sauber zu halten, war schon um der Wassergewinnung wegen — Regenwasser war die einzige Wasserversorgung innerhalb der Stadt — eine gebietende Notwendigkeit. So geistreich für jene Zeit diese Zysternen mit ihrem Kiesmantel um den Pozzo herum konstruiert wurden, pathogene Keime zurückzuhalten waren sie schwerlich imstande. Venedig wird immer eine Stadt häufigen Vorkommens von Darmerkrankungen infektiöser Art gewesen sein.

Denn die Campi waren wie heute für die eng zusammengedrängt lebende Bevölkerung der gegebene Raum für das Spiel der Kinder, für die Zusammenkünfte der Frauen und für den Kleinhandel, oft auch für die Veranstaltungen von Tanzereien und für die Vorstellungen der „Zarlatani" (Charlatane), Leuten, die als Erzähler von Moritaten, als Zauberer aber auch als Wunderdoktoren und Zahnreißer, auf einem großen Tisch stehend, vom Volk umdrängt waren.

Auf dem Hauptplatz der Stadt, der Piazza S. Marco und auf der Piazetta standen eng gedrängt Verkaufsbuden und Zelte. Hier lag eines der Zentren des Kleinhandels. Zwischen den Campi hielten die „calle" die Verbindung aufrecht, enge, mitunter durch übergekragte Stockwerke verdunkelte, selten auf größere Strecken ohne Knick verlaufende, daher sehr unübersichtliche Gassen. Dazu kamen als zweites Verkehrssystem die Kanäle, von den schmalsten „canalazzi" zu den breiteren „rij" (rio), bis zum „canale", womit in der Regel nur der Canale grande gemeint ist. Er teilte die Stadt in zwei große Bereiche von je drei Sestiere.

Zahlreiche Berichte und Senatsbeschlüsse aus dem 16. Jahrhundert sprechen von der ständig sich aufdrängenden Notwendigkeit, die engen, schlecht durchfluteten Canalazzi, aber auch die Kanäle mittlerer Größe, die Rij, auszuräumen, weil sie bis zur Undurchgängigkeit für Boote mit Schmutz und Schlamm erfüllt waren. Nur in den größeren Kanälen sorgten Ebbe und Flut für eine gleichmäßige Wasserbewegung und Abschwemmung des Unrats. Schon wegen dieser Verstopfungen konnten während der Pest 1576 nur bestimmte Kanäle für die Entseuchung von Sachen in strömendem Salzwasser zugelassen werden.

Die zahllosen, damals schon fast sämtlich gemauerten Brücken, die über die Canalazzi und Rij führten waren der traditionelle Standplatz der Bettler, soweit sie nicht ihren Platz an den Türen der Kirchen gewählt hatten, in normalen Zeiten etwas, was zum Bilde der Stadt und zum Wesen ihrer Gesellschaft gehörte.

Außer den Campi waren 1575 wohl nur noch geringe Teile des heutigen Umfangs der Stadt nicht überbaut, am wenigsten vielleicht das Fischerviertel S. Nicolo in dem Sestiere S. Croce und die sog. „Chiovere". So hießen umfriedete größere und mit Gras, auch wohl mit Buschwerk bestandene Geländeflächen, die hauptsächlich der blühenden und gewinnreichen Tuchindustrie der Stadt zum Trocknen der gefärbten Tuche dienten. Der Rest eines solchen Chiovere, jetzt zum Teil modern überbaut, ist heute noch festzustellen nahe der Scuola S. Rocco. Fast alle anderen sind längst der Bebauung geopfert worden.

Von den zahlreichen Inseln des Ästuars einschließlich der Lidi war Murano durch politische Sonderstellung herausgehoben. Die Insel war kein Teil der „città di Venezia" sondern eine „terra nostra", ein gesondertes Gemeinwesen des Staates unter einem „podestà", gleich den mittelbar verwalteten Gemeinwesen des Festlandes, der „terra ferma" und gleich Malamocco und Chioggia. Auch während der Pestepidemie von 1575—1577 erfährt Murano eine Sonderbehandlung.

Das gleiche gilt aber nicht für die zweite große und dichtbevölkerte Insel des Ästuars, Burano, und ebensowenig für die zahlreichen, zu größtem Teil mit Klöstern bestandenen Inseln, die nach allen Seiten, näher oder weiter entfernt, um die Stadt herum im Ästuar liegen bis weit nach Norden hin, wo das entvölkerte und verfallene Torcello die Grenze der Bewohnung bildete.

Am Untergang der alten Mutterstädte Venedigs, im Norden der Lagune, Eraclea, Jesolo, Torcello trugen der Sile und die Piave die Schuld. Ihr Erosionsmaterial hatte aus der Laguna viva, der unter Ebbe und Flut stehenden Lagune, die Laguna morte gemacht, in der die Fiebermücke ihre Brutplätze fand.

Venedig wäre dem gleichen Schicksal verfallen, hätte nicht eine für jene Zeit seltene Voraussicht auf Grund der Beobachtung geomorphologischer Dynamik die Regierung der Stadt früh zu der Einsicht gebracht, ließe man die Brenta gewähren, so wäre auch die offene Laguna viva zwischen der Stadt und der terra ferma in wenigen Jahrhunderten versumpft oder verlandet. Nicht umsonst hat Venedig bis um 1400 hartnäckig gegen Padua um der Ableitung der Brenta willen schwere Kämpfe geführt. Und mag es auch mehr um des politischen Motivs wegen gewesen sein, der Stadt ihre unangreifbare insulare Lage zu sichern, der Gesundheit der Stadt ist dieser Streit ebensosehr zum Segen geworden. Alle Schriftsteller jener Zeit rühmen die Güte der Luft der Stadt, und führen auf sie zurück, daß so viele Menschen in ihr im Gegensatz zu den Zeitgenossen anderswo, ein hohes Lebensalter erreichten.

Einige der 1576/77 in den Pestakten genannten Inseln sind heute nicht mehr vorhanden oder unbewohnbar geworden. Ganz ist es nie gelungen, die Verlandungsprozesse und das Entstehen von Laguna morte zu verhindern. Auch ist das Ästuar nicht selten durch Bewegung der Erdkruste, durch Überschwemmungen, durch Sturmfluten beeinflußt worden. Nicht immer hielten die Lidi. LORENZETTI [48] berichtet von einer Insel S. Ammiano in der Nähe von Torcello, sie habe einmal 8 Kirchen besessen. Auf der heute im Bereich der Laguna morte liegenden Insel S. Marco boccalama (Lama ein alter Mündungsarm der Brenta), zeugt heute nur noch ein Mäuerchen davon, daß hier einstens ein Kloster stand. Von dieser Insel wurde damals noch Gebrauch gemacht.

Tiefe Schatten des Todes und der Trauer lagen während einer Pestepidemie auf den Lidi, diesen aus den zusammenwirkenden Kräften der Wasser des Landes und der See aufgebauten Grenzwällen zwischen Lagune und offenem Meer. Dort wo heute die Stätte frohen Lebensgenusses ist, wurden von dem nahe gelegenen Lazaretto vecchio aus täglich Hunderte von Opfern der Seuche in immer formloser werdender Weise in tiefe Gruben versenkt; wenn man den Berichten der Zeitgenossen glauben soll, mitunter

Sterbende zugleich mit Verstorbenen. Nur den Begüterten war unter Innehaltung von mancherlei Formalitäten gestattet, die Leiche ihrer Angehörigen in einen Sarg zu legen.

Die Ausdehnung der Lidi nach Norden und die große Insel S. Erasmo im Bereich des Lazaretto nuovo gaben 1576 die Möglichkeit, zur Evakuierung Ansteckungsverdächtiger eine Barackenstadt zu errichten.

Der größte Teil der Inseln mit ihren Klöstern wurde während der Pestepidemien, die Venedig heimsuchten, seitens der Regierung in Anspruch genommen. Schon während der Pestepidemie von 1348 dienten die abgelegene Insel S. Leonardo fossalama (heute nicht mehr vorhanden) und das schon genannte S. Marco di boccalama als Begräbnisplätze (Brunetti [11]).

Wie die Schilderung des Ganges der Seuche von 1575—1577 zeigen wird, beschlagnahmte die Regierung eines nach dem anderen der Inselklöster für die Unterbringung von infizierten Gütern, von Ansteckungsverdächtigen, schließlich sogar von Pestkranken, als die beiden dem Staat gehörenden Inseln, die Staatseinrichtungen des Lazaretto vecchio und des Lazaretto nuovo mit ihrer begrenzten Kapazität versagten. Sie tut das aber nicht, ohne die berechtigten finanziellen Ansprüche der Konvente sorgfältig zu beachten, zu regeln und nach dem Abschluß der Epidemie alle Schäden zu ersetzen.

Von den beiden Staatseinrichtungen war die ältere das Lazaretto vecchio. Die Stadt hatte mit der Pestepidemie von 1348 die furchtbaren Folgen des Einschleppens der Seuche aus dem Osten — damals von der Krim, von Tana her — zu erleben gehabt. Die bei den 4 weiteren Pesteinbrüchen des 14. Jahrhunderts (1361, 1381/82, 1391, 1397) gemachten Versuche, durch vollständige Absperrung der Stadt vom Außenverkehr, besonders vom Seeverkehr, die Pest fernzuhalten, blieben ohne Erfolg, waren auch für eine Handelsstadt in normalen Zeiten undurchführbar.

Im Jahre 1403 hatte der Staat von dem Orden der Agostini Eremitani eine kleine Insel, einen Steinwurf vom Lido entfernt, nicht weit von der Insel S. Lazaro, durch Austausch mit einem Gelände im Westen der Stadt erworben. Auf ihr stand ein kleines Kloster S. Maria de Nazareth, das 1249 gegründet war. Schon lange vor 1403 hatte dies Kloster freiwillig Pilger, die aus dem Osten kamen, besonders Kranke, aufgenommen und verpflegt. Es kann kaum bezweifelt werden, daß schon damals der Gedanke einer Quarantäne aufgetaucht war, durch Zurückhalten der Pilger für eine gewisse Zeit zu verhüten, daß sie Seuchen einschleppten.

Diese vorläufige Einrichtung erhielt 1423 eine festere Organisation, zweckmäßige Gebäude und wurde bestimmt zur Aufnahme von Personen, die an kontagiösen Krankheiten litten und ihrer Güter, die als infiziert angesehen wurden, soweit sie zur See eingeführt ankamen (SANSOVINO [73], SABELLICO [72]).

1438 wird dann, nachdem der „locus Nazareth" sich als nützlich und geeignet (utilis et commodus) erwiesen hat, im Senat beschlossen, die Einrichtung unter die Obhut der „Procuratoren de citra", eine Gruppe der Prokuratoren von S. Marco, der zahlungsfähigsten Behörde der Stadt, zu stellen, die dafür sorgen sollen, ohne für sich selbst oder ihr Personal (ihre Advokaten, Gastalden oder Schreiber) irgendeinen Vorteil oder Gehalt dafür beanspruchen zu können.

Zur Aufnahme von Kranken aus der Stadt selbst scheint die Einrichtung erst von 1506 oder 1514 ab benutzt worden zu sein.

Im Zusammenhang mit der Blüte des Seehandels hatte sich um 1468 gezeigt, daß das „Nazarethum" nicht mehr ausreichte, um sowohl die Kranken und ihre Güter, wie Ansteckungsverdächtige und ansteckungsfähige Importware aufzunehmen. Es wurde eine kleine ummauerte Insel angekauft, nahe der großen Insel S. Erasmo, (S. Rasmo) genannt „della vigna murata", die den Mönchen von S. Giorgio maggiore gehörte und eine Kirche des Hl. Bartholomäus trug. Hier wurde ein zweites „Nazareth" mit 100 Zimmern errichtet, das nunmehr ausschließlich der Aufnahme Ansteckungsverdächtiger und von Gütern dienen sollte, in denen ihrer Natur nach Ansteckungsstoff (Contagium) vermutet werden konnte, wenn sie aus Gegenden stammten, in denen kontagiöse Krankheiten herrschten. 1468 ist also das eigentliche Geburtsjahr des venezianischen Quarantänesystems.

Diese beiden Hospitäler, das „Nazaretho vecchio" und das „Nazaretho nuovo" haben seit dem Ende des 15. Jahrhunderts einen Namenswechsel erfahren, der für die ganze abendländische Welt verbindlich wurde. Aus „Nazarethum" oder „Nazareth" wurde Lazarett. Italienische Autoren sprechen von einer Korruption des lateinischen Wortes (Corruzione o inversione della lingua latina). Zu verstehen ist dieser Wandel in der Bezeichnung, der sich nur ganz allmählich vollzieht, aus der Tatsache, daß seit dem Ende des 15. Jahrhunderts der Gebrauch des Lateinischen im

amtlichen Schriftverkehr durch den Gebrauch des Italienischen
abgelöst wird, nicht ohne daß noch lange zahllose lateinische Worte
eingestreut bleiben.

Für einen lateinisch sprechenden Italiener bestanden keine
Schwierigkeiten von den beiden Anstalten etwa „ad Nazarethum"
oder „de Nazaretho" zu sprechen. Trat aber an die Stelle des
Lateinischen das Italienische, so war das Aussprechen von „al
Nazareth" oder „dal Nazareth" eine Zumutung für die italienische
Zunge, die notwendig zu einem Ausgleich der für sie schwer zu
vereinigenden Konsonanten führen mußte.

Auch eine nur oberflächliche Durchsicht der Verfügungen des
Mag.d.s. zeigt, wie gegen Ende des 15. Jahrhunderts zum erstenmal der Name „Lazarett" auftaucht, dann im ersten und zweiten
Jahrzehnt des 16. Jahrhunderts beide Bezeichnungen vorkommen,
seltsamerweise sogar gelegentlich in ein und demselben Erlaß.

Außerhalb Venedigs hält sich die Bezeichnung noch länger.
Noch am 11. 4. 1533 erbittet Padua die Genehmigung, ein „Naza-
retto" errichten zu dürfen. Ebenso stellt 1547 Verona einen gleichen
Antrag auf Errichtung eines „Nazaret". Dort aber wird bezüglich
des gleichen Antrags 4 Wochen später von einem „Lazareto nuovo"
gesprochen.

1575—1577 aber trugen beide Einrichtungen einheitlich die Bezeichnungen „Lazaretto vecchio" und „Lazaretto nuovo". Irrig
ist also die vielfach vertretene Auffassung, der Name Lazarett sei
übernommen von der Insel S. Lazaro im Ästuar, nahe der Stadt,
ein übrigens begreiflicher Irrtum, denn dort befand sich die Lepro-
serie von Venedig.

Mit den beiden Lazaretten ist drei Jahrhunderte lang die
Seuchenabwehr und Seuchenbekämpfung der Seestadt aufs engste
verknüpft gewesen. Venedig erfüllte damit zugleich die Rolle eines
wachsamen Vorpostens Europas gegen die Gefahr eines Einbruchs
von Seuchen aus dem Orient. Hier und in Marseille waren die
Geburtsstätten des modernen Quarantänewesens.

Die spätere Verlegung des Lazaretto nuovo nach der Insel Poveglia,
1793, nicht lange vor dem Sturz der Republik, stand in Beziehung zu einer
Verlegung des Schiffahrtsweges für alle Schiffe, die einer Quarantäne zu
unterwerfen waren. Für sie war die Einfahrt in den Kanal von Malamocco
Verpflichtung. An ihm gelegen, bot Poveglia den günstigsten Platz für die
Durchführung der Quarantäne (FRARI [25]).

War die Stadt so gegenüber der Einschleppung von Seuchen
mit dem Seeverkehr durch ein bis in alle Einzelheiten durch-

gebildetes Quarantänesystem geschützt, vom Lande her drohte ihr nicht geringere Gefahr, wenn Seuchen in Norditalien ausbrachen. Die große Pest von 1348 hatte unzweifelhaft den Seeweg gewählt. Die beiden anderen großen Pesten, die von 1575—1577 und die Pest von 1630 wurden über Land eingeschleppt.

Es ist mir nicht gelungen, festzustellen, ob die Stadt über die üblichen Grenzkontrollstationen hinaus noch besondere, weit vorgeschobene hygienische Kontrollstationen, „Passi", im Bereich der aus den Alpen heraustretenden Paßstraßen oder an den Hauptverkehrsadern der Poebene unterhielt. Zu Seuchenzeiten wohl mit Personal besetzte Paßstellen lagen aber am Ostrande der Lagune an den Stellen, von woher bis in die neuere Zeit der Fremde die Stadt erreichte. Das war für viele Fremde die Mündung des schiffbaren alten Brentaarms, auf dem noch Goethe zu Schiff von Padua nach Venedig kam, Fusina (Lizzafusina, Zafusina) und mehrere Einschiffsorte am Rande der Lagune, Marghera, das heutige große Industriegelände, bis Mitte des vorigen Jahrhunderts ein wichtiges Fort und 1848 ein hart umkämpfter Brückenkopf, Fosseta, Piove und weitere Plätze an der Brenta, wie Mira und Porte. In Seuchenzeiten wurden diese Paßstellen mit reichlichem Personal versehen, Tag und Nacht in Betrieb gehalten und mit Sperren versehen. Das Gesicht Venedigs war aber zu sehr dem Meer zugewandt, als daß diesen Zugängen zur Stadt die gleiche Bedeutung beigemessen worden wäre, wie der Schifffahrt. Von See her kamen die Güter, deren Kontagiosität man fürchtete, und zu Schiff konnte auch ein Erkrankter leichter und unbeachteter Eingang finden als ein nach langwieriger Reise zu Fuß, zu Wagen oder zu Pferd am Rande der Lagune angekommener Fremder. Daß diese Auffassung nicht stichhaltig war, haben die beiden oben genannten großen Epidemien bewiesen.

b) Die Gesellschaft und der Staat.

Zum Verständnis der Auswirkung der Seuche von 1575—1577 auf die Glieder der venezianischen Gesellschaftsordnung und der Reaktion der staatlichen Organe auf das dem Stadtvolk und dem Staate auferlegte Verhängnis bedarf es einer Übersicht über ihre Gliederung und ihre Verflechtungen. Für die Entwicklung der Gesellschaft und den Ausbau der Verfassung des Staates muß auf das grundlegende Werk von H. KRETSCHMAYR [45] „Geschichte von Venedig" verwiesen werden, dessen III. Band auch für den Zustand zur Zeit der Seuche maßgebend ist.

Die Gesellschaft war damals bereits seit Jahrhunderten in drei Klassen gegliedert.

Über 80% der Bevölkerung zählte zu der politisch seit Anfang des 15. Jahrhunderts — seitdem der Arengo, die Volksversammlung aus der Staatsordnung ausgeschieden worden war —, einflußlosen Unterschicht, dem „populo menudo", den sog. Popolanen. Ungegliedert war diese Schicht in sich keineswegs. Eine gehobene Gruppe bildeten die „artesani", in „arte" zusammengefaßt, jede unter einem Gastalden (eine langobardische Amtsbezeichnung), unter ihnen auch eine nicht geringe Zahl wohlhabender und gesellschaftlich gehobener Fabrikanten- und Händlerfamilien.

Irrig wäre, die in den Akten immer wieder erscheinende Bezeichnung „poveri" zu übersetzen mit „Arme", in dem Sinne, in dem wir das Wort gebrauchen. Es hat lediglich die Bedeutung von vermögenslos, d. h. der Begriff umfaßte den großen Teil der Bevölkerung, der von seiner Hände Arbeit, von der Hand in den Mund lebte und dessen Lage durch jede wirtschaftliche oder politische Schwankung oder, wie hier, eine Seuchenkatastrophe in Frage gestellt wurde. Die Akten machen einen deutlichen Unterschied zwischen „poveri", „mendicanti" (Bettler) und „miserabili".

Sich der Poveri mit großer Gewissenhaftigkeit anzunehmen, wenn Notzeiten ihre Existenz bedrohten, hat die venezianische Staatsführung immer als eine dringliche Aufgabe und Verpflichtung betrachtet. Sie handelte im modernsten Sinne sozial. Die Motive dafür werden möglicherweise nicht moderner Art, vielmehr sehr verschiedenartig gewesen sein. Die christliche Barmherzigkeit, mit der viele Erlasse in pathetischer Formulierung beginnen, war schwerlich mehr als ein Etikett. Diese „seagoing nation" hatte stets einen großen Bedarf an kräftigen Männern für Arsenal und Flotte, aber auch für die zahlreichen Industrien, die in der Stadt blühten und um so bedeutsamer wurden, je mehr der Handel mit dem Orient erlahmte. Aber auch die weise Einsicht war in den Regierenden immer wach, daß ein politisch entrechtetes Volk nur dann auf die Dauer zu willigem Gehorsam bereit sein werde, wenn ihm Sicherheit seines wirtschaftlichen Daseins gewährleistet sei. In der Tat hat Venedig seit der Stunde der Gefahr bei der Verschwörung des Marino Falier bis zum Untergang der Republik in beinahe 450 Jahren keine gegen die Regierung gerichtete Volksbewegung gekannt. Selbst den Ideen der französischen Revolution gegenüber bewahrten nicht nur das Stadtvolk sondern auch die Untertanen der „terra ferma" eine bemerkenswerte Immunität.

Eine nicht sehr umfangreiche, nach KRETSCHMAYR etwa 6% umfassende Schicht bildeten die Cittadini. Sie waren unter sich gegliedert nach Altbürgern und Neubürgern. Der größte Teil der Cittadini hatte führende Stellen in Handel und Industrie inne und war damit wohlhabend, ja selbst sehr reich geworden. Aus ihnen wurden 1381, nach dem Chioggiakrieg gegen Genua, als sie zur Abwehr der tödlichen Gefahr, die den Staat bedrohte, mit großen Geldmitteln beigetragen hatten, 30 Familien in den Adel aufgenommen, die „case novissimi" der 1. Aggregation. Aus den Cittadinifamilien der späteren Jahrhunderte kauften sich eine ganze Reihe während der Candiakriege des 17. Jahrhunderts durch Zahlung von 100000 Dukaten in den Adel ein. Sie wurden als Abgehörige der 2. und 3. Aggregation bezeichnet. Zeugen des Reichtums der Cittadinifamilien und der reichen Artesani waren und sind noch heute ihre Klubhäuser, die Versammlungshäuser der „Scuole grande". Gerade im 16. Jahrhundert waren sie zum Teil auf das prunkvollste ausgestattet worden, am großartigsten die Scuola S. Rocco mit den Gemälden Tintorettos.

Wichtiger für das Staatsleben war eine so gut wie ausschließlich aus Altbürgerfamilien zusammengesetzte Gruppe der Cittadini, die „cittadini originarii" oder „cittadini dei segredarii", die dem Staat die höhere Beamtenschaft stellte, d. h. diejenigen Beamten, die, auf Lebenszeit angestellt, das ruhende Element der Verwaltung, die Träger der bürokratischen Tradition waren im Gegensatz zu den stets nur auf Zeit, wenn auch wiederwählbar für ihre Staatsämter gewählten Nobili. Es ginge zu weit, etwa im Vergleich zum Verwaltungsapparat einer modernen Demokratie die Nobili als politische Beamte zu bezeichnen im Gegensatz zu den aus den Cittadini stammenden Berufsbeamten, denn einige Behörden, so alle Räte, bestanden ausschließlich aus Nobili.

Nicht ohne Grund aber schritt in feierlichen Prozessionen der Canceliere grande, ein Cittadino, der Leiter der Sekretarie des Dogen und der Signoria, in violetter Toga vor dem Dogen einher. Und was die Sekretäre und Scrivani, die Schreiber, als genaue Kenner der Akten und der Verwaltungspraxis an Einfluß besaßen, wie sehr ihre meist jährlich wechselnden hohen Vorgesetzten genötigt waren, sich auf sie zu verlassen und zu stützen, wird niemand verkennen, der in einer modernen Verwaltung den schwer faßbaren Einfluß der mittleren Beamtenschaft kennt, die letztlich darüber entscheidet, ob die „Bestimmungen" etwas zulassen oder nicht.

Bei der Bekämpfung der Pest fallen ihnen innerhalb der Contraden wichtige Aufsichtsposten zu. Einer der üblichen drei Deputadi wird in der Regel aus ihren Kreisen gewählt.

Eine alte und illustre Cittadinifamilie dieser Art, die 1529 einen Canceliere grande gestellt hatte, war die Familie Franceschi, in deren Haus bei S. Marsiliano, in Abwesenheit des Hausherrn, 1575 die erste Erkrankung an Pest vorkam. Im 18. Jahrhundert erkaufte die Familie den Adel.

Innerhalb des Adels bestand eine ausgesprochene Schichtung. Zwar hatten die alten Unterschiede allmählich an Gewicht verloren, die seit der sog. Serrata von 1297 (der Schließung der Adelszugehörigkeit) [57] und seit der 1. Aggregation von 1381 her zwischen den „case vecchie", den „case nove" und „case novissimi" bestanden hatten. Vielleicht wurden sie seitens der „case vecchie" noch betont und hatten Einfluß auf die Eheschließungen. Aber zu einer politischen Spaltung innerhalb der herrschenden Kaste hatten sie nie geführt, obwohl die „case nove", vereint mit den „case novissimi" über 300 Jahre lang den Angehörigen der „case vecchie" den Zugang zum Dogat versperrt hatten. Bald nach der hier behandelten Zeitspanne wurde mit Marcantonio Memmo aber wieder ein Mann aus ältestem Hause Doge. Dann allerdings entsteht für das 17. Jahrhundert erneut ein Gegensatz gegenüber den „case aggregate", den Familien des erkauften Adels. Aber auch dieser gleicht sich bald aus, wohl nicht zum wenigsten infolge des finanziellen Übergewichts dieser neuen Adelsfamilien, aus denen ja sogar zwei Mitglieder als Alexander VIII. (Ottoboni) und Clemens XIII. (Rezzonico) auf den päpstlichen Stuhl gelangten. Das erweisen auch Eheschlüsse zwischen Angehörigen ältester Familien, z. B. im Hause Badoer, und jüngster Familien im 18. Jahrhundert (Barbaro).

Viel schwerer überbrückbar war die wirtschaftliche und in bezug auf politischen Einfluß sehr große Spannung zwischen der relativ kleinen Zahl der großen und sehr reichen Adelsfamilien, die, eine Oligarchie in der Oligarchie, seit Generationen die höchsten Ämter des Staates aus einer Art Gewohnheitsrecht und

Kraft ihrer Zahlungsfähigkeit besetzten — zahlreiche hohe Ämter, so die Gesandtschaften, mußten gegen unzureichende Vergütung übernommen werden — und der großen Zahl der armen Adelsfamilien oder der verarmten Zweige (rami) der großen Geschlechter, den sog. ,,barnabotti", so genannt nach den bescheidenen Wohnungen vieler dieser Familien in der Contrada S. Barnaba.

Diese hatten zwar Sitz und Stimme im Maggior Consiglio, im großen Rat, sie waren Mitträger der Souveränität des Staates, und hatten dort die Möglichkeit, im Rahmen der dem großen Rat verbliebenen Verwaltungsentscheidungen gelegentlich ihr Ressentiment gegen die großen Häuser zum Ausdruck zu bringen, wenn eine Angelegenheit im Rat behandelt werden mußte, die den Adel als Ganzes anging. Noch mehr aber als der gesamte Verwaltungsapparat bedurften sie der strengen Aufsicht durch das Consiglio der X und die Inquisitoren wegen ihrer aus ihrer unerfreulichen Zwischenstellung resultierenden Neigung zu anfechtbaren Machenschaften nicht nur persönlicher, sondern auch politischer Art. Posten, die eine Verantwortlichkeit in sich schlossen, deren Inhaber Teilhaber waren an Geheimangelegenheiten des Staates, konnte eine so mißtrauische Regierung, wie die venezianische, die genug Fälle von Staatsverrat zu erleben hatte, ihnen nicht anvertrauen. Sie konnte sie aber auch wiederum nicht auf ein soziales Niveau herabsinken lassen, daß der Titel ,,Magnificenza", auf den sie Anspruch hatten, zum Gespött wurde. Eines der zweifelhaften Mittel, ihre Lage zu verbessern, war die Neuschaffung kleiner Ämter.

Es würde langwierigen Nachspürens in den genealogischen Schriften des Archivs bedürfen, um im Einzelfalle festzustellen, ob es sich um einen Angehörigen eines gesunkenen Zweiges eines großen Hauses handelt, wenn wir 1576 auf einen Sebastiano Contarini in der bescheidenen Stellung des Priors eines Lazaretts stoßen. Es könnte sich hier auch um ein uneheliches Reis am alten Stamm handeln, die oft, zugleich mit den innerhalb der Adelshäuser erzogenen Bürgerkindern, den ,,figlioli d'anima", außerhalb des Adels standen. Giambattista Tiepolo war ein solches Bürgerkind, das den Namen eines der ältesten Geschlechter trug.

Übrigens folgte dem Sebastiano Contarini, der wohl der Seuche erlag, ein Nicolo Zorzi (Giorgio) nach, wiederum der Träger eines Adelsnamens, und nach einer Notiz in ,,Venezia e sue lagune" war in der 2. Hälfte des 18. Jahrhunderts Prior des Lazaretto vecchio ein gefeierter venezianischer Schriftsteller von Adel Apostolo Zeno.

Ungewiß ist auch, ob der während der Epidemie im Off. d. s. angestellte Arzt Alvise Venier ein Mitglied der berühmten Adelsfamilie war. Sehr wahrscheinlich ist es nicht, denn es erwarben zwar viele Mitglieder des Adels an der Universität, dem ,,studio" in Padua, den Doktorhut, aber in der Regel nur in der Jurisprudenz.

In gewissem Sinne waren die Barnabotti wiederum den großen Familien unentbehrlich bei dem komplizierten Wahlgeschäft für die Räte und Ämter, bei denen ihre Stimmen einkalkuliert werden mußten, im realsten Sinne des Wortes, wenn die Ergebnisse der Wahlen den Wünschen der Hierarchie entsprechen sollten, übrigens ein Grund, die aktive Wahlberechtigung immer höheren Räten zuzuschieben. Unter anderem ging 1537 die Befugnis zur Wahl der „proveditori alla sanità" vom Großen Rat auf den Senat über.

So sehr in dem oligarchisch regierten Staatswesen Venedigs das Gefühl lebendig war, daß Adel verpflichte, so sehr es diesem Adel gelungen ist, Jahrhunderte hindurch nicht nur das Volk der Stadt, sondern auch die Untertanen der „terra ferma" einschließlich ihres Adels davon zu überzeugen, es sei unter der „Illustrissima Signoria" gut leben, so wenig es je zu einer ernsten Auflehnung gegenüber ihren nicht immer ganz leichten Ansprüchen gekommen ist, so wurde es doch im einzelnen seit der Blüte des Staates und der wirtschaftlichen Lage der herrschenden Familien notwendig, ihre Mitglieder gelegentlich an dies „noblesse oblige" zu erinnern. Das war bei Gelegenheit der Wahlen der Nobili zu Staatsämtern.

Mehrere Beschlüsse, die die Wahl von Nobili zu Proveditoren und Sopraproveditoren oder zu Präsidenten der Sestiere während der Seuche von 1575—1577 anordnen, ziehen zum Schluß einen Erlaß vom 14. 3. 1536 an, betreffend die Verweigerung der Annahme eines Amtes. Es war dies ein Erlaß des „Maggior Consiglio", des Großen Rates, ein Erlaß also, der bei seiner Bedeutung der Stellungnahme und Billigung des gesamten stimmberechtigten Adels bedurft hatte. Der erste mir bekannte Erlaß dieser Art, auf den später immer wieder Bezug genommen wird, ist datiert vom 5. 7. 1429. Die Annahme läge nicht fern, jener hier in freier Übersetzung wiedergegebene Erlaß beziehe sich auf eine bedenkliche Amtsmüdigkeit der Nobili, auf etwas, was als ein endogenes Symptom des Niedergangs der Republik bewertet werden könnte, lägen nicht, wie gesagt, solche Erlasse schon für eine Zeit vor, als der Staat noch auf der Höhe seiner politischen Macht stand, für eine Zeit, als die lange umstrittene, aber schließlich so erfolgreiche Festlandpolitik des Dogen Francesco Foscari innerhalb des Adels von lebhafter, leidenschaftlicher Anteilnahme begleitet war.

Ehrenämter und hohe Staatsämter in Venedig selbst anzunehmen, Sitz zu nehmen im Senat, im Collegio, in der Quarantia, dem großen Appellationsgerichtshof, im Consiglio der X wurde sicherlich selten abgelehnt, weit häufiger mit Ehrgeiz und aller Inanspruchnahme des Broglio erstrebt.

Das seltsame Wort ist abgeleitet aus dem Wort „brolio" oder „brollo", das einen Garten oder die Stelle eines ehemaligen Gartens vor den Arkaden des Dogenpalastes bezeichnete. Hier war der Platz, auf dem Verabredungen mehr oder minder zweifelhafter, wahrscheinlich oft sehr anfechtbarer Art, zwischen Mitgliedern von Gruppen des Adels zustande kamen, bevor die Magnifizenzen, ihrer Bedeutung bewußt, die „scala d'oro" zur „sala del Maggior Consiglio" oder der „sala del scrutinio" hinaufstiegen, um von ihrem Stimmrecht Gebrauch zu machen, nicht immer aus den reinsten Motiven. Innerhalb des Broglio lag der Bereich, in dem die Barnabotti etwas zu bedeuten hatten.

Die Annahme von Gesandtenposten war zwar ehrenvoll, aber bei unzureichendem Einkommen mit großem persönlichen Aufwand verbunden, mit Ausnahme des mit Bestechungsgeldern reich dotierten Oratorpostens bei der Hohen Pforte, beim Türken, über die nicht abgerechnet zu werden brauchte und konnte. Noch weniger begehrt waren die Magistratsämter der Verwaltung. Sie waren mühevoll und verantwortungsvoll, ohne mit wesentlichen Ehren und Einkünften verbunden zu sein.

Schon seit langem lag vielen Nobili ihr großer landwirtschaftlicher Besitz und seine Bewirtschaftung, ihre Villen, mehr am Herzen als die Staatsgeschäfte, bald selbst mehr als das eigene Handelsgeschäft. Auch im Verlaufe dieser Pestepidemie offenbarte sich, wie später zu berichten, im Jahre 1576 ein erschreckendes Maß von Verantwortungslosigkeit innerhalb der hohen Beamtenschaft, das schärfstes Eingreifen nötig machte (s. S. 114).

Der erwähnte Beschluß des großen Rates vom 13. 3. 1536 lautet in freier Übersetzung: „In vergangenen Zeiten sind von unserem Consiglio der Pregadi (dem Senat) verschiedene Gesetze erlassen worden, die unsere Nobili angehen, die zu Proveditoren, Gesandten oder Oratoren und besonders zu Gesandten bei gekrönten Häuptern gewählt worden waren, entsprechend den Bedürfnissen und öffentlichen Umständen (secondo li bisogni et occurenti publiche). Sie können bei schwerer Strafe die Annahme nicht ablehnen oder sich entschuldigen. Nichts destoweniger haben aber einige der zu solchen Legationen Gewählten verschiedene Beschlüsse ausfindig gemacht, nach denen sie erklärt haben, sie fielen nicht unter diese Gesetze, so daß sich unser Staat ihrer Personen nicht bedienen könne. Da es hier um eine Sache von so großer Bedeutung geht, daß jeder mit einiger Einsicht es begreift, und notwendig ist, dafür zu sorgen, daß unsere Signoria sich ihrer Bürger je nach Bedürfnis ohne Ausnahme bedienen kann, ergeht der Beschluß, daß unter der Autorität dieses Consiglio beschlossen wurde, ohne Ansehen irgendeines entgegenstehenden Beschlusses, daß bei Strafe in Zukunft niemand ein Amt auf Zeit oder Dauer ablehnen dürfe, wofür er gewählt sei, gemäß der gepflogenen Überlegung oder anderen Überlegungen, die von Zeit zu Zeit in diesem Consiglio der Pregadi angestellt werden."

Der Beschluß betrifft die Wahl von Proveditori generali, von Gesandten bei gekrönten Häuptern, von Oratoren bei der Hohen Pforte (al Turco).

Er betrifft aber auch die dem Adel in Venedig vorbehaltenen Ämter, die Wahl zu Consigleri, zu ‚Avogadori di Commun' oder in das Consiglio der X, das Consiglio des Senats, das ‚Collegio sopra le acque' (Wasseramt) und jedes andere Collegium und Consiglio. Zurückgewiesen werden alle denkbaren Möglichkeiten der Entschuldigung. Die Gewählten haben ihr Amt anzutreten, ihre Provedorie, ihre ‚Ambasciarie' bei gekrönten Häuptern oder beim Türken, für die sie gewählt seien. Außer den schon bisher festgelegten Strafen sollen sie bei Weigerung 1000 Dukaten zahlen, wovon die Hälfte dem Arsenal zukommen soll, die andere Hälfte dem Officio der Armierung. Außerdem werde ihnen für 2 Jahre der Aufenthalt in der Stadt untersagt, und diese Strafen sollen unverzüglich gegen die Übertreter von den Avogadori di commun ausgeführt werden ohne weitere Beratung unter Eid.

Es darf auch keine gegenteilige Bestimmung und Erklärung abgegeben werden, weder durch die Consiglieri, die 6 unmittelbaren Berater des Dogen, noch durch das Consiglio der Pregadi, den Senat. Selbst den Consiglieri wird Strafe angedroht, falls sie etwa andere Entscheidungen treffen sollten und zwar in Höhe von 500 Dukaten, die von jedem von ihnen erhoben und wie oben bestimmt verteilt werden sollten. Außerdem wären solche abändernden Entscheidungen nichtig.

Sollte sich jemand mit Krankheit entschuldigen, so darf eine solche Entschuldigung nicht angenommen werden, es sei denn, daß alle 6 Consiglieri des Collegio es beschließen oder alle 3 Häupter der Quarantia oder daß $5/_6$ des Consiglio der Pregadi, des Senates, dafür stimmen bei Anwesenheit von 150 Mitgliedern.

Dieser Beschluß darf auch nicht aufgehoben oder widerrufen werden, es sei denn durch einen Beschluß aller 6 Consiglieri, der 3 Häupter der Quarantia oder daß sich im Großen Rat eine Mehrheit von $5/_6$ dafür gefunden hätte (con cinque sesti delle ballotte) bei einer Anwesenheit von 1300 Mitgliedern."

Der Beschluß sollte aber nur Gültigkeit gewinnen, wenn er vorgelegt und angenommen wäre im Großen Rat. Er wurde dort angenommen.

Jene Beschlüsse sind in mehrfacher Hinsicht von Bedeutung. Einmal zeigt er, wie stark in einem Augenblick drohender Gefahr die Notwendigkeit gefühlt wurde, die Amtsführung der Behörden in jeder Weise sicherzustellen. Er beweist auch, daß es damit bereits 1536 nicht immer zum Besten bestellt war, daß Drückebergerei schon etwas Alltägliches geworden war und daß die Verweigerung der Übernahme von Ämtern auch im Collegio Unterstützung fand in der Form gegenseitiger Hilfen innerhalb des relativ engen Kreises des Adels, der auf Ämter Anspruch zu machen pflegte, eben dieser Oligarchie in der Oligarchie.

Daß die Mißstände nicht unbekannt und unbeachtet blieben, erweist die Schärfe des Erlasses und seine Ausdehnung auch auf die höchsten Behörden des Staates bei einer Gelegenheit, in der die Verfassung die Mitwirkung des Großen Rates unvermeidlich machte. Es ist kaum zu bezweifeln, daß hier ein Ressentiment der Kreise der verarmten und sonst in Verwaltungsangelegenheiten fast einflußlosen Adelsfamilien, der Barnabotti, sich auswirkte.

Der Adel, der zur Zeit der Epidemie von 1575—1577 die Ämter besetzte, war noch der alte Adel, dessen jüngste Familien, die „case novissimi", mit wenigen Ausnahmen, bereits auf eine 200jährige Zugehörigkeit zum Adel — seit der 1. Aggregation von 1381, nach dem Chioggiakrieg — zurückblicken konnten. Noch war es fast 75 Jahre hin bis zu der Zeit, als der Staat um der Unkosten der Kriege um Kandia wegen gegen Zahlung von 100000 Dukaten das Goldene Buch des Adels öffnete und Familien in den Adel aufnahm, deren Herkunft zum Teil zu großen Bedenken Anlaß gab. Gerade um 1590 aber waren noch die Prüfung der Abstammung und damit die Eintragung der Söhne in das „libro d'oro", das goldene Buch, wesentlich verschärft worden.

Die Listen der zu Ämtern gewählten Personen, die Unterschriften unter den Erlassen der S. u. P. a. s., zeigen die sich immer wiederholenden Familiennamen einer begrenzten Zahl von Häusern, fast alles aus der Geschichte Venedigs bekannte Namen: Morosini, Bragadin, Venier, Bon, Giustinian, Priuli, Soranzo, Barbaro, da Lezze, Foscari, Duodo, Corner, Tiepolo, Garzoni, Bernardo, Navagiero, Zane, Dolfin, Gritti, Zorzi, Querini, da Mosto, Tron, Badoer.

Eine andere Liste, die der Presidenti der Sestiere, die am 3. 7. 1576 im Collegio gewählt worden waren, enthält die Namen: Moro, Contarini, Zorzi, Venier, Pollo, Zen, Badoer, Donà, Cicogna, Morosini, Molin, Loredan, Capello, Falier, Pasqualigo, Calbo, größtenteils Angehörige der ältesten Familien.

Von den Namen, die das Campidoglio des Capellari, die Stammbücher des Barbaro oder die adeligen Taschenbücher des Fra Coronelli aufführen, auch wenn man von dem Neuadel des 17. Jahrhunderts absieht, kommt eine größere Zahl in den Aktenstücken nicht vor.

Die Kontinuität der Verwaltung und die unbeirrbare Folgerichtigkeit ihres Handelns trotz aller Kompliziertheit der amtlichen Verflechtungen der Consigli und Magistrati dürften auf der Festigkeit der Tradition in jenen Familien beruht haben, in denen Erfahrung und Routine von Generation zu Generation weitergegeben wurde und von denen die Mitglieder einer jeden sicher waren, zu Bewährung und Geltung gelangen zu können.

Von den staatlichen Organen werden hier nur diejenigen erwähnt und ihr Einfluß auf die Abwehr der Seuche erörtert, deren Beschlüsse oder Erlasse in den handschriftlichen Quellen über die Seuche ihren Niederschlag gefunden haben.

Am wenigsten ist das der Fall für den Träger der Staats-
souveränität, das „Maggior Consiglio", den Großen Rat. Von ihm
liegen lediglich Beschlüsse vor, die für die Gesamtheit des Adels
Geltung haben sollten, unter anderem die erwähnten Beschlüsse
über die Verpflichtung von Nobili, ein Amt anzunehmen, zu dem
sie gewählt wurden, oder Beschlüsse über die Behebung von Mißständen in der hohen Beamtenschaft, soweit sie Nobili und Cittadini
betrafen, die sich beim Ausbruch der Pest durch die Flucht auf
ihren Landbesitz dem drohenden Verhängnis zu entziehen suchten
und dergleichen.

Ob, wie MOROSINI [57] angibt, die ärztliche Disputation über das Wesen
der Seuche am 11. 6. 1576 (s. S. 90) vor dem Großen Rat stattgefunden
hat, ist zweifelhaft. Denn an sich liegt keinerlei Anzeichen dafür vor, daß
der Große Rat unmittelbar über Maßnahmen zur Bekämpfung der Seuche
beraten oder zu Vorschlägen Stellung genommen habe.

Die Zahl der stimmberechtigten Mitglieder des Rates, die zur
Beschlußfähigkeit nicht geringer sein durfte als 200, scheint trotz
des Ausweichens vieler Mitglieder aufs Land immer erreicht worden
zu sein. Größer als 2000 war sie auch in normalen Zeiten nie gewesen. Auch die Seuche hat sicherlich Lücken in den Bestand
der Körperschaft gerissen, so daß die Zahl der tagenden Mitglieder
möglicherweise unter seinem normalen Stand von über 1000—1500
gelegen haben wird.

Der Große Rat war, wie KRETSCHMAYR [45] eingehend darlegt,
unter dem Vorsitz des Dogen mit der Signoria tagend, eine immer-
während, in sich ruhende Institution, die Verkörperung der Staatsgewalt, die Mitgliedschaft lebenslänglich, während die Mitglieder
aller anderen Räte auf Zeit gewählt oder wiedergewählt wurden.

Die gesetzgebende, ausführende und richterliche Gewalt gingen
von ihm aus, und wenn er sie auch an die anderen Räte delegierte,
so hatte er doch das Recht, dies jederzeit zu widerrufen. Er
konnte in seinen Beschlüssen anordnen, daß nur er allein sie aufheben könne. Die übliche Formel und die Bedingungen hierfür
sind bereits oben im Wortlaut wiedergegeben (s. S. 22).

Die Geringfügigkeit seines Mitwirkens an der Bekämpfung der
Seuche zeigt aber auf das deutlichste, wie klein sein Anteil an der
tatsächlichen Ausübung der Staatsgewalt und damit an der Verwaltung geworden war. Die Räte, das Collegio (die Signoria), das
Consiglio der X und der Senat schalten ihn während der Seuche
nur ein, wenn es sich um Fragen handelte, die den Adel in seiner
Gesamtheit oder diejenigen Adeligen betrafen, die als Mitglieder

von Räten oder Magistrati einer Kritik seitens des Großen Rates ausgesetzt sein konnten und diesen gleichsam als Organ der öffentlichen Meinung zu fürchten hatten (KRETSCHMAYR). So ist es z. B. das Consiglio der X selbst, das den Großen Rat auf die Mißstände aufmerksam macht, die im Gang der Amtsgeschäfte verursacht wurden, als hohe Beamte sich durch Fortgehen auf ihre Landgüter ihren Pflichten entzogen hatten. Ein Beschluß vom 9. 5. 1576 zeigt durch die Schärfe seiner Formulierung, wie willkommen es dem Großen Rat war, in diesem Fall dem Ausdruck zu geben, daß jeder seiner Angehörigen, auch die höchsten Beamten, im Falle einer Verfehlung die schwerste Bestrafung und Entrechtung bis zur Ausstoßung aus dem Rat zu gewärtigen hatte.

Gering ist aber auch der Anteil, den die eigentliche Staatsregierung, die Signoria oder das Collegio an dem Geschehen jener Jahre genommen hat.

Nicht immer ist deutlich, ob, wenn die Akten von Collegio sprechen, hiermit die „Signoria" gemeint ist, die auch mit diesem Wort begriffen wird, oder das Collegio der 16 Savi, der ausführende Ausschuß des Senats. Allerdings gehörten die 16 Savi sowohl der Signoria wie dem Senat an. Vielleicht bezieht sich die in einigen Senatsbeschlüssen gewählte Form „Nostro Collegio" lediglich auf den Senatsausschuß. Werden die weiteren Mitglieder der Signoria, die Consiglieri usw. genannt, so kann natürlich kein Irrtum bestehen.

Sicherlich ist die Signoria, dieser unter dem Vorsitz des Dogen tagende Staatsrat, dem 6 Consiglieri, ursprünglich je 1 für jedes Sestiere, 3 Häupter der Quarantia, des großen Appellationsgerichtshofs, die Häupter des Consiglio der X und die 16 Savi des Collegio des Senats angehörten, stets über alle in den anderen Räten genommenen Beschlüsse unterrichtet gewesen, schon weil der Doge mit ihr den beiden anderen Räten immer präsidierte.

Alle Schreiben, die an das Collegio gerichtet waren, nicht nur solche auswärtiger Mächte, sondern selbst solche von Einzelpersonen, waren offiziell an den Dogen gerichtet, so unter anderem auch der große Bericht der beiden paduanischen Professoren im Juli 1576. In diesem Fall nahm auch das Collegio in einer kurzen Phase der Unterhandlungen mit den beiden Professoren dazu Stellung.

Das Collegio greift auch unmittelbar ein, wenn innerhalb der Amtsführung eines Magistrats etwas zu beanstanden war, wie einmal die wohl zu freigebig geübte Erteilung von Lizenzen an einzelne Nobili durch die S. u. P. a. s. Ihm ging ein Teil der zahlreichen Angebote zu, die während der Seuche gemacht wurden, sie durch unfehlbare Mittel aufzuheben und die Kranken zu heilen. Jedesmal ging das Collegio auf diese Angebote ein und verhieß bei Erfolg hohe Belohnung. Niemals kam es dazu, weil alles versagte.

Eigenartigerweise gehörte zu den Aufgaben des Collegio auch die ziemlich komplizierte Wahl nicht nur der Präsidenten der Sestiere und, wenigstens in der 2. Hälfte von 1576, die Wahl der ihnen unterstellten Deputadi, deren Wahl dann in Gegenwart der Präsidenten stattfand.

Das ergibt sich aus einem Beschluß des Senats, daß wegen der Überbelastung des Collegio in Zukunft diese Wahlen auch vorgenommen werden dürften nur von den Consiglieri oder den Capi der Quarantia mit nur einem der Präsidenten. Hier kann nur die Signoria gemeint sein. So liegen auch bezüglich der Amtsführung der Deputadi (jederzeitiges Mitführen einer „fede", eines Gesundheitspasses) und betreffs ihrer Rechnungslegung mehrere Beschlüsse des Collegio vor.

Der Doge selbst erscheint lediglich als der Repräsentant des Staates. Schon seit 100 Jahren war allein die Repräsentation seines Amtes. Seitens des Senats wird ihm sein Auftreten in der Öffentlichkeit auferlegt und die Formen vorgeschrieben, unter denen es zu erfolgen hat. Es mutet eigenartig an, wenn es in den Beschlüssen, das Gelübde vom 4. 9. 1576 und seine Ausführung betreffend, heißt: „Unser Principe soll usw.". Für das von KRETSCHMAYR erwähnte selbstherrliche Auftreten des Dogen Alvise Mocenigo, das nach seinem Tode gerügt wurde, bringen unsere Akten keinerlei Zeugnis. Auch er erscheint hier nur als der „Serenissimo Principe", der an die Entschlüsse des Senats und des Collegio gebunden ist, denen zu präsidieren fast das einzige der dem Dogat verbliebenen Rechte war.

Lediglich in seiner Eigenschaft als Träger der höchsten und außerordentlichen Gerichts- und Polizeigewalt schaltet sich der Rat der X, auf dessen Bedeutung hier nicht näher eingegangen werden kann, mehrmals in die Bekämpfung der Seuche ein, indem er dem Mag. d. s. die Möglichkeit verleiht, Denunzianten die höchste Belohnung zu versprechen, die zu vergeben war, einen Verbannten von der Strafe zu lösen. Diese Befugnis erstreckt er aber nicht auf die von ihm selbst Verbannten, wahrscheinlich wegen politischer Vergehen Verurteilten, sondern nur auf die wegen gewöhnlicher Verbrechen Verbannten. Er erteilt auch in der Zeit drückenden Mangels an Personal für den Leichenträgerdienst die Genehmigung, zu Gefängnis- oder anderen niederen Strafen Verurteilte einzustellen mit Aussicht auf Erlaß der Strafe.

Daß der gefürchtete Rat mit wacher Aufmerksamkeit den Gang der Dinge überwachte, beweist der oben erwähnte Wink an den Senat, die Beamtenschaft zur Erfüllung ihrer Pflichten anzuhalten.

Von einer Einwirkung der Inquisitoren, dieses vom Rate der X 1539 geschaffenen Werkzeugs seiner Macht, verlautet nichts in den Seuchenakten.

Die in allen grundsätzlichen Fragen der Bekämpfung beratende und beschließende Behörde ist, wie bei allen früheren großen Pestepidemien, so schon 1348 und zuletzt noch 1556 der Senat, das „Consiglio dei Pregadi".

Schon vom 12. 11. 1575 an greift der Senat ein als die für alle Sparten der Verwaltung des Staates, außer der richterlichen, entscheidende Behörde. Was seine geschichtlich gewordene Zusammensetzung aus etwa 300 Mitgliedern, den 60 „Pregadi ordinarii", den 60 „Pregadi di zonta" und den „Pregadi ipso jure" anlangt, so ist hier nur von Belang, daß zu der letztgenannten Gruppe auch die meisten höheren Beamten, die Leiter der Magistrati, der behördlichen Ämter, in der Regel für jeden Magistrato drei gehörten, daß sie somit in allen Fragen, ihren Amtsbereich betreffend zu Wort kommen konnten. Ihre Präsenzpflicht war nur in Zeiten dringlicher Inanspruchnahme durch ihre Amtspflichten teilweise und nur durch ausdrücklichen Beschluß des Senats aufgehoben (s. S. 34, betreffs der S. u. P. a. s.).

Wesentlich war, daß der Senat im Gegensatz zum Großen Rat, in dem jeder Nobile von einem gewissen Alter an das Recht hatte Sitz zu nehmen, das durch Wahlen zustande gekommene Ergebnis einer Selektion war. Bei aller Kompliziertheit des Wahlsystems, innerhalb dessen die führenden Familien wahrscheinlich nicht immer mit einwandfreien Mitteln, Wahlschwindel und Kauf der Stimmen verarmter Nobili im Broglio, verfuhren, war diese Selektion dem Staat zum Segen geworden.

Denn die Stetigkeit der Verwaltung war dadurch gesichert, daß trotz der Notwendigkeit wiederholter Wahl die Amtsdauer der Senatoren sich auf Jahre hinaus erstrecken konnte. In seinen Reihen saßen, da ja zahlreiche Staatsämter von den gleichen Personen durchlaufen wurden, viele Sachverständige, die über den Gang der Dinge in mehreren Magistraten wohl unterrichtet waren, welterfahrene Männer, die als Oratori oder Ambasciatori den Staat an fremden Höfen vertreten hatten oder in der Stellung eines

Podesta oder als Rettori wesentlichen Einfluß auf die Regierung und Verwaltung der Städte der terra ferma oder in den noch verbliebenen Plätzen des Kolonialreichs gehabt hatten.

Im Senat selbst war das führende und die Verhandlungen leitende, aber auch die Beschlüsse ausführende Element, das Collegio der 16 Savi, im Laufe der Zeit zu immer größeren Einfluß gekommen und durch seine gleichzeitige Zugehörigkeit zur Signoria ein Bindeglied zwischen Regierung und Verwaltung, zugleich ein Ausgleichsmoment, wenn die Signoria ihr Recht, als Gerichtshof bei Kompetenzkonflikten zu entscheiden, zu üben hatte.

Mit dem Collegio der Savi, deren Kompetenzen sich auf alle im Senat zu behandelnden Fragen erstreckte, in erster Linie auf das Finanzwesen, war eine ursprünglich als eine geschäftsführende Kommission geschaffene Einrichtung im Laufe der Zeit zu einem immer mächtiger werdenden Staatsministerium geworden, auf dessen Erfahrung und Arbeitsroutine bei den dem Senat vorgelegten Fragen meistens die Entscheidung lag. In den Decreti treten sie zwar nicht als Sondergruppe in Erscheinung, um so einflußreicher wird die Stellung dieser Männer gewesen sein. Sie waren das Gehirn der Republik.

Die im Ablauf der Epidemie genommenen Beschlüsse des Senats zeugen nach Form und Inhalt von der hohen Einsicht und Sachkenntnis in politischen und Wirtschaftsfragen des aus so geschulten Mitgliedern zusammengesetzten Gremiums, nicht zum wenigsten aber auch von einem feinen Taktgefühl für eine sinngemäße Begrenzung und Abgrenzung der Kompetenzen der einzelnen Magistrate. Daß es anscheinend einen unmittelbaren Geschäftsverkehr zwischen den Magistrati nicht gab, sondern stets der Senat als Mittler auftritt, dürfte nicht allein auf dem traditionellen Mißtrauen beruht haben, sondern auf dem Bestreben, jede Reibungsmöglichkeit aber auch jedes unerwünschte Zusammenspiel auszuschalten.

Aus den Beschlüssen, den „parte", die im Zusammenhang mit der Epidemie genommen wurden, läßt sich deutlich erkennen, für welche Fragen sich der Senat die Entscheidung vorbehielt.

1. Sämtliche Entscheidungen über Angelegenheiten, die finanzielle Konsequenzen hatten, z. B. über Geldausgaben, soweit sie über den Haushalt des Magistro della sanità hinausgingen, also Entscheidungen über Gehaltserhöhungen für Ärzte, Barbiere, Leichenträger, über Zahlung bisher nicht üblicher Gehälter für Ärzte und Prioren, über Entschädigungen jeder Art, z. B. für ver-

dorbenes und entseuchtes Gut. Das galt sowohl für Ausgaben wie für Einnahmen.

2. Die Wahl aller Beamten für Stellungen, die dem Adel vorbehalten waren, Proveditoren, Sopraproveditoren, Präsidenten der Sestiere, soweit nicht das Collegio darauf Anspruch hatte, zum Teil auch die Wahl mittlerer Beamter für bedeutendere Funktionen, z.B. die Priorate der Lazarette und Hilfslazarette und Entseuchungsplätze.

3. Alle Bewilligung neu zu schaffender Dienststellen und seien es die niedrigsten.

4. Aller Verkehr mit Dienststellen auswärtiger Mächte und mit den eigenen Beamten im auswärtigen Dienst, Gesandten, Konsuln usw.

5. Alle Beschlagnahmungen von Inselklöstern und ihre Verwendung, auch die ihnen zuzuerkennenden Zahlungen und Entschädigungen. Dazu gehört auch die Beschlagnahme der Chiovere (s. S. 10), offenbar weil dabei in Besitzrechte eingegriffen wurde. Ja selbst die Beschlagnahme von 4 Färberkochkesseln bedarf eines Beschlusses des Senats.

6. Alle Sonderbeschlüsse betreffs Ausländer oder einzelne Nobili, denen Ausnahmelizenzen gewährt werden.

7. Alles, was mit dem Gelübde der Errichtung der Kirche „Al Redentore" zusammenhängt.

8. Alle Anordnungen betreffs der Zusammenarbeit verschiedener Magistrate, z.B. zwischen dem Magistro della sanità und dem Arsenal betreffs der Beschaffung von Barken und Bau von Baracken.

9. Abschluß aller mit wesentlichen finanziellen Konsequenzen verbundenen Kontrakte mit Privatpersonen z. B. mit dem Großunternehmer Felice Brunello (s. S. 148) und mit den Graubündenern (s. S. 147), die sich als Desinfektoren anboten.

10. Anordnungen, die die ganze Stadt betreffen, wie die Verhängung der Contumaz über ganze Sestiere, wahrscheinlich weil dabei die Möglichkeit bestand, daß die Kompetenzen verschiedener Magistrate sich überschnitten, z. B. des Mag. d. s., der Polizei, der Lebensmittelversorgung.

Hierzu gehört vielleicht auch eine Anordnung, in der der Senat scheinbar in die Kompetenzen des Magistro della sanità eingreift, die Anordnung zur Säuberung der ganzen Stadt vom 18. 12. 1576.

11. Erweiterung von Strafbefugnissen für einige höhere Beamte, z. B. die Präsidenten der Sestiere.

12. Die ungewöhnliche Anordnung vom 3. 9. 1576 der straflosen Tötung von Übertretern der Contumazbestimmungen (s. S. 138).

13. Der Schriftverkehr mit den paduanischen Professoren und die sie betreffenden Beschlüsse.

14. Der bedeutungsvolle Beschluß, zur Wiederbelebung des Handwerks die Niederlassung fremder Handwerker zu erleichtern (s. S. 163).

Ein einziges Mal greift der Senat unmittelbar in die Kompetenz des Mag. d. s. ein, am 11. 12. 1576, als die S. u. P. a. s. trotz der deutlichen Abnahme der Seuche sehr strenge Absperrmaßregeln angeordnet hatten Der Senat beschließt diese Maßregeln zu annullieren, wenn die S. u. P. a. s. nicht alsbald ihren Beschluß revidieren, was natürlich geschieht.

Aber auch in diesem Fall ist nur das übergeordnete Interesse von Handel und Wandel bestimmend gewesen für ein übrigens ganz unübliches Verfahren.

Als Besonderheit ist hier zu erwähnen, daß der Canceliere grande, das Haupt der Secretarie der Signoria, die Befugnis hatte, Beamte bestimmter Kategorien auszuwählen, so am 24. 9. 1576 einen Nodaro für das Off. d. s.

Bestimmte unwandelbare Verwaltungsgrundsätze des Senats werden bei der Analyse der Akten eines Verwaltungszweiges während fast zweier Jahre deutlich erkennbar.

1. Verschwiegenheit über die Interessen des Staates.

2. Großes Verantwortlichkeitsgefühl für die Vermögenslosen und Armen.

3. Peinlich genaue Rechnungsführung und äußerste Sparsamkeit, verbunden mit gewissenhafter Respektierung aller Besitzrechte.

4. Mißtrauen gegen die Integrität aller Beamten. Einschaltung aller denkbaren Sicherheiten gegen Defraudation.

5. Weitgehendes Gebrauchmachen von der unerfreulichsten Eigenschaft des Menschen, der Neigung zur Denunziation.

6. Androhung grausamer Strafen selbst für geringfügige Vergehen und Neigung zu ihrer Verschärfung, wenn sie nicht ausreichend abschreckend wirken. Niemals setzt sich der Gedanke durch, man könne anstatt dessen durch Prämien bessere Ergebnisse erzielen. Nirgends ist von Belohnungen die Rede außer für Denunziationen.

7. Rücksichtloser Einsatz nicht nur aller Staatsmittel zur Bekämpfung der Seuche, sondern auch unbedenkliche Eingriffe

in das Kirchengut, allerdings unter voller Anerkennung der Entschädigungspflicht.

8. Rücksichtlose Inanspruchnahme der Angehörigen des Adels für den Bekämpfungsdienst, anscheinend ohne jede Vergütung und auf willkürlich festgesetzte Zeitspannen hin, ein auferlegtes „noblesse oblige".

9. Dennoch, von ganz geringfügigen Ausnahmen im Strafmaß abgesehen, absolute Gleichstellung der Nobili und der Bevölkerung in Hinblick auf die Verordnungen und Beschlüsse des Senats und der Magistrati und bei Verstößen gegen sie. In einem Erlaß vom 21. 8. 1575 heißt es bezüglich der Überführung in die Lazarette und Sperrung der Häuser: „ohne Rücksichtnahme auf irgendwen, sei es einer unserer Nobili oder ein Nobile jener Stadt" — gemeint ist Padua — „oder irgend jemand, welchen Ranges er auch sei, so daß alle in voller Gleichheit behandelt werden in bezug auf die Güter, die nach den Lazaretten gebracht werden usw.". Selbst ~~für den~~ „Serenissimo principe", den Dogen, lassen die Bestimmungen keine Ausnahme zu. In einer Rede betreffs den Bau von Al Redentore spricht Alvise Mocenigo Ende 1576 davon, auch er habe sich bei Todesfällen in seiner Familie zweimal der Sequestration unterwerfen müssen.

c) Der Magistrato della sanità.

Der unter dem Dogat des Marco Barbarigo bald nach einem Pesteinbruch im Jahre 1485, einer „micidialen peste", eingerichtete „Magistrato della sanità" war, was den Umfang seiner Aufgaben und die Gliederung seines Arbeitsbereichs angeht, eine Behörde, in der in den folgenden Jahrhunderten die europäischen Staaten ein bewundertes Vorbild sahen. Auch wer den öffentlichen Gesundheitsdienst eines modernen Kulturstaates kennt, wird in den „Capitularien" des Mag. d. s. Venedigs mit Erstaunen feststellen, auf wie viele Äußerungen des öffentlichen Lebens von der Lebensmittelüberwachung bis zu einer verantwortlichen Armenfürsorge und bis zur Reglementierung der Prostitution sich sein Wirken erstreckte. Immer aber war eine seiner Hauptaufgaben, die Stadt vor dem Einbruch von Seuchen zu schützen, durch die sie als Seestaat mit lebhaftem Verkehr mit dem Orient, wie ebenso Marseille und Genua, immer gefährdet war. Ihre Abwehreinrichtungen, ihre Lazarette mit ihren bis ins einzelste geregelten

Quarantänebestimmungen haben bis in unsere Tage für die internationalen Konventionen über die Seuchenabwehr als Modell gedient und sind erst seit rund 75 Jahren im Lichte der modernen Forschung, deren Ergebnissen gemäß, umgestaltet worden. Noch heute spricht man von Quarantäne, obwohl bei keiner Seuche mehr eine Verwahrung von Kranken oder Ansteckungsverdächtigen für 40 Tage gefordert wird.

Der Staat wußte, was ihm dieser Gesundheitsdienst wert war. Es verschlug nichts, daß er nichts einbringen konnte. Als einen Schadenposten seiner Wirtschaft hat er ihn nie angesehen. Zu seinem Unterhalt bestimmte er den finanzkräftigsten seiner Magistrate, den „Magistrato del sale" und auch die Prokuratoren von S. Marco, die Verwalter des reichsten Vermögensbestandes der Stadt, wurden für den Unterhalt der Lazarette verpflichtet.

Zu den obenerwähnten Verwaltungsgepflogenheiten des Senats, die Kompetenzen der einzelnen Magistrate in bezug auf alles, was finanzielle, personelle und räumliche Fragen angeht, möglichst scharf voneinander abzugrenzen, steht in eigenartigem Gegensatz, über welche Machtvollkommenheit das dreiköpfige, in Seuchenzeiten fünfköpfige Kollegium der S. u. P. a. s. verfügte. Sie erstreckt sich nicht nur auf die fast unbeschränkte Befugnis zum Auferlegen sehr weitgehender Beschränkungen des öffentlichen Lebens, sondern auch auf die Verhängung schwerster Strafen bis — mit gewissen Einschränkungen — der Todesstrafe. Als ein Symptom des Geistes jener Zeit in seiner affektiven Kühle gegenüber dem Wert des Lebens, erscheint hier die bedenkenlose Ausschaltung aus der Lebensgemeinschaft wegen uns nur geringfügig erscheinender Vergehen.

Eine Berufsinstanz gegen die Beschlüsse des Mag. d. s. wurde erst 1563 eingerichtet, zusammengesetzt aus 10 Savi, die der Senat aus seinem „corpo" zu wählen hatte. Die Pestakten von 1575—1577 enthalten keinen Fall einer Berufung.

Im Gegensatz zu ihrem durch die Beschlüsse des Senats begrenzten Einfluß auf die Verwaltungsgeschäfte innerhalb der Stadt steht, mit welcher Autorität die Leiter des Mag. d. s. befugt waren, mit den Verwaltungsbehörden der Untertanenstädte der „terra ferma" zu verkehren, oft in einem fast schroff zu nennenden Befehlston, ja daß sie selbst die Genehmigung zu nicht unwesentlichen Handelstransaktionen zu erteilen befugt waren, wenn sich aus ihnen Konsequenzen für die Seuchenabwehr hätten ergeben können (s. S. 51).

Außerordentlich ist zu bedauern, daß im Staatsarchiv gerade der 1. Band der Beschlüsse der P. a. s. fehlt, der seit dem Jahre 1486, dem Jahre der Begründung der Behörde, das 1. Jahrzehnt ihrer Tätigkeit umfaßte. Über den Aufbau und die Entwicklung des „Off. d. s." bleiben wir daher im unklaren. Nur mittelbar erhalten wir über die Zusammensetzung des Personals Auskunft aus den „Capitularien", soweit in ihnen, so in dem Capitulare von 1541 über die Abwehr der Pest, die einzelnen Beamten aufgeführt und ihr Pflichtenkreis umschrieben ist. Es ist nicht sicher, ob zu den Beamten des Officio auch der „Commandatore" gehörte, dessen Pflicht es war, die öffentliche Proklamation der Erlasse der S. u. P. a. s. bei S. Marco und am Rialto vorzunehmen. Auch der „nodaro", der vom Canceliere grande ernannt wurde, ein Beamter, wie ihn wohl jedes Officio haben mußte, ein „proto" und ein „advokato fiscal" sind darin nicht genannt.

Wie bei anderen Magistraten der Stadt lag die Leitung in den Händen dreier Proveditoren (nur die bedeutendsten Magistrate wurden von mehr als 3 Proveditoren versehen), stets Nobili, mit einer Amtsdauer von 1 Jahr. Einem von ihnen war das wichtige Amt des Kassiers anvertraut, jedoch unter steter Aufsicht seiner Amtsgenossen und mit nur geringem Spielraum für eigene Entscheidungen.

In Zeiten gesundheitlicher Gefährdung der Stadt wurde, nach Analogie des Verfahrens in anderen Magistraten, das Amt durch Zuwahl zweier Sopraproveditoren ergänzt, deren Amtsdauer ebenfalls nur für 1 Jahr und als Institution nur auf die Dauer der Notlage beschränkt blieb.

Es ist ein Irrtum, wenn sich vielfach in späteren und neueren Schriften die Angabe findet, der Mag. d. s. sei seit 1556, als zum erstenmal während der Pest 2 Sopraproveditoren gewählt wurden, auf die Dauer von einem fünfköpfigen Kollegium geleitet worden. Ihre Amtszeit endete 1557 und auch die im Jahre 1575 gewählten Sopraproveditoren waren Ende 1577 nicht mehr im Amt. Ganz irrig ist die Angabe STICKERs [81], bei der Errichtung des Mag. d. s. seien 2 Sopraproveditoren angestellt worden zu schon vorher vorhandenen 3 Proveditoren. Denn vor 1486 wurden überhaupt nur jeweils in Seuchenzeiten 3 Savi für die Zeit des Herrschens der Seuche mit Abwehrmaßnahmen betraut. Erst seit 1486 gab es Proveditoren a. s. und Sopraproveditoren, wie gesagt, erst seit 1556, stets nur auf Zeit.

Sopraproveditoren auf Zeit wurden auch ernannt, wenn die Wirksamkeit des Mag. d. s. auf andere Gebiete ausgedehnt werden mußte, wie 1576 auf Murano, das ein städtisches Gemeinwesen mit eigenem Status unter einem Podesta, eine „terra" war.

Die Städte der „terra ferma", Padua, Vicenza, Verona u. a. folgten vom 16. Jahrhundert ab diesen venezianischen Verwaltungsgrundsätzen im Gesundheitswesen.

Das Recht ihres Sitzes im Senat blieb den Proveditori auch gewahrt, falls etwa das Ausbrechen einer Seuche ihre ständige Anwesenheit im Officio erforderte. Sie wurden dann von der Präsenzpflicht bei den Senatssitzungen entbunden mit der ausdrücklichen Bestimmung, sie sollten im darauffolgenden Jahre ohne erneute Wahl dem Senat weiter angehören. Dasselbe galt auch für das darauffolgende Jahr, falls sich inzwischen wieder die Notwendigkeit ergeben haben sollte, den Sitzungen fernzubleiben. Immer findet sich in Bestimmungen und Beschlüssen, wie außerordentlich fein das Gefühl der Behörden für Rechtsansprüche war und wie ihm Rechnung getragen wurde.

Die wichtigste und damit im Sinne der obigen Bemerkungen über das Berufsbeamtentum für das Officio unentbehrlichste Persönlichkeit war der Scrivan.

Die Bezeichnung „Schreiber" darf nicht mißverstanden werden. Zwar hatte der Träger des Amtes nicht die Bedeutung etwa eines Ratsschreibers einer mittelalterlichen Stadt, aber daß er der Träger der Traditionen des Officio und die Persönlichkeit war, bei der alle Fäden des Dienstes zusammenliefen und die ihre Verflechtungen beherrschen mußte, kann nicht zweifelhaft sein. Auch daß dies Amt nur von einem gebildeten und klugen Mann versehen werden konnte, der kaum aus einem anderen Kreise als dem der Cittadini gewählt wurde, dafür spricht der zusammenfassende Bericht, mit dem Morello die ihm aufgetragene Sammlung aller Dokumente über die Pest von 1575—1577 abschließt. In den 6 Kapiteln, die ihrem Inhalt nach sorgfältig disponiert sind, gibt er nicht nur ein ausgezeichnetes Referat über das ganze Geschehen, sondern er unterläßt auch nicht, in durchaus kritischer Weise zu den Maßnahmen und ihrem Ergebnis Stellung zu nehmen.

Man wüßte gern mehr von diesem Manne und seinem Schicksal. Aus einer kurzen Vorrede, in der er seine Bereitschaft ausspricht, die Aufgabe der Dokumentensammlung zu übernehmen, geht hervor, daß schwere Jahre hinter ihm liegen, für die er Feinde und Verleumder verantwortlich macht. Es scheint so, daß die Übertragung der Arbeit für ihn so etwas wie eine Rehabilitation bedeutete, daß aber auch mit der Beendigung des Werkes für ihn noch nicht alle Folgen des ihm auferlegten Schicksals behoben waren. Denn die Vorrede schließt damit, daß er seine Familie der Barmherzigkeit der hohen Behörde empfiehlt.

Dem Amt des Scrivans werden Versuchungen in einer Zeit nicht gefehlt haben, in der viele Ordnungsbande sich lösten. Seine gehobene Stellung innerhalb des Officio wird Neidern Anlaß genug zur Denunziation gegeben haben.

Von der Vielseitigkeit und Fülle der Dienstobliegenheiten des
Scrivans gibt jenes Capitulare über die Maßnahmen gegen die Pest
nur einen Ausschnitt. An ihrem Umfang gemessen ruhte auf
diesem Manne eine einem einzelnen Menschen kaum zumutbare
Arbeitslast. Dabei standen ihm Hilfskräfte nicht zur Verfügung,
außer daß er in Pestzeiten Coadjutoren einstellen durfte, die er
aber aus seinem Gehalt oder aus den ihm zufließenden Gebühren
selbst zu honorieren hatte. Das Übermaß an Schreibarbeit nötigte
1576 dazu, das Ausstellen der Gesundheitspässe, der „fede di
sanità" auf die Piovanen zu delegieren, aber die Verpflichtung der
Gegenzeichnung blieb ihm.

Streng geregelt war, für welche Leistungen er Gebühren zu
beanspruchen hatte oder nicht. Das Rechtsgefühl des Staates
bestimmte, daß alles, was die Belange des Staates oder den Bereich
seiner Verpflichtung betraf, kostenlos zu erledigen war, so etwa
das Halten von Konten und die Aufstellung von Inventaren über
Güter, die im Interesse der Seuchenbekämpfung zu geschehen
hatten, oder etwa die schriftliche Erteilung der Genehmigung zur
Beerdigung.

Wohl aber standen dem Scrivan Gebühren nach einem festen
Tarif zu, wenn aus Privatinteresse heraus Bescheinigungen verlangt wurden, wenn z. B. jemand die Abschrift eines Inventars
verlangte oder wenn der Scrivan Listen führen mußte über Handels-
ware, die nicht zur Entseuchung bestimmt war, sondern aus den
Schiffen nur den Magazinen oder dem Zoll zugeführt wurde,
wobei genau über jedes Colli und seinen Inhalt Buch zu führen war.

Aus mehreren Andeutungen geht hervor, daß dem Personal
des Officio Anteile zukamen an eingehenden Strafgeldern, die
nach einem Schlüssel repartiert wurden. Daran wird auch der
Scrivan teilgenommen haben.

In Zeiten normalen Handelsverkehrs werden seine Einnahmen
an Gebühren wahrscheinlich nicht gering gewesen sein, andernfalls hätte ihm die Bezahlung der Gehälter von Coadjutoren kaum
zugemutet werden können.

Im Bereich der normalen Rechnungsführung wird die Gelegenheit zu Defraudationen für ihn schwerlich gegeben gewesen
sein. Denn täglich mußte seine Rechnung durch den das Amt des
Kassiers wahrnehmenden Proveditore gegengezeichnet werden
und dieser stand seinerseits unter der ständigen Aufsicht seiner
beiden Amtsbrüder.

Daß die Ausstellung der zahllosen Bescheinigungen und die Eintragungen in die Listen, die besonders in Pestzeiten vielen unerwünscht sein mußten, die Möglichkeit von Hinzufügungen oder Weglassen boten, ist als sicher anzunehmen. Beim Unterpersonal scheinen Durchstechereien an der Tagesordnung gewesen zu sein. Vielleicht war auch Morello der Versuchung erlegen, für seine in der Pestzeit einschrumpfenden Einnahmen an Gebühren sich einen Ausgleich zu schaffen.

Gegenüber dem größten Teil des Unterpersonals, den Barkenführern des Officio, allen Dienern (servitori), Hausmeistern (massare), auch dem entsprechenden Unterpersonal der beiden Lazarette, hatte er Vorgesetzteneigenschaft bis zur Befugnis, das Gehalt bei Versäumnissen einzubehalten und bei ungehörigem Verhalten zu entlassen. Selbstverständlich lag auch die Führung der Personallisten in seiner Hand.

Seine umfangreiche Registratur umfaßte eine große Anzahl von Büchern (libretti cartade), die in peinlichster Aufgliederung die Listen enthielten, die er zu führen verpflichtet war. Nichts war so unwichtig, daß gestattet werden konnte, es auf losen Blättern (in squarzafoglio) einzutragen. Im Handelsgeschäft gehörte das, wie zeitgenössische Bilder (Holbein) zeigen, noch zur Gewohnheit. Für Listenführung über Sachen größerer Bedeutung war der Gebrauch eines Buches in „carta bergamena, in Pergament, vorgeschrieben. Zugleich mit dem Ersatz des Lateinischen im amtlichen Schriftverkehr war in Venedig im Laufe des 15. Jahrhunderts das Papier an die Stelle des Pergaments getreten.

Nur um ein Beispiel von der Aufgliederung der Materien innerhalb der Listenführung zu geben, so waren gesonderte Listen über die an Pest Verstorbenen zu führen, unter Angabe der Körperstellen, an denen die Symptome der Seuche festgestellt worden waren, daneben aber allgemeine Totenlisten, Sonderlisten über die nach den Lazaretten übergeführten Kranken und über solche, die mit Genehmigung der Sgr. daheim behandelt werden durften, hier aber unter genauer Angabe des Tages der Erkrankung und der Genesung, damit die darauffolgende Contumaz kontrolliert werden konnte. Sonderlisten waren zu führen über in den Lazaretten Gestorbene, über die vom Lazaretto vecchio geheilt zum Lazaretto nuovo Übergeführten, über die Überführung von im Lazaretto nuovo Erkrankter zum Lazaretto vecchio, ferner über die aus dem Lazaretto nuovo nach Erledigung der Contumaz nach der Stadt Entlassenen, einschließlich des Berichts des Priors und unter Angabe der Contrada, wohin sie gingen.

Möglich war diese ausgedehnte Listenführung nur, weil im Gegensatz zu allen anderen Gebieten Europas ein hoher Hundertsatz der Einwohner Venedigs — wahrscheinlich eine Folge der Beschäftigung vieler Menschen im Handelsgeschäft — die Schrift beherrschte. Die vorliegenden Listen über Kranke und Verstorbene sind von Menschen des Unterpersonals mit sehr verschiedener Handschrift geführt. Immer aber handelt es sich um Eintragungen nicht etwa mit ungelenker Hand, sondern in flüssigem Ductus.

Alles ist in Sonderbücher einzutragen. Außerdem obliegt dem Scrivan die Kontrolle und Gegenzeichnung aller von den Piovanen der Contraden — es waren 72 — ihm täglich oder wöchentlich vorzulegenden Bücher über Erkrankungsfälle in der Contrada mit Eintragung der Häuser und der Anzahl der sequestrierten Personen.

Sonderlisten wurden geführt über Erkrankungen im Ghetto und besonders über fremde Juden, die nur mit Lizenz des Officio beherbergt werden durften: Befürchtungen wegen des Handels mit alten Kleidern.

Zwar war die Führung der Contradalisten Sache der Piovanen und die Aufnahme der Güterinventare Sache der Fanti und der Prioren der Lazarette und Entseuchungsplätze, aber alle Listen kamen schließlich in die Hände des Scrivans, der seinerseits darüber ein Konto zu führen und einen Teil der Listen in duplo mit den Prioren auszutauschen hatte.

Die volle Verantwortung für alle Depositen von Wert ruhte auf ihm, etwas, was der Staat aus seinem starken Gefühl für Eigentumsrechte besonders ernst nahm.

Über alle Ausgaben und Einnahmen mußten je zwei Bücher doppelt geführt werden. In ihnen mußte täglich unter anderem Rechnung gelegt werden, nach Angaben des Capitano und der Fanti, über die Unkosten, die bei der Sequestration der Häuser, z. B. für das Anbringen der Tafeln, entstanden. Hierzu kam eine sehr gewissenhafte Rechnungslegung über die finanziellen Unterstützungen der Poveri, genau nach Contraden und nach Zahl der Unterstützten. Auch in dieser Aufgabe wurde es bei Zunahme der Pest nötig, den Scrivan zu entlasten und diese Abrechnungen an die Präsidenten der Sestiere und die Deputadi der Contraden zu delegieren, womit ihnen aber auch die Verantwortung für diese Staatsausgaben auferlegt wurde, nicht ohne daß es alsbald zu Unregelmäßigkeiten kam, für die nach Abklingen der Epidemie der Doge selbst Rechenschaft verlangen mußte.

Bedenkt man, daß die hier aufgeführten Listen und Bücher zu großem Teil allein den Bereich der Pestabwehr und Pestbekämpfung betrafen, daß wahrscheinlich die gleiche minutiöse Listenführung auch für alle anderen Sparten des Gesundheitswesens gefordert wurde, so gewinnt man ein Bild davon, was dieser Staat gewöhnt war, von seinen Berufsbeamten zu verlangen, wieviel andererseits davon abhing, ob die Leiter des Dienstes, die Proveditoren, während der nur einjährigen Dauer ihres Amtes sich auf die Zuverlässigkeit ihres wichtigsten Beamten verlassen konnten.

Verantwortlich sowohl für die häuslichen Angelegenheiten des Officio, wie für den Außendienst war der Capitano, dem für seine Aufgaben die Fanti zur Verfügung standen. Er wie die Fanti sind die Beamten, die in der Regel in den Akten als „ministri“, auch als „salariadi“, bezeichnet werden, Männer, die imstande sein mußten, Listen zu führen, Inventare aufzunehmen, die urteilsfähig genug sein mußten, um über die Sequestration von Häusern und die Notwendigkeit des Abtransportes von Kranken und Ansteckungsfähigen zu entscheiden, Entscheidungen, die allerdings stets der nachträglichen Billigung des Officio bedurften. Täglich war dem Scrivan schriftlich Meldung über alles Veranlaßte zu erstatten. Es gab alsbald Schwierigkeiten, als auf der Höhe der Pest solche Befugnisse auch den Guardiani, einer tieferen Beamtengruppe, übertragen wurden. Die Vermehrung der Fanti von ursprünglich nur 6 Fanti ordinarii um über 20 Fanti extraordinarii ist einer der Maßstäbe für die Zunahme, die Entlassung der Fanti extraordinarii ein Zeichen des Absinkens der Zahl der Erkrankten und Toten.

Obwohl die Rechtsstellung des Capitano, auch in bezug auf sein Beschwerderecht und seinen Anteil an der Verteilung von Strafgeldern keine andere war als die der Fanti, hatte er übrigens die Stellung ihres Vorgesetzten.

Morgens hatte er „appresso la stangada“ — wir würden sagen an der Pförtnerloge — sich aufzuhalten bis die Sgr. im Officio erschienen waren. Dann wurde der Wochendienst an der „stangada“ von einem vom sonstigen Dienst freigestellten Fanto „che tocca la stangada per la settimana“ wahrgenommen.

Zu den Pflichten des Capitano gehörte die Anwerbung und das Aussuchen der Anwärter für das niedere Unterpersonal, der Massare, der Diener, der Barcharoli und Picegamorti (Leichenträger), sowohl für das Officio wie für die Lazarette.

Übrigens aber hatte er, besonders in Notzeiten, den gleichen Dienst zu tun, wie die Fanti, die Ärzte zu begleiten, Häuser zu sequestrieren usw. Alle Meldungen der Fanti über Sequestrierungen gingen durch seine Hand an den Scrivan. Freigeben aber durfte er Häuser nur auf Befehl aller drei Proveditoren.

Von dem niederen Personal im Officio und in den Lazaretten war der wichtigste Mann, eine Vertrauensperson, der Masser, der daher in bezug auf Gerechtsame den Fanti gleichgestellt war. Seine Stellung ist die eines Hausmeisters. Er hat die Schlüssel, er öffnet und schließt das Officio, morgens hat er der erste, abends der letzte zu sein. Über Tag hat er die Rezepte nach den Apotheken zu bringen, die Arzneien abzuholen und nach den Lazaretten zu bringen. Zum Überfluß muß auch er ein alphabetisches Register aller sequestrierten Häuser und der Zahl der darin befindlichen Personen führen, sowie auch über die Kranken, die mit Lizenz daheim behandelt werden.

Ein Vertrauensposten ist sein Amt auch insofern, als von ihm alle Gehälter und sonstige Auszahlungen gemacht werden, die aus der Kasse des Officio erfolgen.

Von der Guardiani, den Wächtern, die in der Stadt selbst, anscheinend nur aus besonderer Veranlassung, zur Bewachung sequestrierter Häuser oder von Desinfektionsgut, zur Absperrung von Contraden usw. eingesetzt werden, nehmen diejenigen, wohl festangestellten, eine Sonderstellung ein, die in den „castelli" und „palade" Dienst tun. Sie haben alle schriftlichen und mündlichen Befehle zu befolgen, dürfen nach verdächtigen Orten weder Barken noch Schiffe passieren lassen, dürfen aber, um sich durchsetzen zu können, innerhalb einer ihnen von den Sgr. erteilten Befugnis unmittelbar Strafen auferlegen. Darüber haben sie unmittelbar Meldung zu erstatten und erhalten, wenn der Betreffende verurteilt wird, Anspruch auf die Hälfte der Strafsumme.

Angestellt beim Officio waren auch Chirurgen und Barbiere. In Pestzeiten wurde ihre Zahl rasch erhöht. Ob das Officio immer über einen festangestellten Arzt verfügte, ist zweifelhaft. Alvise Venier, der während der Epidemie von 1575—1577 Arzt des Officio war, wird im Herbst 1577 wieder entlassen, nachdem ihm noch kurz zuvor eine Gehaltserhöhung zuteil geworden war.

Ungewiß ist, ob die für den Gesundheitsdienst in Pestzeiten in Anspruch genommenen Ärzte für ihre Leistung honoriert wurden. Wahrscheinlich ist es nicht, denn ausdrücklich wird erwähnt die

Honorierung einer Gruppe von vier Ärzten, die zur Zeit des Abklingens der Epidemie mit der Totenschau betraut wurden. Selbst eine Entschädigung für den Fall, daß Ärzte sequestriert wurden, wurde erst im Lauf der Epidemie bewilligt.

Bezahlt werden Ärzte, die auswärts, auf Murano und Burano, eingesetzt werden, wahrscheinlich nur, um ihnen den Verlust der Praxiseinnahmen zu vergüten.

Jedes der beiden Lazarette hatte einen Prior. Für wie bedeutungsvoll das Amt gehalten wurde, geht aus zahlreichen Aktenstücken hervor. Die Auswahl wird unter sehr gewissenhafter Begründung der Zuverlässigkeit der in Betracht kommenden Anwärter durch Senatsbeschluß vorgenommen. In einem Fall wird das Amt einer Frau, der Witwe eines Priors übertragen, bis es auf ihren Sohn übergehen kann.

Das Amt scheint gut dotiert gewesen zu sein. Möglicherweise — wie oben angedeutet — wurde es grundsätzlich einem Nobile übertragen. In normalen Zeiten könnte es etwas von einer Sinecure gehabt haben. Sowohl der Prior wie alle Angestellten der Lazarette trugen am Hut ein weißes Zeichen in der Form eines Sterns (Musati) [61].

Jedes Lazarett hatte einen Hausmeister (Masser), einen Capellan, das Lazaretto vecchio auch einen Arzt. Das männliche und weibliche Personal bestand aus Dienern (servitori) und Führern der „barche negre“, der schwarzen Barken, die jedem Lazarett überwiesen waren.

Während der Epidemie wurden fast für alle beschlagnahmten Inseln, sowohl für die, welche Kranke aufnahmen, wie für die, zu denen nur Desinfektionsgut gebracht wurde, Priore und Vizepriore ernannt und ihnen das erforderliche Unterpersonal überwiesen, den Prioren der Entseuchungsplätze dazu mehrere Stimadores (Schätzer) für die herangebrachten Güter.

In normalen Zeiten hatten das Officio und die Lazarette jedes einen bestimmten Stärkebestand an Personal. Jede Vermehrung des mittleren Personals, der Barbiere, der Fanti, auch der Picegamorti (Leichenträger) bedurfte, auch was die Festlegung der Gehälter anging, der Bewilligung des Senats.

Ohne weiteres nahm der Staat in Seuchenzeiten die Piovanen der Contraden, die ersten Geistlichen der Hauptkirche jeder Contrada, für sehr umfangreiche Dienstleistungen in Anspruch. Nirgends ist aus den Akten ersichtlich, daß ihnen hierfür eine Vergütung gezahlt worden wäre.

Ebenso scheint das Amt der in Seuchenzeiten für jede Contrada gewählten drei Deputadi als ein Ehrenamt angesehen und ihnen außer den Spesen keinerlei Zahlung zugebilligt worden zu sein. Caritas, Liebe und Devotion gegenüber der Republik wurden als etwas Selbstverständliches vorausgesetzt, wenn der Staat sich in Not befand. Das Ehrenamtliche eines Auftrages scheint aber keineswegs gehindert zu haben, seine Erfüllung mit größter Bestimmtheit, selbst unter Androhung von Strafen, zu fordern.

Wenn allein die wohldurchdachte und konsequent durchgeführte Organisation einer Behörde der Seuche Halt hätte gebieten können, so hätte es Venedig gelingen müssen, jeden Ausbruch der Pest rasch zu unterdrücken. Die Unkenntnis über den Erreger der Seuche, mehr noch die Unkenntnis der Art und Weise seiner Übertragung, machten viele der ergriffenen Maßnahmen unwirksam. Einige von ihnen mußten geradezu zur Folge haben, die Ausbreitung der Seuche zu fördern.

2. Der Verlauf der Epidemie.

Am 2. 8. 1575 verfügen die P. a. s. für die Beamtenschaft des Mag. d. s., alle Beamte hätten „occorendo li presenti bisogni", in Anbetracht der vorliegenden Erfordernisse, ihren Dienst „con ogni fidelità et diligentia", mit äußerster Hingabe und Sorgfalt, zu verrichten. Daher müßten auch der Capo Masser und die Fanti täglich bei Morgengrauen im Officio erscheinen und dürften das Dienstgebäude nicht ohne Anordnung oder Erlaubnis der Proveditoren verlassen, wenn sie nicht eine hohe Strafe verwirken wollten in einer Höhe, die die Sgr. (die Proveditoren) gutbefinden würden.

Kein Wort darüber, welches die „presenti bisogni" waren.

Daß die Pest bereits seit einem Monat sich in der Stadt eingenistet hatte, darüber unterrichtet keines der erhaltenen amtlichen Dokumente. Es ist auch kaum anzunehmen, daß jemals vor jenem Datum, dem 2. 8., etwas Schriftliches darüber festgelegt worden war. Venedig war die Stadt des politischen Schweigens; und was gehörte in Venedig nicht in den Bereich der Politik?! (J. Burckardt).

Über die Infektionskette, die aufzuklären dem heutigen Epidemiologen zu allererst am Herzen liegt, der nachzuforschen, sie womöglich lückenlos zu rekonstruieren er bestrebt ist, unterrichten uns nur Niederschriften, die zum Teil geraume Zeit nach dem Ausklingen der Seuche zu Papier gebracht wurden.

Der zeitlich dem Eindringen der Pest in die Stadt am nächsten stehende ausführliche Bericht stammt aus der Feder des Arztes FRANCESCO STABILIS [80]. Sein Bericht über die Infektionskette liegt vor eingeschlossen in eine Streitschrift, die ein von STABILIS als bedeutsam angesehenes klinisches Symptom der Pest — Schwellung der Geschlechtsteile — behandelt, das hier nicht weiter interessiert. Seine Schrift ist in jener druckfreudigen Zeit im Februar 1577 (nach venezianischer Zeitrechnung 1576) erschienen und dem paduanischen Professor CAPODIVACCA, seinem Lehrer, gewidmet. STABILIS muß das Ergebnis seiner Nachforschungen während des Herrschens der Seuche niedergeschrieben haben, wahrscheinlich in den Wintermonaten 1575/76, als die Pest erloschen erschien. Denn seine Schrift beginnt damit, seit sieben Monaten herrsche die Pest in der Stadt.

Sein Bericht, der eines wissenschaftlich interessierten Arztes, über den Ursprung der Krankheit bringt selbst belanglose Einzelheiten. Sie belegen, daß er dem Gang der Dinge persönlich nachgeforscht haben muß.

STABILIS berichtet Folgendes: ,,Ein armer Mann von 60 Jahren namens Jakob Cadorinus, dessen Name sich auf seine Heimat (das Cadore) bezog, war zweimal verheiratet und hatte aus erster Ehe eine Tochter namens Lucia. Hier in Venedig wohnte er in der Contrada S. Basilio (einem heute nicht mehr bestehenden Kirchenspiel im Sestiere Dorsoduro). Später verzog er für einige Zeit in die Contrade S. Marsiliano (im Sestiere Canareggio), um dort den Wächterposten in einem Hause des Herrn Vincenz Franceschi zu übernehmen, bis dieser zurückkäme, der zu jener Zeit mit seiner ganzen Familie auf dem Lande lebte, um seine Geschäfte zu führen, seine Abgaben einzufordern.

Die erwähnte Lucia, die nach dem Val Sugana verheiratet gewesen und dort mit zwei Töchtern Witwe geworden war, verkehrte mit einem jungen Farcinatore von 20 Jahren, der Matthias Tridentinus hieß und im selben Dorf des Tales wohnte. Jenes Dorf liegt von Trident 25 000 Schritte weit entfernt, daher war häufiger Verkehr der Leute aus jenem Dorf mit der Stadt. Auch dieser Matthias suchte die Stadt häufig und häufiger auf, zu der Zeit, als dort die Pest zu grassieren begann. Dort zog er sich das Contagium zu, wie, weiß man nicht, obwohl ich mir große Mühe gegeben habe, es zu entschleiern. Aus der Tatsache geht aber glaubhaft hervor, daß er mit Kranken umgegangen war oder etwas durch das Contagium Infiziertes mit sich genommen hatte.

Als er nun mit dieser Frau darauf nach Venedig kam und zwar in jenes Haus, wo sich Jakob Cadorinus, der Vater Lucias aufhielt, begann er nach einem oder zwei Tagen krank zu werden. Als der alte Jakobus dies sah und vielleicht ein zukünftiges Unheil vermutete, schickte er den Kranken selbst mit seiner Tochter nach seinem Häuschen in S. Basilio, wo jener binnen kurzem verstarb. Inzwischen aber begann Jakobus selbst mit seiner ganzen Familie zu erkranken. Außerdem wurden aber auch Nachbarn, die in jenem Häuschen verkehrten, wo Matthias gestorben war, alle infiziert und starben elendiglich.

Da nun in diesen beiden Häusern viele Menschen verkehrten, aber auch Gegenstände aus ihnen mitnahmen, wurden sie von der gleichen Krankheit ergriffen. So wurden viele Häuser der Poveri leer und unter ihnen viele an verschiedenen Stellen der Stadt zu gleicher Zeit und durch Beziehung zu der gleichen Krankheit, aber auch einige Häuser von Adeligen und Kaufleuten durch Vermittlung der Dienerinnen, die mit jenen Umgang gehabt hatten. Ebenso wurden auch arme Nonnen des Klosters S. Sepolcro (an der Riva dei Schiavoni) infiziert durch Leinengut, das von ihren Novizen dorthin gebracht worden war.

Ich leugne nicht, daß einige auch infolge Genusses schlechter Lebensmittel in der Sommerzeit und wegen der Dürftigkeit des Wassers, die hier in Venedig bestand, von bösartigen Fiebern hinweggerafft worden sind. Viele mögen auch aus dieser Ursache für die Aufnahme der Krankheit empfänglich gewesen sein.''

Es folgen nun gelehrte Auseinandersetzungen mit der Lehre GALENs bezüglich des Einflusses der Luft, die Stabilis nicht in Frage zu ziehen wagt. Bei der Besprechung der Ätiologie wird zu erwähnen sein, daß ein Autor jener Zeit sich in der Zwangslage befand, wenn ihm seine Reputation lieb war, unter keinen Umständen die Autorität der antiken Schriftsteller anzuzweifeln. Bemerkenswert ist daher, daß STABILIS ängstlich vermeidet, sich bestimmt gegen die Luftlehre auszusprechen. Immerhin aber macht er interessante Versuche, das Entstehen der Seuche mit lokalen Veränderungen der Luft zu erklären.

Ähnliche, aber keineswegs vollständige Angaben bringt der Scrivan MORELLO (s. Quellen) in seinem zusammenhängenden

Schlußbericht, der aber kaum vor 1583 zusammengestellt sein wird und sich bestenfalls auf Berichte zweiter Hand stützt. Er teilt mit, die Pest sei am 25. Juni nach Venedig eingeschleppt worden. Stabilis hatte kein bestimmtes Datum genannt.

„Ein Tridentiner aus einem Dorf des Val Sugana, das damals verpestet war, kam in ein Haus des Herrn Vincenz di Franseschi, in der Contrada S. Marsiliano, in welchem, da damals Franseschi in einer Villa auf dem Lande war, sich ein Barkenführer befand, ein Verwandter des Tridentiners, den der Franseschi als Wächter in sein Haus aufgenommen hatte, zusammen mit seiner Frau und seinen Söhnen sowie einigen Dienern des Franseschi, im ganzen 7 Personen.

Jener nun, von dem ‚mal contagioso‘ befallen, verursacht durch einige Kleider, die er in einem Koffer oder Ballen mitgebracht hatte, starb am 2. 7. und wurde frei (d. h. ohne behördliche Kontrolle) begraben, ohne daß irgendein Verdacht aufgekommen wäre. Als aber dann innerhalb weniger Tage im gleichen Haus drei Frauen gestorben waren, wurde das Haus auf Anordnung der Signori alla sanità sequestriert (gesperrt) und angeordnet, daß die Leichen von den Ärzten geschaut würden. Als diese zu dem Urteil gekommen waren, die Kranken seien an Pest verstorben und gleichzeitig die noch lebenden Frauen befallen wurden, wurden unmittelbar in der Nacht und in Gegenwart der P.a.s. und ihrer Beamten die Toten und Erkrankten nach dem Lazarett übergeführt, ebenso alle Sachen (robbe) jenes Hauses. Im Lazarett wurde darauf alles verbrannt, was sich außerhalb der Truhen (casse) befunden hatte, und, was in den Truhen war, für vierzig Tage an der Luft entseucht. Da aber fast alle Kleidungsstücke des Tridentiners aus jenem Hause verkauft oder versetzt worden waren während der wenigen Tage, wo er krank war, und auch, um ihn zu begraben, wurde aus dieser Ursache und auch, weil vor der Sequestration des Hauses viele darin verkehrt hatten, das Übel alsbald an verschiedenen Stellen der Stadt entdeckt, obwohl von seiten der Proveditoren in keiner Weise versäumt wurde, alles zu tun, um die Ausbreitung des Übels durch die Stadt hin zu verhüten, wobei sie Nachtarbeit, Mühe und alles andere nicht sparten, unter großer persönlicher Lebensgefahr. Dennoch schritt das Übel von Stunde zu Stunde weiter und verbreitete sich in der Stadt, wo es zwei Jahre lang fortdauerte.“

Der Unterschied zwischen den beiden Berichten ist nicht ohne Bedeutung. Der Bericht des Stabilis gibt viele schon wegen ihrer Belanglosigkeit durchaus glaubhafte Einzelheiten. Besonders wichtig ist seine gut belegte Mitteilung, daß durch den Abtransport des erkrankten Tridentiners aus der Contrada S. Marsiliano nach der Contrada S. Basilio im Sestiere Dorsoduro z w e i Ausgangspunkte für die Seuche entstanden und daß durch das Verbringen von Kleidern nach dem Kloster S. Sepolcro unmittelbar ein d r i t t e r Herd an der Grenze der beiden Sestiere S. Marco und Castello entstand. Gleich zu Beginn der Invasion waren also d r e i Sestiere verseucht.

Zugleich aber sei hier weit vorgreifend gesagt, daß dieser Bericht über z w e i von dem gleichen Kranken ausgelöste Pestausbrüche innerhalb der Stadt an z w e i voneinander durch den großen Kanal getrennten Gebieten, dem Sestiere Canareggio und dem Sestiere Dorsoduro, in den Contraden S. Marsiliano und S. Basilio, ganze unwahrscheinlich gemacht wird, die Epidemie habe sich aus einer Nagerepizootie entwickelt. Es wäre eine ganz künstliche Deutung, eine andere Möglichkeit des Ausbruchs und der Verbreitung der Pest innerhalb weniger Tage anzunehmen, als ihre Übertragung durch den Menschenfloh, selbst wenn man die an sich unwahrscheinliche Annahme machen wollte, der Tridentiner habe Rattenflöhe in seinem Gepäck mit sich geführt. Sollten diese wirklich alle Stationen bis zum Kloster S. Sepolcro mitgereist und verteilt worden sein.

An der Treue des Berichtes MORELLOs könnten sich Zweifel erheben. Sein Schlußbericht, der ähnliche Daten bringt wie STABILIS, weckt den Verdacht, als solle erwiesen werden, wie energisch der Mag. d. s. vom ersten Augenblick an eingegriffen habe. Es sieht so etwas aus nach einer offiziellen Version, die dazu dienen soll, ein Unterlassen der Aufmerksamkeit zu beschönigen. Zumindest stimmt es bedenklich, daß erst am 2. 8., einen vollen Monat nach dem Auftreten der ersten Krankheitsfälle, einer offenbar im Dienstbereich eingerissenen Bummelei ein Ende gemacht wird.

Dennoch spricht viel dafür, daß die fast identische Schilderung der Infektkette in beiden Quellen den Tatsachen entsprochen hat.

Eine 3. Mitteilung liegt vor in dem Bericht des ANDREA MOSOSINI [57] über die Pest von 1575—1577. Sie liegt in einer italienischen Übersetzung des GASPARE FEDERIGO vor, die 1836 gedruckt wurde.

Hier ist gesagt, es sei ein seit Menschengedenken ungewöhnlich warmer Sommer gewesen und es habe an Wasser, Lebensmitteln und Früchten gemangelt. Viele hätten versichert, die Seuche habe im Tridentinischen begonnen. In wenigen Tagen seien in den Parochien S. Basilio und S. Marsiliano einige Menschen gestorben. Leute, die in den Häusern jener Parochien verkehrt hätten, seien in kurzem an der gleichen Krankheit erkrankt und gestorben.

Eine Fußnote besagt, es sei sicher, daß damals im Trentino die Pest herrschte und daß einige Tridentiner in den erwähnten Contraden gewohnt hätten. Diese Fußnote stammt aber von dem Übersetzer. Sie und der Bericht MOROSINIs selbst dürften als Quellen zweiter Hand zu bezeichnen sein. Das geht auch daraus hervor, daß MOROSINI davon spricht, die Kranken seien nach der Insel S. Lazaro gebracht worden. Kein unmittelbarer Beobachter konnte darüber in Zweifel sein, daß für die Kranken nur das Lazaretto vecchio in Betracht kam. Der Bericht bestätigt aber im wesentlichen die Angaben des STABILIS und MORELLO.

Der unter ,,Quellen'' erwähnte Anonymus, der noch unter dem Eindruck des unmittelbaren Erlebens der Pest schrieb, berichtet über die Infektkette nichts. Man wisse nicht, schreibt er, woher die Pest im Jahre 1575 ihren Ausgang genommen habe. Sie brach, berichtet er, zunächst an der Pforte Italiens in der ,,Città di Trento'' aus und, ,,nachdem sie diese in Verzweiflung gebracht hatte, ging sie nach Verona, so sie hauptsächlich mittels der Barmherzigkeit Gottes verjagt wurde durch die Tätigkeit des tapferen Herrn Nicolo Barbarigo, der damals Podesta der Stadt war.'' Dieser Mann begegnet uns später wieder in der hohen Stellung eines Savio della terra ferma, Mitglied des Collegio der Savi, mit Sitz im Senat und in der Signoria.

,,Die Pest'', erzählt der Anonymus weiter, ,,breitete sich langsam über andere Gegenden aus, näherte sich Venedig und passierte wie ein unsichtbarer Geist alle Wachen, die dauernd jeden Zugang bewachten, um ihren Schritt zu hemmen, damit sie nicht in die Stadt eindringe. Sie drang aber in die Stadt ein, wo sie sich anfangs schleichend ausbreitete, hier und da jemanden befallend, aber alles mit Schrecken erfüllend und mit Gefahr bedrohend.''

Die Proveditori hätten dann so gehandelt, wie im alten Testament Moses, als er aus dem Lager alle Leprösen vertrieb.

In ausgesprochenem Gegensatz zu diesen sachlichen Feststellungen stehen die Ausführungen des berühmten Astrologen ANNIBALE RAIMONDO [70] Veronese in einem ,,Discorso'' über die Pest von 1575/76.

Er beginnt damit, kein Mensch, so gelehrt oder weise er auch sei, habe die Wahrheit über den ersten Beginn der Seuche entdecken können. Dennoch unternimmt er es, eine eigene Theorie vorzutragen, daß nämlich schwere Regenfälle am 8., 9., 10. u. 11. Oktober 1574 die Stadt überschwemmt hätten. Die Lidi seien damals unter der Einwirkung von Stürmen an mehreren Stellen durchbrochen gewesen. Infolge dieser Überschwemmungen sei das Salzwasser auch in die ,,sponghe'', die Kiesmäntel der venezianischen Zisternen, eingedrungen. Der Genuß des brackig gewordenen

Wassers der „Pozzi", der Brunnen, sei die Ursache des Ausbruchs der Seuche gewesen.

Auch er weiß von der Epidemie in Trient, meint aber, von dort her sei die Seuche nicht eingeschleppt worden, sondern durch Galeeren, die aus dem Osten gekommen seien und deren Waren überall in der Stadt verkauft wurden. De facto aber sei die Seuche in Venedig selbst aus der Mischung von Salz- und Süßwasser entstanden und zur Pest sei sie erst im Mai des nächsten Jahres geworden durch eine „mutatione aeris in suis qualitatibus". Zum Teil hätten auch üble Dünste von den Begräbnisstätten her daran Schuld getragen. Obwohl er einerseits sagt, das Übel sei leicht von Hand zu Hand, von Körper zu Körper übergegangen und habe so die ganze Stadt durchschritten, vertritt er doch mit Leidenschaft und unter Zitierung vieler antiker Autoren die Auffassung, die Pest komme aus dem Wasser, aus der Luft oder aus der Erde, eine recht seichte Bezugnahme auf die berühmte Schrift des Hippokrates: περὶ ἀέρων, ὑδάτων, τόπων.

Der ganze Zwiespalt der Zeit in Hinblick auf die Ätiologie der Pest, das Festhalten an der Autorität GALENs, alleinige Ursache der Pest sei eine Verderbnis der Luft, und die unabweisbare Beobachtung ihrer Kontagiosität kommt in den wirren und widerspruchsvollen Ausführungen des Astrologen zum Ausdruck. Auf ihn zielt wahrscheinlich eine höchst kritische, abschätzige Bemerkung des Arztes MASSARIA über die Pesttheorien der Astrologen. Jene Theorie ist wahrscheinlich schon von den Zeitgenossen nicht ernst genommen worden. Die Auffassung, die Seuche sei erst im Mai des nächsten Jahres zur Pest geworden, ist die gleiche, die die beiden paduanischen Professoren MERCURIALE und CAPODIVACCA auf Grund galenischer Auffassungen vertreten, jede Seuche könne zur Pest werden und hier in Venedig sei sie erst im Juli 1576 aus pestilenten Fiebern zu echter „pestilentia" geworden (s. S. 88).

Von anderen Astrologen berichtet der Anonymus (s. S. 46), sie hätten daran festgehalten, das Übel komme nicht von einem Contagium, sondern von einem „influsso celesto", einem Einfluß des Himmels her. Als besonders ungünstig gelte eine Konstellation von Saturn, Jupiter und Mars. Sie behaupteten auch, sie hätten sein Kommen schon vorausgesagt, gäben aber nun der guten Hoffnung Ausdruck, es werde bald bei einer günstigeren Konstellation verschwinden.

Seeleute hätten gemeint, nach gutem Wetter gäbe es eben auch einmal Sturmtage. Andere Optimisten wären überzeugt, alles müsse einmal enden, also auch die Pest, die Pessimisten aber wiesen darauf hin, wie die Seuche, vom Einzelnen ausgehend, sich ausbreite. Wie könne sie da jemals enden.

Philosophen sagten, eine so überbevölkerte Stadt habe ebenso einen Aderlaß nötig, wie der einzelne Mensch eine „purgatione".

Die aufs Geistige Eingestellten schließlich zögen den Schluß, Gott habe die Menschen für ihre Bosheiten bestrafen wollen und damit den „Angelo esterminatore" beauftragt. Daher sei Buße und Gebet von Nöten wie einst in Rom zu Zeiten Gregors des Großen, als der Engel auf dem später Engelsburg genannten Castell erschien.

Hundert Jahre zuvor steht für Marsilio Ficino [20] der Einfluß der Gestirne auf die Entstehung pestilentialischer Luft noch als zentrale Ursache der Pest außer Zweifel. Ihm genügt dazu schon eine Konstellation von Mars und Saturn.

Wir blicken in eine Zeit geistigen Wandels, in der naturwissenschaftliches Beobachten und vorsichtige Kritik am Überkommenen einem freiheitlichen Denken die Tür zu öffnen beginnen.

Über den Gesamtablauf der Epidemie in ihrer Ausdehnung über zwei Jahre hin berichtet Girolamo Mercuriale [56] kurz in seinen in den ersten Monaten des Jahres 1577 in Padua gehaltenen Vorlesungen „De pestilentia".

„Der Beginn dieses Übels war, wie man berichtet hat, daß ein gewisser Tridentiner etwa im Juli (1575), als zu jener Zeit in Trident die Pest wütete, nach Venedig kam und dessen unsaubere Sachen, als er unvermutet starb, verstreut wurden. Seit jener Zeit bis zum ganzen Dezember des Jahres 1575 hielt die Seuche an, derart, daß bald einer, bald ein anderer, bald viele starben." Mercuriale unterschätzt hier sehr wesentlich den Umfang der Vorepidemie des Jahres 1575, wie er das auch weiter tut für die Monate vom März bis zum Juni 1576. Er hatte, wie später deutlich werden wird, ein gewisses Interesse daran, den Gang der Epidemie vor dem Juli 1576 als milde hinzustellen. So fährt er denn auch fort: „Gegen den März 1576 oder gegen Ende Februar erlebte man eine Wiederkehr des Übels, wie man sagt, aus infiziertem Gut, das einige Monate unter Verschluß gehalten war. Von jener Zeit an trugen die Samen (des Übels) bis zum Monat Juli bald mehr bald weniger Frucht, derart, daß mitunter mehrere Tage ohne Todesfälle vorbeigingen, mitunter einer oder zwei starben, manchmal mehr, manchmal weniger." Mitte Juli seien dann die Todesfälle häufiger geworden und diese Zunahme habe angehalten den ganzen August, September und Beginn Oktober hindurch. Damals hätte die Seuche auf ihrer Höhe gestanden. Dann begann sie zur Neige zu gehen so daß „Dank der Gnade des Höchsten zur Zeit (zur Zeit seiner Vorlesungen) kaum noch Reste überblieben". Wie später zu erörtern, starben immerhin 1577 noch annähernd 4000 Menschen.

Weitere Berichte aus späterer Zeit enthalten nichts Neues.

Zu dem Bericht MORELLOs von den Tag und Nacht nicht ruhenden Bemühungen des Mag. d. s., die Seuche einzudämmen, steht es in eigenartigem Gegensatz, daß der nächste Erlaß der P. a. s. erst das Datum des 22. 9. trägt.

Die Pflicht des Schweigens konnte mit Anstand nur so lange befolgt werden, als alles, was mit der Bekämpfung der Seuche zusammenhing, noch innerhalb des Officio und mit seinem Personal durchzuführen war, die Sequestration (Sperrung) der Häuser, der Abtransport der Toten, der Kranken, der Ansteckungsverdächtigen und der Güter (robbe), alles dessen, was mit dem Contagium behaftet sein könnte. Die Behörde handelte nach einem Verfahren, das seit früheren Pestepidemien als bewährt galt und in allen Einzelheiten in den Capitularien des Dienstes festgelegt war.

Der Gegensatz liegt hier offen zutage zwischen der unbeirrbaren Annahme der Gesundheitsbehörden jener Zeit, die Seuche werde verursacht durch ein Contagium, oder daß man zum mindesten so zu verfahren habe, als ob sie kontagiös sei, und dem noch längst nicht ausgetragenen Streit in den Kreisen der Wissenschaftler jener Zeit zwischen den Kontagionisten und den Anhängern der Lehre, die Pest werde durch Verderbnis der Luft verursacht.

Nur insofern unterlagen die Behörden dem Gedanken, die Luft stünde irgendwie in Beziehung zu dem Contagium, als zunächst und auch bei dieser Epidemie und bis ins 19. Jahrhundert hinein, als die wirksamste Entseuchung der Güter das „sborrar al'aere", ein langdauerndes Durchlüften, galt.

Nach den seit Bestehen des Mag. d. s. (1486) geltenden Bestimmungen, mußten alle Leichen und Erkrankten (feriti) mit ihren Sachen, Matratzen, Betteneinrichtung und Bekleidung dem Lazaretto vecchio zugeführt werden, die Ansteckungsverdächtigen (sani) dem Lazaretto nuovo. Dort hatten diese 22 Tage Contumaz zu halten. Erkrankte einer von ihnen, so wurde er sofort nach dem Lazaretto vecchio übergeführt.

Zum Lazaretto nuovo wurden zu Beginn der Epidemie auch alle verdächtigen Güter gebracht, alles, was an Textilien in den Häusern sich befand. Dort sollten sie 40 Tage lang entseucht werden (sborar al'aere). Seit Mitte September aber hatte die Seuche bereits soweit um sich gegriffen, daß die Leistungsfähigkeit dieser Organe des Mag.d.s. nicht mehr ausreichte. Die Lazarette waren überfüllt, es mußte Platz geschaffen werden für die täglich wachsende Masse der abzutransportierenden Güter, deren Entseuchung neben der Sequestration der Häuser und der Isolierung der Kranken als der Kernpunkt des Bekämpfungssystems galt, aber, was Zeit, Raum und Arbeitskräfte anging, bald ins Stocken kam.

Durch einen Erlaß vom 22. 9. wird beschlossen, einen Vizeprior für die Entseuchung der verdächtigen Güter anzustellen, die aber nunmehr nicht mehr nach dem Lazaretto nuovo, sondern nach den Inselklöstern S. Clemente und S. Jacomo di palude gebracht werden sollen, weil sich die übliche Contumaz in den Lazaretten nicht mehr durchführen lasse wegen der „motti che occorono per causa di peste" wegen der mit der Pest verbundenen Schwierigkeiten. Im Gegensatz zu fast allen späteren Erlassen, in denen das Wort „Pest" ängstlich vermieden und durch den Ausdruck „morbo contagioso" oder „il contagio" ersetzt wird, fällt auf, daß es hier anfangs ganz offen niedergeschrieben wird.

Mit der üblichen kaufmännischen Exaktheit, die der venezianischen Staatsverwaltung eine Selbstverständlichkeit war, die in allen Erlassen erkennbar bleibt und selbst in Zeiten drängendster Not nicht aufgegeben wird, wird festgelegt, die Anstellung des Priors solle nur für die Zeit der „presenti motti" gelten, wieviel der Vizeprior je Monat zu bekommen habe, aus welcher Kasse er zu bezahlen sei, — aus den Entschädigungssummen, die jenen Klöstern monatlich überwiesen würden, — schließlich welche Spesen ihm für die Benutzung von Gondeln usw. zu erstatten seien, soweit er durch eine Kostenaufstellung nachwiese, sie wirklich gehabt zu haben. Später im Dezember wird für S. Jacomo di palude noch ein besonderer Beamter für das Inventarisieren der Güter und ein weiterer für ihre Schätzung angestellt.

Hiermit war der Anfang gemacht für die schließlich fast alle Klosterinseln ergreifende Beschlagnahme.

Immerhin unterlassen trotz der eigenen drängenden Notlage die P.a.s. nicht, unter dem gleichen Datum in einem ausführlichen

Erlaß an die Rettori von Verona diese bei ihrer Bekämpfung der dortigen Pest zu ermutigen und ihnen den Bezug von möglichst viel Lebensmitteln anzubefehlen. Dort waren innerhalb von 2 Tagen 12 Personen in der Parochie S. Zeno zum Teil an Petechien, zum Teil an Petechien und Carbones verstorben. Daß es sich auch dort um Pest handelte wissen wir von CANOBBIO [13].

Denn das gehörte zu den festesten Überzeugungen und Erfahrungen des Gesundheitsdienstes, daß bei drohender oder ausgebrochener Seuche alles darauf ankomme, die Unbemittelten mit ausreichenden Lebensmitteln zu versehen. Hiermit dachte dieser Staat auch im heutigen Sinne modern. Nichts ist in Seuchenzeiten wichtiger, als die Widerstandskraft der Bevölkerung zu stärken, mit anderen Worten das richtig zu erfassen, was von englischen Epidemiologen als „human factor" bezeichnet wird.

Diese während des ganzen Ablaufs der Epidemie nie ruhende Sorge für die Verpflegung der Unbemittelten stellte an die Staatskasse hohe Ansprüche. Denn das Erlahmen und schließlich der Stillstand des Handels und der Gewerbe ging gepaart mit einem raschen Ansteigen der Preise für alle Bedürfnisse des Alltags. Gleichzeitig verfielen Gold und Juwelen einem „disagio", einer starken Entwertung.

Selbst auf die Nachbargebiete fremder Hoheit erstreckte sich, offenbar aus gleicher Einsicht heraus, diese Fürsorge. Unter dem 29. 9. teilen die Proveditori a. s. den Proveditori von Salo mit, auf das dringende Ersuchen des Erzherzogs Ferdinand und des Kardinals von Trient dürfe wegen der „sospetti", der Verdachtsfälle in Riva — natürlich ging es auch dort um Pest — aus venezianischem Gebiet, aus Desenzano, Getreide ausgeführt werden. Dabei sollten aber insofern alle Vorsichtsmaßregeln beobachtet werden, als keine krankheitsverdächtigen Personen mit Einkauf und Abtransport zu tun haben dürften und daß unter keinen Umständen Güter aus dem tridentinischen in venezianisches Gebiet gebracht würden, nicht nur wegen der Pest — auch hier ist das ominöse Wort offen ausgesprochen —, sondern auch wegen jeder anderen Gefahr von Seuchenverdacht.

Den Handel einschlafen zu lassen, mußte auf jede Weise und solange wie möglich vermieden werden. So wurde auch am 5. 10. an die Rettori von Brescia, Salo, Bergamo und Crema wegen des Salzhandels geschrieben. In diesem Brief findet sich der verwunderliche Passus: „Li sacchi pieni di sale non possono per la natura del sale ricever contagione" (die Salzsäcke können wegen der Natur des Salzes sich nicht mit Contagium beladen). Bei aller bis ins einzelste gehenden Scheu vor der Kontagiosität aller Textilien, sowohl pflanzlichen wie tierischen Ursprungs, hier bedurfte es einer Sondertheorie. Ohne sie wäre der Salzhandel zum Erliegen gekommen und damit die Finanzwirtschaft der Stadt, auch der Gesundheitsdienst, der vom Magistro al sale lebte, aufs tiefste erschüttert worden.

All das aber waren nur Präliminarien. Gegen Ende Oktober breitete sich die Seuche in der Stadt rasch zunehmend aus.

Am 22. 10. greift der Mag. d. s. zum erstenmal zum Mittel öffentlicher Bekanntmachung durch den „Commandatore", der im Auftrage der Proveditoren öffentlich bei S. Marco und am Rialto zu proklamieren hat, niemand solle sich erdreisten, in der Stadt alte Sachen, Matratzen, alte Mäntel, Schuhe und Kleider zu verkaufen. Die Strafe für Männer ist 18 Monate Galeere, für Frauen 50 Lire, zu bezahlen, und Auspeitschen von S. Marco bis zum Rialto, also durch die ganze Merceria hin.

Immer, zu allen Pestzeiten, richtete sich der Verdacht zuerst gegen den Handel mit alten Kleidern. In Udine hatte ihn 1556 die Judenschaft mit Vertreibung aus der Stadt zu büßen.

Niemand darf „Zarlatani" (Scharlatane), gemeint sind Zauberer, Zahnreißer oder Leute, die Gaukeleien oder Komödien ausführen, Obdach gewähren bei Strafe des Auspeitschens und Zahlung von 50 Lire, die der Denunziant erhält.

Mit dem Beginn des November überstürzen sich die Verordnungen der Proveditoren und jetzt greift auch der Senat (die Pregadi) zum erstenmal in den Lauf der Dinge ein.

Nichts bezeugt den Ernst, mit dem die Regierung die Lage ansah, mehr, als daß am 12. 11. im Senat die Wahl zweier Sopra-proveditori alla sanità beschlossen wurde, womit die Häupter des Mag. d. s. auf fünf gebracht wurden. Gleiches war schon bei dem letzten Pestausbruch im Jahre 1556 beschlossen worden. Mit solchen Ernennungen wurde kein auf die Dauer bestimmtes Amt geschaffen. Schon im 14. Jahrhundert während der großen Pest von 1348 war ähnlich verfahren worden. Auch andere Magistrate wurden gelegentlich in dieser Weise ergänzt, wenn eine bestimmte Notlage es erforderte. Hiermit erklären sich auch die außerordentlichen Befugnisse, die dem nunmehr erweiterten Mag. d. s. durch den Senatsbeschluß übertragen werden.

Mit einigen kleinen, allerdings auf den Ernst der Lage weisenden Änderungen haben die „Parte" (Beschlüsse des Senats) vom 28. 6. 1556 und die vom 12. 11. 1575 den gleichen Wortlaut. Er sei hier in einer Übersetzung der älteren Fassung wiedergegeben.

28. 6. 1556. In Pregadis.

„Da man aus Erfahrung weiß, von welchem Nutzen es für unsere Staatsgeschäfte gewesen ist, stets, wenn ein Bedürfnis vorlag, den Magistraten unserer Stadt 2 weitere Proveditoren hinzuzufügen (3 war die übliche Zahl der Häupter eines Magistrats), um gemeinsam mit den ordentlichen Magistraten besser zu Rate zu gehen und Vorsorge zu treffen betreffs der obwaltenden Umstände, können wir nicht unterlassen, gegenwärtig in einer so wichtigen Materie, wie es der Gesundheitsdienst ist, eine gleiche Wahl vorzunehmen, d. h. neben den ordentlichen Proveditoren die Wahl von 2 weiteren Sopraproveditoren, daher:

,L'andera parte' (die übliche Formel), ergeht der Beschluß, daß jetzt in diesem Consiglio aus seinem Körper zwei ,Honorevoli Nobili Nostri' zu Sopraproveditori a.s. gewählt werden. Es können auch gewählt werden solche aus einem ,Officio continuo', (gemeint offenbar bei Fortsetzung eines anderen Amtes) ausgenommen aus unserem Collegio (gemeint das 16köpfige Collegio der Savi), um die Staatsgeschäfte (le cose della terra) nicht zu behindern. In ihrer Mehrheit haben diese Sopraproveditori und Proveditori die Befugnis (autorità), alle Vorkehrungen zu treffen zum Heil des Sanitätsdienstes, die ihnen gut erscheinen, darunter, Deliquenten zu bestrafen, zu verbannen, auf die Galeere zu schicken, ,dar corda' (das mehrmalige Aufziehen an einem Strick), Beamte des Dienstes und andere in ihrem Officio Beschäftigte zu entlassen, sowie andere Strafen aufzuerlegen, außer der Blutstrafe (citra poenam sangunis), wie ihnen richtig erscheint. (Hiermit muß nicht unbedingt die Todesstrafe gemeint sein, sondern lediglich ein Strafvollzug, bei dem Blut fließt, Abhacken einer Hand, Ausreißen der Zunge, Abschneiden der Nase oder dgl.) Sollten sie der Ansicht sein, das Delikt verdiene eine Blutstrafe oder den Tod, so können sie, nachdem die Verhandlungen formuliert sind (formati li Processi), nach wenigstens 4 Ballotagen jene Blutstrafe verhängen oder die Todesstrafe, wie ihnen richtig erscheint. Die genannten S. u. P. a. s. haben sowohl einstimmig, wie getrennt, die Befugnis, unserem Consiglio Beschlüsse vorzuschlagen in der obengenannten und damit zusammenhängenden Materie, für die sie sich verantwortlich fühlen. Die Erwählten seien gewählt für 1 Jahr und dürfen das Amt bei Strafe nicht ablehnen wie in dem Beschluß vom 14. 3. 1536 festgelegt ist gegen solche, die Gesandtschaften an die Höfe gekrönter Häupter ablehnen."

In dem Beschluß vom 12. 11. 1575 wird lediglich eingefügt, sie hätten besonders für die verdächtigen Güter zu sorgen.

Zur Erläuterung von Einzelheiten diene, daß zwar in Angelegenheiten von geringer Bedeutung einstimmig oder nach Mehrheit beschlossen werden kann, bei jeder Sache von einiger Bedeutung, z. B. also in Kriminalfällen oder wenn es um Finanzfragen geht, ein Beschluß aber nur zustande kommen kann durch Ballotage („con bussoli e ballotte", mit Urne und Kugeln). Es geht hier um ein System, das je nach der Bedeutung einer Angelegenheit im Verwaltungssystem Venedig zu größter Kompliziertheit entwickelt worden war, am kompliziertesten für die Wahl des Dogen, offenbar aus dem Bestreben heraus, der Entscheidung jedes persönliche Element zu nehmen, sie gewissermaßen als schicksalsbedingt erscheinen zu lassen. Die Persönlichkeit dessen, der sich für die eine oder andere der Kugeln entschied, bleibt unbekannt, wenn auch vielleicht nur in der Theorie.

In dem obigen Senatsbeschluß stoßen wir zum erstenmal auf jene Schlußformel, die jedem Wahlbeschluß, der Nobili betrifft, angefügt ist, die Androhung der Strafe bei Nichtannahme eines Amtes. Diese Formel und ihr Sinn ist im Abschnitt über die Verwaltung (S. 21 ff.) ausführlich behandelt.

Am 10. 11. waren von den Piovanen Listen angefordert worden von allen Nobili und Cittadini in ihrer Contrada zwecks Wahl von Deputadi, drei für jede Contrada. Im gleichen Erlaß wurde ihnen aufgetragen, Listen der in den gesperrten Häusern Erkrankten, aber auch der in freien Häusern Erkrankten einzureichen. Das Officio wollte jetzt von jedem Krankheitsfall, ob Pest oder nicht, Kenntnis haben.

Den Piovanen wurde auch aufgetragen, unverzüglich Meldung zu erstatten, falls sie Kenntnis davon erhielten, daß ein Beamter des Officio seine Pflichten nicht in der gehörigen Weise erfülle, damit sofort den Mißständen vorgebeugt werden könne, die daraus entstehen könnten. Schließlich wird ihnen geschrieben, wie zufrieden die Proveditoren sein würden, wenn alles auf das genaueste ausgeführt würde zur Ehre Gottes und mit der Liebe, die jeder gegenüber dem Vaterlande habe, auch würden sie gebeten, falls sie Vorschläge zu machen hätten, die der Kenntnisnahme wert seien, darüber dem Officio Mitteilung zu machen. Dieses werde nicht unterlassen, sie in allem zu unterstützen, was zum allgemeinen Heil dienen könne.

Der Hauptgegenstand dieses erlaßfreudigen 10. 11. aber war eine 13 Paragraphen umfassende öffentliche Proklamation, die alles zusammenfaßte, was in den letzten Wochen und seit den Zeiten der beiden voraufgegangenen Pestepidemien des Jahrhunderts, 1528 und 1556, verfügt worden war, und wie es in Zukunft gehalten werden solle. Diese Proklamation fußte auf Erfahrungen in der Bekämpfung der Pest aus über 2 Jahrhunderten. Ihr Inhalt ist ein wichtiger Beitrag zur Kulturgeschichte der Hygiene.

Die Proklamation beginnt mit den feierlichen Worten: „Da die Clarissimi Signori Proveditori alla sanità bestrebt sind, so wie sie es bis jetzt mit ganzer Seele getan haben, so auch in Zukunft jedes Mittel zu ergreifen, um mit Hilfe Gottes, des Herrn, diese Stadt von jedem Verdacht der Pest zu befreien (die Fiktion, es handele sich nur um einen Verdacht, wird noch das ganze Jahr hindurch aufrechterhalten), geben sie, verbunden mit allen bisher erlassenen Proklamationen die folgenden Verordnungen bekannt,

die jeder als unantastbar zu befolgen hat." Gegen die Übertreter werde
vorgegangen und unwiderruflich die Exekution der Strafen verfügt werden.

1. Alle, die eine Krankheit im Hause haben, müssen dies unverzüglich
bei der Kirche und den Piovanen der Contrada angeben, bei Verwirken
einer Strafe, wie sie die Art ihres Vergehens verdient und wie die Signori
für richtig halten werden. Findet sich jemand, der behaftet mit dem Übel,
auf die Straße geht und der nicht angegeben worden sei, so werde er, sobald er entdeckt werde, unmittelbar aufgehängt (Apicato per la golla).

2. Aus den Häusern, die gesperrt („sequestrate") sind, darf niemand
herausgehen noch in sie eintreten, weder auf irgendeine Weise daraus
Güter (robbe) empfangen noch herausreichen unter Strafe des Galgens.
Die, welche das Vergehen anzeigen, erhalten, wenn die Denunziation sich
als richtig erweist, 200 Lire unmittelbar aus den Geldern des Officio. Auch
wird die Denunziation geheimgehalten werden. Sollte jemand um das
Vergehen gewußt haben und es nicht denunziert haben, verfiele er in eine
schwere Strafe, wie die Signori für gut befinden würden, und der Denunziant empfinge 200 Lire aus dem Vermögen des Delinquenten, wenn etwas
da wäre, andernfalls aus den Geldern des Officio.

Der venezianische Staat ersparte sich in Fragen niederer Krimi-
nalität den Staatsanwalt durch ein raffiniert ausgeklügeltes Denun-
ziationssystem. Nicht nur im Vorzimmer des Tagungsraums des Consiglio der X war die berühmte „bocca di Leone" angebracht, wohin die
Denunziationen, auch anonyme, eingeworfen werden konnten. Auch
andere Magistrate hatten Einwurfsöffnungen in Form einer Maske.
Eine solche für den Mag.d.s. ist noch erhalten am Zattere, unmittelbar neben der kleinen Kirche S. Gerolamo dei Gesuati oder Di
Santa Maria della Visitazione.

Die Folgerichtigkeit des Systems ist unbezweifelbar. Dem Denunzianten wird die Belohnung gesichert, entweder aus dem Besitz des
Denunzierten oder aus öffentlichen Mitteln. Ihm wird Sicherheit gegeben gegen Rache, indem ihm Geheimhaltung gelobt wird. Im vorliegenden Fall kann er durch die Denunziation sich einen Doppelver-
dienst verschaffen, indem er nicht nur den Übertreter denunziert, sondern auch denjenigen, der anständig genug gewesen war, jenen nicht
zu denunzieren.

Es wäre müßig, hier moralische Auffassungen unserer Zeit zu diskutieren.

3. Es heißt weiter: „Sollte jemand sein, er sei isoliert (serato) oder im
Lazarett, dem irgend etwas von seinem Eigentum fehlt, es sei ihm gestohlen
oder auf andere Weise fortgenommen, so muß er es binnen drei Tagen melden,
obwohl wir kaum glauben können, jemand sei so verrucht (scellerato), daß er
sich erkühne, Sachen eines Pestkranken zu stehlen und solche in der Stadt
zu zerstreuen. Da es aber zu unseren Pflichten gehört, auch solchen Unzu-
träglichkeiten vorzubeugen, die vorkommen können, wird bekanntgemacht,
daß, wenn jemand binnen fünf Tagen solche verruchten Aussäer, Ausstreuer
oder Verkäufer geraubten Gutes anzeigt, wird es geheimgehalten werden
und bekommt er 300 Lire und darf einen Verbannten lösen, der wegen Tot-
schlag für jetzt oder für Zeit aus dieser oder irgendeiner unserer Städte
oder Orte verbannt worden ist. Handelt es sich aber bei dem Angeklagten
um einen unserer Beamten (ministro), so bekommt der Denunziant den
doppelten Betrag. Ist der Denunziant etwa Mitwisser und Komplize eines
solchen Deliktes, auch wenn es nicht um einen Beamten des Officio geht,
so bleibt er nicht nur straflos, sondern bekommt auch das obige Kopfgeld

und die Benefizien. Ein Beamter, der Komplize eines solchen Vergehens gewesen ist, aber binnen des obengenannten Termins von fünf Tagen noch nicht angezeigt worden ist, wird, wenn er binnen drei weiteren Tagen seinen Komplizen anzeigt und es ist wahr, ebenfalls Straflosigkeit genießen und die gleichen obengenannten Benefizien. Diejenigen aber, die mit so wenig Gottesfurcht Güter gestohlen, verstreut, verbreitet oder verkauft haben, sollen aufgehängt werden."

Die tief eingewurzelte Furcht vor der Infektiosität der Güter (robbe) — im wesentlichen handelt es sich immer um Textilien — erklärt die bis ins einzelne gehenden Vorschriften, das Streben, unter allen Umständen Übertretungen gerade solcher Art aufzudecken und die grausame Härte der angedrohten Strafen.

5. „Niemand erdreiste sich (die stets sich wiederholende Formel: ‚Che alcuno non ardisca‘) zu kaufen, entgegenzunehmen oder sich abzugeben mit Sachen oder Personen, die in den Lazaretten sind, und mit den Barken, die sich bei den Lazaretten befinde, unter Strafe, die die Signori für gut befinden."

6. „Von jetzt ab darf für den ganzen Monat Dezember Kordelwerk (Schnüre) irgendwelcher Art auf den Straßen nicht verkauft werden. Matratzenmacher dürfen nicht durch die Stadt gehen, auch kein Zarlatano (Scharlatan, Possenmacher, Gaukler, Zahnzieher, Komödienspieler, Musikanten für Straßenbälle) und keine Schuhflicker dürfen ihr Gewerbe ausüben bei Strafe von einem Monat Gefängnis und Zahlung von 50 Lire, die der Denunziant erhält, und Beschlagnahme alles dessen, was bei ihnen gefunden wird."

7. „Niemand erdreiste sich, gebrauchte Sachen irgendwelcher Art auf der Piazza (S. Marco) oder auf den Campi, noch auf den Märkten in irgendeiner Weise zu verkaufen unter der höchsten Strafe, die die Signori für gut befinden. Dies soll gelten von jetzt bis für den ganzen kommenden Monat Dezember."

(Für die Verwaltungspraxis Venedigs ist bezeichnend, daß Verbote, die eine Behinderung des Handels bedeuten, stets möglichst kurz befristet werden, selbst in einer so gefahrendrohenden Lage.)

8. „Geschäftsleute oder andere Umwohner, sei es, wer es wolle (‚sia che si voglia‘, eine ebenfalls stehend gebrauchte Formel) sind, wenn irgendwo eine Maßnahme des Off. d. s. im Gange ist, verpflichtet, unmittelbar, wenn sie es sehen und der Diener des Officio es ihnen befiehlt, sich in ihren Laden und ihr Haus zurückzuziehen und die Fenster zu schließen. Wenn sie das nicht tun, was zu geschehen hat und ebenso die Nachbarn, bei welcher Gelegenheit auch, so werden sie gestraft mit dreimaligem Aufziehen am Strick (‚tratti tre di corda‘) gemäß dem Gutfinden der Signori, und diese werden sich an die einfache Aussage der Beamten halten."

(„Tratti tre di corda" war die am häufigsten angedrohte und anscheinend als milde angesehene Strafe. Dem Delinquenten wurden die Hände über dem Kopf zusammengebunden, an ihnen ein Strick befestigt, an dem sie mehrmals an einem Galgen hochgezogen wurden. Wie lange man sie in dieser Situation hochgezogen hielt, habe ich nicht feststellen können. Eine alte Abbildung gibt Davide Giordano [28].)

9. „Sollte jemand so frech sein, sich zu erdreisten, seine Hände in ein gesperrtes Haus zu stecken, so verfällt er unvermeidlich in die Strafe der ‚tre di corda‘ und hat 25 Lire zu zahlen, die der Denunziant erhält."

10. „Niemand, es sei, wer es wolle, erdreiste sich, zu verkaufen oder verkaufen zu lassen Gut von irgendeiner Art an Lebensmitteln, die verdorben, verfault und nicht gut sind zum Verzehren, noch andere Dinge, die vom Off. d. s. verboten sind, bei einer Strafe, wie die Sgr. für gut befinden werden."

11. „Von heute ab für den ganzen Monat Dezember erdreiste sich niemand, seien es Männer oder Frauen, Schule irgendwelcher Art zu halten, für Knaben oder Mädchen bei Strafe, für fünf Jahre aus der Stadt verbannt zu werden und der Befugnis beraubt zu werden, je wieder Schule halten zu dürfen, und bei einer Strafe, die die Sgr. für gut befinden."

12. „Wenn jemand eine Schenke unterhält oder eine Spielstube, wo gegessen oder getrunken wird, oder Räume irgendwo, die dem gleichen Zweck dienen, erdreiste er sich nicht, in seinem Haus irgendjemanden zu empfangen, unter der höchsten Strafe, die die Sgr. für gut befinden. Der gleichen Strafe verfallen auch die, die an solchen Orten am Tage trinkend oder essend angetroffen werden."

13. „Bettler, die bettelnd durch die Stadt gehen, dürfen unter Strafen, wie sie in unserer bis jetzt bekannt gemachten Proklamation enthalten sind, nicht betteln an Orten, die durch die Proklamation verboten sind."

Ein Mißtrauen gegen die Beamten des Officio war sicherlich nicht unbegründet. Am 11. 11. enthalten die Akten die Bestimmung, daß die Ministri, die nicht sofort die vorgenommene Sperrung eines Hauses melden mit „tratti tre di corda" bestraft werden sollen.

Aus einem ebenfalls Anfang November an den Piovan von S. Jacomo dell/orto im Sestiere S. Croce gerichteten Schreiben kann der Schluß gezogen werden, daß dieses am weitesten nach Westen gelegene und überwiegend von ärmlichem Volk der Stadt bewohnte Sestiere zunächst zum Hauptausbreitungsgebiet der Seuche geworden war. Der Piovan soll im Auftrage der Proveditoren allen Piovanen des Sestiere mitteilen, sie müßten in ihren Kirchen zur Zeit der Messe bekanntmachen, niemand dürfe mehr die Wohnung wechseln ohne einen Gesundheitspaß des Piovans seiner Contrada, den er dem Piovan der Contrada zu präsentieren habe, wo er hinziehen wolle. Niemand dürfe auch einen Barkenführer oder Faquino (Gepäckträger) für irgendeinen Auftrag benutzen, wenn dieser nicht im Besitz eines Gesundheitspasses sei. All dies bei Strafe, wie den Proveditoren recht erschiene.

Sie sollten auch in ihren Kirchen ankündigen, falls in der Contrada irgendein Povero krank würde, müsse er sofort bei der Kirche angezeigt werden, wie das ja schon jetzt beachtet würde, damit solche Poveri von den Excellenten Ärzten besucht würden. Die Piovanen und Küster müßten übrigens, sobald sie Nachricht über einen erkrankten Povero bekommen hätten, alsbald den

„Medico deputado" (den amtlich angestellten Arzt) ihrer Contrada benachrichtigen, damit er den Kranken besuche und ihm die für seine Krankheit nötigen Heilmittel gebe. Das sollten sie mit aller Caritas und Fleiß ausführen.

Diese Verfügung kann als Vorläufer der viel weiter gehenden Maßnahmen des folgenden Jahres betrachtet werden, in dem für ganze Contraden, zeitweise für ganze Sestiere, jeder Verkehr überhaupt verboten wurde.

Am 12. 11. ergeht eine Anweisung an den Prior der Räte des Excellenten Collegio der Phisici wegen des Besuchs der erkrankten Poveri. Ihnen wird befohlen, jeden Verdachtsfall zu melden, übrigens aber jeden Kranken zu behandeln, ob verdächtig oder nicht. Strafe nach Belieben des Officio.

Die Verfügung ist in einem sehr bestimmten Befehlston gehalten. Der nie unterlassene Titel „Excellenzen" hat offenbar nicht allzuviel Bedeutung. Der letzte Teil dieser Verfügung erfährt aber im folgenden Jahr eine grundsätzliche Abänderung. Die Erhaltung des Lebens der Ärzte wurde wichtiger als die des Lebens der Erkrankten. Ihre Hauptaufgabe wurde, die Krankheitsfälle so früh wie möglich zu erkennen und zu melden. Allzu lange kann es nicht gedauert haben, daß auch Ärzte von der Seuche befallen wurden, wenn von ihnen gefordert wurde, alle Kranken, auch die Verdächtigen zu besuchen und persönlich zu behandeln.

Nach einer Angabe des Anonymus (s. Quellen), eine Angabe, die sich aber auch an anderen Stellen findet, sollen 1575 und 1576 56 Ärzte der Pest zum Opfer gefallen sein.

Schon am 12. und 13. 11. hat der Commandatore Francesco auf dem Fischmarkt, bei S. Marco und am Rialto erneut eine Proklamation vorzutragen. Niemand dürfe Unrat vor seinem Laden liegen lassen, weder auf dem Fischmarkt noch an den Ständen, noch vor dem eigenen Laden. Sollte durch Schuld der Händler Schmutz irgendwelcher Art gefunden werden, würden sie bestraft.

Niemand dürfe sich erdreisten, tags oder nachts Tanzereien irgendwelcher Art zu veranstalten, weder im Haus noch davor. Kein Zarlatano dürfe seine Bank aufstellen und hinaufsteigen, weder auf der Piazza noch am Rialto, auch weder auf der Erde noch auf der Bank irgendwelche Künste ausführen und Menschen durch Schreien, Witzeln und Erzählung von Zoten, durch „bozzoli", aufregen und zusammentrommeln unter Androhung schwerster Strafen. Das Verbot gilt für den ganzen Monat und für den Dezember.

All diesen Verordnungen liegt die klare Einsicht zugrunde, nichts könne der Ausbreitung einer Seuche mehr Vorschub leisten als Bewegung der Menschen und Menschenansammlungen.

Wie es zuging, wenn Zarlatani ihre Bank aufstellten, davon geben zahlreiche zeitgenössische Malereien, darunter eines von Giambattista Tiepolos Genrebildern und Bilder von Pietro Longhi eine vortreffliche Anschauung.

Wohl erlegte die Behörde es der Bevölkerung in Seuchenfällen auf, daß ihr wertvollster Besitz, ihre Kleider, zwecks Entseuchung fortgebracht wurde, aber der Staat erkannte gewissenhaft auch stets seine volle Verantwortung für diesen Besitz an.

Anfangs waren in der Stadt selbst in den für gesperrt erklärten Häusern, wohl in Gegenwart der Eigentümer, Inventare der fortzubringenden Güter aufgenommen worden. Es heißt dann aber, es sei damit in den Häusern zu viel Zeit verloren worden, so daß es notwendig gewesen sei, alles unmittelbar nach den Lazaretten zu bringen. Vielleicht war für diese Änderung des Verfahrens bestimmend auch ein gewisser Eindruck, das Hantieren mit den Sachen erhöhe die Gefahr der Kontagion. In der Tat konnte vom Standpunkt unseres heutigen Wissens betrachtet, kein schlimmerer Fehler begangen werden, als durch langwieriges Umpacken und Auszählen der Sachen die in ihnen befindlichen Flöhe noch in letzter Stunde über die Umgebung zu verstreuen. Schon der Abtransport an sich, anstatt einer Desinfektion an Ort und Stelle, hat sicherlich einen nicht geringen Anteil an der Ausbreitung der Seuche gehabt und die damit betrauten Menschen der Infektion schutzlos ausgesetzt. Der Fluchtgedanke, der die Menschen des ganzen Mittelalters beherrschte, war, auf Sachen angewendet, nicht minder gefahrbringend, als wenn Menschen sich durch die Flucht dem Schicksal zu entziehen strebten.

Über die schon seit jeher in den Capitularien festgelegten Bestimmungen — betreffs der Inventarisierung und Schätzung solchen Gutes — hinaus, werden für S. Jacomo di palude am 13. 11. zwei „stimadores" (Schätzer) angestellt, die in Gegenwart eines Angestellten des Officio und mit Hilfe zweier Leichenträger alles aufnehmen und registrieren sollen.

Bei allem täglich deutlicher werdenden Ernst der Lage vergaß die Handelsstadt keinen Augenblick, Handel und Wandel solange

wie irgend möglich, sei es auch mit allen gebotenen Vorsichtsmaßregeln, im Gang zu halten.

Dem gilt ein Erlaß der S.u.P.a.s. vom 27. 11., in welchem auf
einen Beschluß des Senats vom 11. 10. 1544 Bezug genommen
wird. Die Gesundheitspässe (fede e bolletini) für Personen und
Sachen, die vom Gesundheitsdienst bestimmungsgemäß auszu-
stellen wären, sollten, um die Leute (gemeint die handeltreiben-
den Bürger) und auch die Fremden, die um des Handels willen
nach Venedig kämen und wieder abreisten, nicht zu belasten, ohne
jede Bezahlung ausgestellt werden. Für diese „fede e bolletini"
bestanden bis ins einzelne gehende Tarife, die besonders in Pestzeiten als sehr beschwerend empfunden wurden und auch zum
Schaden der eigenen ärmeren Bevölkerung ausschlugen.

Also beschließen die S.u.P.a.s. ohne Verzug und nach sorgfältiger Erwägung und unter Anrufung von Christi Namen, alle
diese Forderungen zu annullieren. Das war nicht nur hinsichtlich
des Handels weise gehandelt, sondern auch eine Maßnahme, die
einem in solchen Zeiten offenbar blühend sich entwickelnden Be-
stechungsgeschäft innerhalb der eigenen Beamtenschaft eine Ende
machen sollte. Gegen die Annahme von Bestechungsgeldern wird
aber außerdem noch ausdrücklich mit Androhung schwerer Strafen
gewarnt (ein Jahr Gefängnis), wobei gleichzeitig auch einige andere
Möglichkeiten von Bestechung innerhalb des Dienstes, unerlaubte
Freigabe von beschlagnahmten Gütern und gesperrten Häusern,
unbegründete Umzugsgenehmigung, miterfaßt werden. Es fehlt
selbstverständlich, wie bei allen anderen derartigen Erlassen, auch
hier nicht das Versprechen an die Denunzianten der Belohnung
aus den Besitztümern des Delinquenten oder entsprechender Bezahlung aus der Kasse des Officio. Der Erlaß soll angeschlagen
werden in den Büros, wo die genannten Papiere ausgestellt zu
werden pflegen, damit jeder davon Kenntnis nehmen könne.

Im Lazaretto vecchio, dem die Kranken und die Leichen zugeführt wurden, hatten sich inzwischen höchst unerfreuliche Zu-
stände entwickelt. Wahrscheinlich berichtet ANNIBALI RAI-
MONDO [69] nicht zu Unrecht, man hätte vom alten Lazarett, teils
auch vom neuen sagen können: „Lasciate ogni speranza, o voi
che entrate!"

Auch der Anonymus holt sich seine Vergleiche aus Dantes
ewigem Werk. Das Lazaretto vecchio ist ihm das „Inferno", das
Lazaretto nuovo das „Purgatorio" gewesen. Im alten Lazarett er-

füllten Gestank und Stöhnen der Kranken und Sterbenden die Luft. Dazu stiegen dauernd üble Dünste auf, denn man verbrannte die Leichen. Deliranten stürzten sich ins Meer oder liefen durch alle Räume und Höfe. Das Pflegepersonal reichte niemals aus, weil viel von ihm fortgeschickt werden mußte, um den dauernd steigenden Bedarf an Lebensmitteln zu decken.

Ob es wirklich eine Abhilfe dafür war, daß man, wie er an anderer Stelle erzählt, auf der Höhe der Seuche die Hurenhäuser am Rialto entleerte und die Mädchen als Pflegerinnen ins Lazarett schickte?

Das ungewöhnliche, unchristliche Verbrennen der Leichen mußte wegen des unerträglich werdenden Gestanks aufgegeben werden. Auf dem nahe gelegenen Lido, an einem Cavanella genannten Ort, wurden tiefe Gruben ausgehoben. Dahin kam jeweils eine Hand hoch Leichen, eine Hand hoch Kalk, eine Hand hoch Sand und so Lage auf Lage, bis man darüber gehen konnte. Erst so gelang es, den täglichen Anfall an Toten zu bewältigen. Auf der Höhe der Epidemie starben täglich Hunderte. Mehr als 10 % der Erkrankten sei dem Tode nicht entronnen.

Aber wie schon beim Antransport zum Lazarett Kranke und Tote in der gleichen Barke nebeneinander lagen, so lagen die Kranken im Lazarett zu drei und vier im gleichen Bett und oft genug kam es vor, daß Moribunde zu den Leichen auf einen Haufen geworfen wurden. Sie hatten Glück, wenn sie noch einen Arm oder ein Bein bewegen konnten und die Leichenträger so viel Mitleid aufbrachten, sie wieder zurückzubringen.

Von dieser furchtbaren Entwicklung, die ihren Höhepunkt in den späten Sommermonaten 1576 erreichte, schreibt der Anonymus, es sei ein trauriger Triumph des Todes gewesen, recht ein Revers der Medaille zu den üppigen Festen beim Empfang des Allerchristlichen Königs — Heinrichs III. — im Jahr zuvor.

Nach dem alten Lazarett waren mit den Kranken und Toten auch alle Betten, Matratzen und Strohsäcke gebracht worden, auf denen sie gelegen hatten, darunter viele von sehr armen Kranken. Sie verstopften das Spital und verbreiteten einen so furchtbaren Gestank, daß die Kranken es nicht mehr aushalten konnten. Der Arzt des Lazaretts hatte darüber berichtet. Die S.u.P.a.s. beschließen daher, das Lazarett frei zu machen und von diesem Gestank zu erlösen, der für die Kranken so schädlich sei. Nachdem sie viermal mit „bussoli e ballote" abgestimmt haben (es geht um

Werte!) ordnen sie an, daß die Betten, Matratzen und Strohsäcke verbrannt werden sollen. Zuvor aber muß durch Arzt und Capellan ein Inventar aufgenommen und an das Officio geschickt werden, auch wenn es alte, verbrauchte Sachen von wenig Wert seien. Gleichzeitig wird auch die Verbrennung anderer Güter im Lazarett angeordnet, Importwaren, die verdorben und verregnet sind, unter anderem Ballen mit Tauwerk, „gommene di nave", hier hauptsächlich, weil sie mit „tela" in Leinwand verpackt sind und mit Corda, also mit Textilmaterial, verschnürt sind.

Selbst auf dieses wertlos gewordene Gut erstreckt sich das starke Verantwortlichkeitsgefühl und die grundsätzliche Anerkennung von Besitzrechten, die zu den Rechtsgrundsätzen eines Handelsstaates gehörten, hier bis ins Unsinnige durchgeführt. Für wie wichtig jede Entscheidung über Eigentum dritter Personen gehalten wurde, zeigt, daß sie erst nach viermaliger Ballotage getroffen wurde, obwohl sich die hohen Beamten im Prinzip völlig einig waren.

Abgesehen von der Einstellung von zusätzlichem Unterpersonal, von Fanti (Dienern), werden am 24. 11. Revisoren angestellt, die die gesperrten Häuser darauf besichtigen müssen, ob etwa irgendwo noch Kranke liegen, einer für diesseits, einer für jenseits des Wassers (di lì e di là dell-acqua). Gemeint ist der Canale grande.

Außer mehrmaliger Wiederholung der Reinlichkeitsverordnungen, wobei besonders auch auf die Entfernung des Katzendrecks hingewiesen wird, erging am 25. 11. ein Verbot, mit dem die Behörde sicher lange gezögert hatte, das Verbot, Kirchen und die Andachtsräume der Schulen, bei welcher Gelegenheit es auch sei, bei Festen oder Feierlichkeiten, mit Stoffen, Behängen oder Teppichen auszuschmücken, wie das die Gewohnheit sei. Dem Zuwiderhandelnden werden schwere Strafen angedroht. Auch dies Verbot gilt für den kommenden Dezember.

Die Angst vor den Textilien kennt keine Grenzen. Sie äußert sich in der Folge in noch groteskeren Verfügungen. Die Textilien, das war das Einzige, worin man dem Contagium wirklich beikommen zu können meinte. Die Überzeugung von ihrer Bedeutung als Träger des Contagiums bestand schon seit Jahrhunderten. Infizierte Textilien waren das einzige ätiologische Moment, das gesichert erschien. Diese Überzeugung beruhte unzweifelhaft auf Beobachtungen. Wir würden viel darum geben, wäre uns eine der Kritik standhaltende Kasuistik überliefert.

Ein Erlaß vom 12. 9. verbietet schließlich noch das störende und die Andacht der Betenden unterbrechende Herumgehen von Bettlern in den Kirchen. Sie dürfen nur an den Kirchentüren Almosen heischen. Daß es auch hier darum geht, das Übergreifen der Krankheit zu verhüten, geht daraus hervor, daß besondere Diener angestellt werden bei den Hauptkirchen, S. Pietro di Castello, bei S. Zaccaria, bei S. Giovanni e Paolo und bei S. Marco, um die Bettler aus den Kirchen zu jagen.

Sehr spät ergingen diese und die Verfügung des Verbots der Ausschmückung der Kirchen. Dieser Staat griff stets nur sehr vorsichtig in die Sonderrechte der Kirche ein, wie er sich aber auch mit großer Bestimmtheit während seines ganzen Bestehens gegen jeden Eingriff der Kirche in die Befugnisse der Staatsgewalt verwahrt hat.

Die Arbeitsfreudigkeit der Ärzte und ihre Hingabe an ihre Aufgaben scheint um Beginn des Dezember erheblich zu wünschen übriggelassen zu haben. Sehr wahrscheinlich ist, daß nicht wenige von ihnen bei der ihnen aufgetragenen Behandlung auch der Verdächtigen sich die Seuche zuzogen und gestorben waren (s. S. 58).

Am 10. 12. erhalten der Prior der „Phisici" und der Prior der „Ceroici" (Chirurgen) zwei gleichlautende Schreiben. Die Adressen aller Ärzte werden angefordert. Es sei von den Prioren versprochen worden, daß die Ärzte die Pflicht auf sich genommen hätten, die in jeder Contrada unter Verdacht Erkrankten zu besuchen. Wiewohl die Proveditoren annehmen, daß die Ärzte dies gewissenhaft täten, wie versprochen worden sei, wollten sie sicher gehen, daß ihren Forderungen entsprochen würde. Sie tragen somit den Prioren auf, den Ärzten bei Androhung einer Strafe von 100 Dukaten je Kopf mitzuteilen, sie seien gehalten, die Kranken zur Erhaltung des Gesundheitszustandes der Stadt zu besuchen, wo in ihrer Contrada Häuser durch das Officio geschlossen worden seien und man ihrer Arbeit bedürfe, indem sie in angemessenen Zeitabständen sich um diejenigen bekümmern müßten, von denen ihnen gesagt würde, sie seien vom morbo contagioso befallen. Die Höhe der angedrohten Strafe zeigt, wie hoch die Vermögensverhältnisse der Ärzte eingeschätzt wurden.

Es scheint ein Widerspruch darin zu liegen, daß den Ärzten aufgetragen wird, sich um die Pestkranken zu kümmern, wiewohl doch der Befehl vorlag, alle Pestkranken nach dem Lazarett zu bringen. Wie aus einer später von MORELLO wiedergegebenen Statistik hervorgeht, sind aber während der ganzen Epidemie, auch im Jahre 1576, ein hoher Bruchteil der Pestkranken in der

Stadt behandelt worden, sicherlich viele Angehörige der gehobenen Stände, der Nobili und Cittadini, wohl mit stillschweigender Duldung oder mit Lizenz des Officio. Ohnehin wurde, wie später noch wiederholt aus den Erlassen ersichtlich, ein Unterschied gemacht zwischen den engen Häusern der Poveri und den „case commode", den weiträumigen und mehrstöckigen Häusern der Wohlhabenden.

Ein erstes Anzeichen einer Wendung zum Guten ist ein kurzer Erlaß an die Capellane der Lazarette vom 13. 12., den Poveri, die nach erledigter Contumaz aus dem Lazaretto nuovo in die Stadt zurückkehrten und kaum etwas besäßen, um sich Fleisch zu kaufen, sollten die Kleider als Almosen gelassen werden, die sie am Leibe trügen. Sparsamkeit bis ins kleinste, gepaart mit Verantwortung für jedermann!

Ein weiteres Zeugnis für das Zurückgehen der Zahl der Erkrankungen, zugleich ein bemerkenswertes Dokument einsichtigen und konsequenten Handelns ist ein Erlaß der S. u. P. a. s. vom 17. 12. 75. Sie tun zu wissen, wie sehr man Gott danken müsse, daß er in seiner Barmherzigkeit die Stadt jetzt in eine so günstige Lage versetzt habe, in der sie sich befinde in Hinblick auf die vergangene Verdächte (sospetti passati). (Gerade jetzt wünscht man nicht mehr von Pest zu sprechen, alles war nur Verdacht.)

Im Zeichen dieser guten Lage, erscheine es angemessen, jedem wieder zu erlauben, seine Tätigkeit auszuüben, wie er es zuvor getan habe. So erhalten auch Lehrer und Lehrerinnen wieder Erlaubnis, Schule zu halten. Alle behinderten Handwerke (arte prohibiti) dürfen wieder geübt werden, wie vor den „sospetti". Zu den Pflichten ihres Amtes aber gehöre, vorzusorgen, soweit es in ihrer Macht läge, daß nicht neues Unheil entstünde und zu neuer Bedrückung führe. Daher machten sie öffentlich bekannt, jeder, der bisher Güter (robbe) versteckt habe oder habe verstecken lassen aus Häusern, die später vom Officio gesperrt wurden, müsse das jetzt binnen 8 Tagen angeben. Würde er nach Ablauf dieser Tage angezeigt oder käme es sonstwie zur Kenntnis des Officio, so verfiele, wer etwas gegeben oder wer etwas genommen habe, der Strafe der Galeere oder der Verbannung, ebenso aber auch solche, die davon gewußt und es geheimgehalten hätten. Der Denunziant bekomme 200 Lire aus den Gütern des Delinquenten, sei nichts da, aus der Kasse des Officio und es werde ihm Geheimhaltung zugesichert.

Nunmehr aber versäumt die Regierung keinen Augenblick, um jeder Behinderung des Handels ein Ende zu machen.

Man mochte noch soviel nur von einem „mal contagioso“, am liebsten nur von einem „sospetto“ gesprochen haben, sicherlich wußte in Italien jeder, daß in Venedig die Pest herrsche. So ergeht am 15. 12. an die Gesandten in Rom, in Mailand, Neapel und an den Consul in Genua das folgende Schreiben:

„Dank der Gnade Gottes sind zwölf Tage vergangen, daß in unserer Stadt niemand mehr an ‚sospetto di mal contagioso‘ gestorben ist. Das macht jeden Tag gewisser, daß sie so gut wie frei ist von diesem geringen Verdacht (poco sospetto), der fälschlicherweise übertrieben wurde durch Gerüchte, die an jenem Hof verbreitet worden sind. Daher wollen wir Euch dies Schreiben senden, damit Ihr diese gute Nachricht ausgebt und damit Ihr bei jeder sich bietenden Gelegenheit mit diesem wahrhaften Zeugnis jedermann versichert, wie die Dinge verlaufen.“

Schon zwei Tage später wird diesem Schreiben ein zweites nachgesandt an die gleichen Dienststellen: „Heute sind es schon vierzehn Tage, daß niemand an ‚sospetto‘ gestorben ist und daß die Stadt Dank der Gnade Gottes ganz frei geworden ist, wie wir Euch im einzelnen mitgeteilt haben.“

Die Epidemie hatte aufgehört, sich auszubreiten. Der Winter war hereingebrochen, die Jahreszeit, in der so gut wie jede Pestepidemie in der gemäßigten Zone zurückgeht oder erlischt. Ob es ganz so rosig aussah, wie den Gesandten mitgeteilt wurde, ist fraglich. Noch am 22. 12. wird den Guardiani (Wächtern) eine hohe Geldstrafe angedroht, falls sie nicht sofort melden, wenn sie ein Haus gesperrt haben und wenn sie nicht schriftlich sofort die Zahl der darin wohnenden Personen melden, und am 30. 12. ergeht noch einmal eine scharfe Ermahnung an das Personal des Officio zur pünktlichsten Innehaltung der Dienststunden.

Endgültig soll auch Ordnung geschaffen werden gerade im Hinblick auf die an Pest erkrankt Gewesenen und die Ansteckungsverdächtigen. Die Capellane der beiden Lazarette erhalten den Befehl, zur Kenntnis eines jeden eine Bekanntmachung zu bringen, ähnlich der obigen, daß jeder, der Güter verborgen oder fortgebracht habe, dies binnen drei Tagen (also eine Verschärfung) dem Prior melden müsse. Hiernach die übliche Strafandrohung und das Versprechen an die Denunzianten.

Der erste Akt — nur ein Vorspiel — der Tragödie war ausgespielt, der Staat voll Hoffnung, es werde auch diesmal so gegangen sein wie bei den so zahlreichen Pestepidemien der vergangenen

Jahrhunderte seit dem schwarzen Tod von 1348[1], die sich nur langsam ausdehnten und räumlich und zeitlich, mit Ausnahme der beiden Epidemien von 1528 und 1556, begrenzt blieben, nicht allzuviel Todesopfer forderten und mit Eingang des Winters erloschen.

Die Gesundheitsbehörden werden sich ein nicht geringes Verdienst an diesem Gang der Dinge zugeschrieben haben, nicht ganz mit Unrecht, denn die Sperrung der Häuser, der sofortige Abtransport der Kranken zum Lazaretto vecchio, der Ansteckungsverdächtigen zum Lazaretto nuovo, das Verbot aller unnötigen Menschenansammlungen, ein streng gehandhabtes Meldewesen werden einen wesentlichen Anteil daran gehabt haben, daß die Seuche sich nicht über die ganze Stadt ausbreitete. All dies waren Maßnahmen, die auch ein moderner Gesundheitsdienst anordnen würde.

Ungerecht — wohl einer Quelle zweiten Ranges entnommen — ist eine Bemerkung von Kretschmayr [44] über die „augenscheinlich unvernünftig behandelte Pest".

Unzweifelhaft falsch, vom Standpunkt unseres heutigen Wissens aus gesehen war es, die Häuser aller Güter zu entleeren, von denen man überzeugt war, an ihnen hafte des Contagium. Heute wären sie ein „Rühr-mich-nicht-an", bevor der Desinfektor sie entseucht hätte. Erst im Herbst des folgenden Jahres stiegen der Behörde selbst die ersten Zweifel an der Richtigkeit dieses Vorgehens auf, von Monat zu Monat mehr, ohne daß es aber für die Zukunft, in den beiden folgenden Jahrhunderten, zu einem Wechsel des Systems gekommen wäre.

Die Monate, in denen sich jene Hoffnung zu erfüllen schien, der Januar und Februar, gehörten in Venedig noch zum Jahr 1575. Als einziger Staat Europas hielt Venedig an der Tradition der römischen Zeitrechnung fest, die seine Begründer einstens aus Altinum, aus Aquileja und anderen römischen Städten des Festlandes mitgebracht hatten. Neben den Titulaturen seiner Frühzeit war sie eines der Zeichen der jahrhundertelangen Sonderentwicklung des Inselstaates mit seinem halb nach dem Abendland, halb nach dem Orient gewendeten Gesicht.

Erst mit dem 1. 3. begann für die Stadt das Jahr 1576 und damit ihre schwerste Heimsuchung seit 1348.

---

[1] Aus dem 14.—16. Jahrhundert werden Pestausbrüche in Venedig nach 1348 berichtet aus den Jahren: 1361, 1381/82, 1391, 1397, 1403, 1411, 1438, 1447, 1456, 1464, 1468, 1478, 1485, 1490, 1498, 1502, 1507, 1510, 1511, 1513, 1523, 1528, 1555, 1556, 1575, 1576.

Jene beiden Monate gehen hin, ohne daß die Akten des Mag. d. s. eine wesentliche Eintragung enthielten. Eine Verfügung vom 22. 2. betrifft lediglich Gehaltsfragen für die außerordentlichen Diener (Fanti), die also noch nicht entlassen worden waren und recht kleinliche Bestimmungen über Gehaltszahlungen an weibliches Personal der Lazarette.

Vergessen aber ist die Not des Vorjahres nicht und vergessen sind auch nicht die Erfahrungen, die im Jahre 1556 bei der letzten Pest (nell'ultima peste) gemacht worden waren. Zwar spricht ein Senatsbeschluß vom 24. 2. 1575 von „passati sospetti", aber er weist wachsam darauf hin, im Lazaretto vecchio und auf S. Jacomo di palude lagerten noch viele „robbe" aus den Häusern der Erkrankten. Ihr Wert sei genau bekannt, ebenso der Wert der Gegenstände, die zu Beginn des „contagio" verbrannt worden seien. Diese Sachen sollen nicht noch weiter an diesen Stellen aufbewahrt werden. Erstens käme es sehr teuer, sie zu entseuchen (eccessime spese). Es bestünde aber auch die große Gefahr, daß sie gestohlen würden. Gäbe man sie aber zurück, so könnte die Stadt aufs neue infiziert werden, wie es schon einmal bei der letzten Pest von 1556 geschehen sei. Das sei zu folgern aus einem Beschluß des Senats vom 5. 3. 1558 und zahlreichen Schriften des Officio, aus denen klar hervorginge, mit wie vielem Schaden für die Öffentlichkeit und für das private Leben das verknüpft sein könne.

Um solche Übel zu vermeiden und mit Gottes Hilfe die Stadt zu bewahren, wird beschlossen, daß alles, was sich auf S. Jacomo di palude befinde, in Gegenwart eines der Proveditoren verbrannt werden solle. Alles aber müsse mit größter Sorgfalt an der Hand der Inventarien geschehen, um jede Veruntreuung zu vermeiden. (Mißtrauen gegen alle!). Und damit die armen Besitzer nicht entblößt bleiben und in gewisser Weise die Gnade Gottes empfinden, sollen aus den Geldern der Signoria den S. u. P. a. s. 1207 Dukaten ausgezahlt werden, um damit die „robbe" zu bezahlen, soweit sie mit 20 Dukaten geschätzt seien und soweit die Schätzung richtig wäre, außerdem noch 8713 Dukaten, um die Hälfte des Restes der genannten „robbe" zu bezahlen, entsprechend der Schätzung, im ganzen 9920 Dukaten. Das Geld darf ausschließlich für das Bezahlen der verbrannten „robbe" verwendet werden, bei Strafe; auch muß ein besonderes Konto in einem Buch darüber aufgemacht werden, dessen Kopie dem Senat vorzulegen ist.

Ein Staatswesen steht vor uns, dessen ganze Entwicklung aufs engste mit Handel und Geldwesen verknüpft ist. Kein moderner Rechnungshof könnte gewissenhafter verfahren.

Wiederum schweigen die Akten bis zu Beginn des März.

Die Erörterung darüber, wie es möglich war und welche Wahrscheinlichkeiten es erklären, daß die Seuche im Winter 1575/76 nicht erlosch, muß dem Abschnitt über die Infektkette vorbehalten bleiben (s. S. 218.)

Wenn unter den Daten des 5. 3. und 8. 3. kurz hintereinander in den Akten des Officio sich die Anstellung von erst zwei, dann vier weiteren Fanti eingetragen findet, weil die sechs vorhandenen nicht ausreichen, so liegt nahe, anzunehmen, daß wieder etwas im Gange war. Auch später im Laufe des Jahres ist stets die Anstellung neuen Personals einer der wenigen Maßstäbe, die mangels genauer Zahlen ermöglichen, von dem Tempo der Zunahme der Seuche eine Vorstellung zu gewinnen.

Noch mehr gibt ein Beschluß des Senats vom 8. 3. zu denken. Das Verbrennen der „robbe" bei den Lazaretten und auf S. Jacomo di palude hatte anscheinend in den besitzenden Kreisen böses Blut gemacht. Eine neue Regelung für die Zukunft ist angebracht. Beschlossen wird daher, falls es sich von jetzt ab in Zukunft als nötig erweisen sollte, Häuser zu sequestrieren[1], sollten die Besitzer die Freiheit haben, ihre beweglichen Güter und „robbe" mit Genehmigung der S.u.P.a.s. unter Assistenz eines der Beamten und an Örtlichkeiten und mit Barken, wie jene sie für angemessen hielten, entseuchen zu lassen, wobei aber das Gut diejenige Zahl von Tagen in Contumaz bleiben müsse, wie es den Sgr. beliebe. Das sei aber nicht so zu verstehen, daß durch diese Anordnung die Befugnis der S.u.P.a.s. aufgehoben würde, den Rest der verdächtigen Sachen zu verbrennen, entweder zum Teil oder alle, wie sie es für nötig hielten.

Es ging aber schon nicht mehr um die theoretische Annahme, es könnten etwa wieder Häuser sequestriert werden. Die Pest forderte bereits wieder ein Zugreifen der Behörden.

Unter dem 9. 3., also schon am folgenden Tage, spricht ein Erlaß der S.u.P.a.s. von erkrankten Poveri, die sequestriert seien. Er richtet sich an die Piovanen und Deputierten der Contraden mit der Mahnung, es sei nötig, zum Lobe, aber auch zur Ehre Gottes

---

[1] Vom Verfasser gesperrt.

und zum öffentlichen Beneficio das Armenwesen neu zu ordnen. Die Poveri seien, wie jedem bekannt, in großer Not.

Der Erlaß geht dann fort: „Hiermit tragen wir Euch auf und beschwören Euch, ihr möchtet in Eurer Contrada mit aller Liebe und Caritas, die jedem guten Christen geziemt, dafür arbeiten, daß die sequestrierten Poveri und andere in ihrer Krankheit unterstützt und geholfen werden, indem ihr sie durch den Medico Deputado besuchen laßt, der ihnen die für ihre Krankheit geeigneten Heilmittel geben soll. Ihr müßt aber auch die Bevölkerung der Contrada beschwören, Almosen zu geben, um bei diesem frommen Werk zu helfen. Wir sind sicher, es wird nicht daran fehlen, angesichts der Bedeutung, die diese Aufgabe erfordert.“

Sollten in ihrer Contrada in irgendeinem Haus ein Todesfall oder eine Erkrankung einer Person vorkommen, bei der sie einen gewissen Verdacht hätten, so sollten sie unverzüglich kommen und dem Officio berichten.

Eigenartig mutet an dieses Gemisch von Motivierungen. Die fast heuchlerisch wirkende Berufung auf Gott und Christentum, dazu aber die offensichtliche, sehr ernst genommene Sorge um die Poveri, dann wiederum das Bestreben, die zu erwartenden Unkosten durch Almosen zu entlasten und erst fast nebenher der Auftrag, das Meldewesen schleunigst wieder aufzunehmen.

Mit wie großen Befürchtungen die Behörden in der wohl nicht mehr zweifelhaften Lage den zu erwartenden großen Aufgaben entgegensahen, zeigt ein am gleichen Tage, dem 9. 3. für die Beamtenschaft des Mag.d.s. herauskommender Sparerlaß. Wie in allen Finanzfragen sind fast bei jedem Posten genaue Erläuterungen gegeben. Feine Abstufungen werden gemacht, je nach Ort und Art der Dienstleistung, selbst bei Beamten gleichen Ranges und gleicher Funktion.

Die Epidemie des neuen Jahres machte rasch dieser weisen Sparsamkeit ein Ende. Zunächst aber geschieht noch alles in vollster Ordnung und mit Wahrnehmung aller peinlichsten Gewissenhaftigkeit bezüglich der Besitzrechte.

Wie es stand, ergibt sich aus der Tatsache, daß die Beamten für S. Jacomo di palude und die Inquisitoren beibehalten sind, d. h. also die Besetzung von Posten aufrechterhalten bleibt, die im vergangenen Jahre nur um der Pest wegen geschaffen worden waren.

Am 18. 3. spricht ein Erlaß der S.u.P.a.s. bereits ganz unumwunden davon, seit dem 24. 2., dem Tage des oben erwähnten Senatsbeschlusses über das Verbrennen der „robbe", seien „diversi morti und amalati con il mal" in der üblichen Weise nach dem Lazaretto vecchio übergeführt worden. Wieder hätte es zu einer üblen Lage geführt, daß ihre Betten, Matratzen und Strohsäcke dorthin mitgebracht worden seien. Wieder sei es dort von Tag zu Tag unerträglicher geworden durch den Gestank, den das verfaulende Zeug verbreite. Es wird beschlossen, all solches Gut solle künftighin verbrannt werden, aber wieder nur in Gegenwart eines der Proveditoren nach sorgfältiger Inventarisierung und Schätzung. Die Inventare müßten dem Schreiber des Officio übergeben werden, damit man genau orientiert sei über Qualität und Quantität, von wem die Sachen seien, damit später nach Ermessen der Herren darüber entschieden werden könne.

So zu verfahren mag bei der Vorepidemie des Jahres 1575 noch möglich gewesen sein. Die Annahme, einer der Proveditoren werde Zeit haben, sich persönlich um eine so gewissenhafte Durchführung der Bestimmungen zu kümmern, ist sicherlich rasch genug hinfällig geworden. Die Epidemie, die so früh im Jahre einsetzte, gewann Ausmaße, die alle gewohnten Vorschriften zu theoretischen Forderungen machen mußten.

Das vorauszusehen war die Behörde außerstande. Noch am 20. 3. sind die Herren den Besitzern wertvoller Güter auf S. Jacomo di palude gegenüber sehr entgegenkommend. Sie werden vorgeladen und es wird gestattet, daß wertvoller Besitz, wie Seidenkleider und Seidenstoffe, entseucht, nicht verbrannt werden soll, so der Besitz eines Valerio de Cą Balbi, und des Juden Mandolin, auch ein großer Bestand an Schuhen eines gewissen Caleghan aus der Strada delle razze und die Gemälde eines Amuser. Betten aber, Lederwaren, Strohsäcke müssen verbrannt werden.

Bei alledem muß es eine tiefe Enttäuschung gewesen sein, daß die Seuche nach dem glücklichen Ausgang im Vorjahr wiederkehrte. Und daß es so früh im Jahre geschah, wird den pesterfahrenen Behörden jener Zeit von schlimmer Vorbedeutung gewesen sein. Daß sie irgendwelche Lehren aus früherer Zeit vergessen hätten, wie STICKER sich ausdrückt, wird durch jede Zeile der Erlasse seit dem September 1575 widerlegt.

Das erklärt auch, warum am 26. 3. der Rat der X mit der Zonta eingreift, nicht indem er unmittelbar sich in die Befugnisse des Mag. d. s. einmischt, — das hätte den Verwaltungsgewohnheiten Venedigs widersprochen — sondern, um diesem Mag. eine weitere wirkungsvolle Handhabe zu geben. Außer dem Kopfgeld und den Belohnungen, die die S. u. P. a. s. befugt sind, dem Denunzianten zuzubilligen, sollen sie unter Autorität jenes Consiglio befugt sein, Denunzianten, die innerhalb der nächsten acht Tage jemanden anzeigen, der irgendwie infizierte Sachen versetzt, geraubt, verstreut, von Ort zu Ort transportiert habe, zu versprechen, sie könnten einen wegen Mordes aus der Stadt oder aus einer anderen Stadt oder Ort Verbannten lösen. Die Wahrheit der Denunziation müsse aber bewiesen sein. Sie wird geheimgehalten werden. Nur die vom Rat der X selbst Verbannten sollten ausgenommen sein. Auch müsse der Delinquent in den Händen des Gerichts sein. Schließlich wird auch noch die mißtrauende Bedingung daran geknüpft, es müsse durch $^2/_3$ der Mehrheit des Consiglio der X (Ballotte) anerkannt sein, ob der Betreffende das Benefiz verdient habe.

Bei dieser höchsten Aufsichtsbehörde kommt kein Entschluß oder Beschluß zustande, ohne sorgfältigste Überlegung der Rechtslage, ohne die Einschaltung aller erdenklichen Vorbehalte und ohne die weitgehendste Ausschaltung aller persönlichen Einwirkungsmöglichkeiten durch das vorgeschriebene Verfahren der Ballotage.

Ende März besteht volle Einsicht darüber, die Lage sei ernster anzusehen als im Vorjahr. Am 22. 3. 1576 ergeht ein Erlaß der S. u. P. a. s. an den Prior und die Consiglieri des excellenten Collegio der Phisici und Ceroichi (Chirurgen), der weit hinausgeht über die Erlasse des Vorjahres, indem er kurzer Hand bestimmt, welche Ärzte als „medici deputadi" Dienst zu tun hätten und welche Pflichten ihnen auferlegt würden.

Diesmal heißt es, die Ärzte hätten jeden Morgen in der Contrada, für die sie deputiert seien, zu der Sakristei der Kirche zu gehen und dort an Ort und Stelle die kranken Poveri zu besichtigen, hätten aber auch, von den Piovanen, den Küstern oder den Deputadi benachrichtigt, auch anderswo die kranken Poveri der Contrada zu besuchen, selbst wenn sie noch nicht gemeldet seien. Sie hätten die erforderlichen Heilmittel zu reichen und, fänden sie einen Kranken, bei dem ein gewisser Verdacht auf „mal contagioso" bestünde, so hätten sie unmittelbar das Haus zu sperren und persönlich dem Officio darüber zu berichten.

Von den Ärzten, die in einer beiliegenden Liste aufgeführt seien, hätten zwei ohne Verzug täglich des Morgens (la matina a terza) und zur Vesperzeit beim Officio zu erscheinen, um etwaige notwendige

Dienste im öffentlichen Interesse zu verrichten, entsprechend der christlichen Frömmigkeit und der Liebe, die sie der Republik schuldeten.

Damit sowohl der Dienst in der Contrada wie der tägliche Dienst nunmehr von den Ärzten mit großer Gewissenhaftigkeit wahrgenommen werde, wird wie im Vorjahr verfügt, ihnen werde bei Unterlassung der Ausführung der Aufträge eine Strafe von 50 Dukaten in jedem einzelnen Falle auferlegt werden, außer etwaiger sonstiger Bestrafung, sollten sich aus ihrer Nachlässigkeit Folgen für das Übel ergeben. Darüber hinaus würden die Sgr. bestimmen, was richtig sei.

Alle Erlasse, die sich mit der Tätigkeit der Ärzte befassen, zeugen von der Erkenntnis des Gesundheitsdienstes, daß die Beobachtung der Seuche innerhalb der armen Bevölkerung, vor allem die rasche Erkennung von Verdachtfällen, zum wichtigsten gehörte, wollte man noch hoffen, die Seuche einzuengen.

Die Pest war keine Seuche, die durch massenhafte Ausstreuung der Keime, etwa wie Cholera und Dysenterie, bei relativ primitiven hygienischen Verhältnissen, bei schlechter Versorgung mit Lebensmitteln, mit Wasser und bei mangelnder Abwasserbeseitigung weite Teile der Bevölkerung fast gleichzeitig bedrohte und ergriff. Sie schritt „serpendo", wie eine schleichende Schlange, von Mensch zu Mensch, von Haus zu Haus weiter, indem sie von kleinen Infektionsherden ausgehend, allmählich neue Herde entstehen ließ und damit ihre Kreise immer weiter zog. Stets aber war es der in engen Behausungen zusammenlebende, schlecht ernährte und versorgte, unreinlich lebende Teil der Bevölkerung, innerhalb dessen die Wellen dieser Infektionskreise am raschesten sich ausdehnten und überschnitten. Indem die Behörde den ganzen Ärztestab, der ihr zur Verfügung stand, gerade hier einsetzte, — die begüterten Kreise bedienten sich selbstverständlich der Ärzte — daß sie gerade hierfür ihre Dienstleistung forderte, entsprach den auch heute noch gültigen Prinzipien jeder Seuchenbekämpfung. Die Androhung hoher Strafen war zeitgemäß und nur ein Zeugnis für das Machtgefühl der Signoria. Für sie galt für alle Bürger, ganz besonders für die gehobenen Stände, grundsätzlich eine Staatsdienstpflicht (s. auch S. 21).

Wie die Seuche von 1575—1577 unter den Poveri, besonders unter den Bettlern aufgeräumt hat, darüber belehrt eine Notiz bei MOLMENTI [57], 1584 habe es in Venedig nur 182 Bettler gegeben. Er führt es an als ein

Zeichen des Wohlstandes der Stadt. Nach der Todesernte von 1576 konnte es in Venedig nur noch wenig Arbeitslose und Arbeitsunfähige geben.

Am gleichen Tage mit dem obigen Erlaß wiederholen die S. u. P. a. s. die große Proklamation vom 10. 11. 1575, der sie noch einige Kapitel hinzufügen. Wie damals bestimmt wurde, die Proklamation solle für den ganzen Dezember gelten, so nunmehr für den ganzen kommenden Monat. Später wird sie nochmals wiederholt; bald aber waren diese Bestimmungen zur Selbstverständlichkeit geworden.

Die zeitliche Begrenzung deutet darauf hin, der Umfang der Seuche sei Ende März noch nicht so groß gewesen, um nicht hoffen zu können, ihr binnen einiger Wochen Herr werden zu können, eine Hoffnung allerdings, die aufs Schwerste enttäuscht wurde.

Das einmal in großer Vollständigkeit vorhanden gewesene Zahlenmaterial des Off. d. s. über die Erkrankungen nach Tagen, Wochen und Monaten ist bis auf Bruchstücke verloren. GIROLAMO MERCURIALE [55] berichtet in seinen in den ersten Monaten des Jahres 1577 in Padua gehaltenen Vorlesungen über die Pest, die Seuche habe in Venedig Ende Februar oder Anfang März 1576 eingesetzt, verursacht durch infiziertes Gut, das für einige Monate verschlossen gehalten war. Von diesem Zeitpunkt ab aber bis zum Juli hätten diese Samen bald mehr, bald weniger Frucht getragen. Daher seien mitunter mehrere Tage ohne Todesfälle vorbeigegangen, mitunter nur einer oder zwei Menschen gestorben, manchmal mehr, manchmal weniger. Mitte Juli aber seien die Übel schlimmer geworden.

Es wird später zu berichten sein, wie diese für uns vom Standpunkt unseres heutigen epidemiologischen Wissens durchaus erklärbare, langsame Entwicklung der Seuche in den Frühjahrsmonaten von kleinen Herden aus, für MERCURIALE und seinen Kollegen CAPIVACCIO Anlaß war, die Seuche, da sie noch keine allgemeine Verbreitung gefunden hatte, keine „morbus communis" geworden war und noch nicht allzuviel Todesopfer gefordert hatte, zunächst nicht als „vera peste", als echte Pest, anzusprechen.

Angedroht werden die gleichen schweren Strafen. Herausgehen aus einem gesperrten Haus wird mit dem Tode bestraft. Leute, die in gesperrten Häusern wohnen, dürfen bei Strafe des Galgens keine Sachen aus diesem Hause herausgeben. Die gleiche Strafe trifft solche, die sie entgegennehmen. Es gelten die gleichen Denunziationsbestimmungen und -versprechungen.

Unter keinen Umständen darf jemand, der dazu bestimmt wird, in eines der Lazarette übergeführt zu werden, Sachen in seinem Haus verstecken, bei Strafe des Galgens. Bei Todesstrafe haben alle, die sequestriert sind, unverzüglich anzugeben, ob sie innerhalb der letzten acht Tage, bevor sie sequestriert wurden, Sachen aus dem Hause gegeben hätten. Der gleichen Strafe verfielen die, welche solche Sachen in Verwahrung angenommen hätten, falls sie dies nicht sofort meldeten, sobald jene sequestriert seien, von denen die Sachen stammten.

Man steht mitten in der Menschlichkeit. Mit äußerster Konsequenz soll jeder Ausweg zur Rettung des Besitzes verbaut werden, auf den die Bevölkerung natürlich alsbald ebenso verfallen ist, nämlich ihre Sachen zum Teil und nach verschiedenen Stellen hin auszulagern, wie die Bevölkerung in Kriegen unserer Zeit, wenn die Möglichkeit eines Bombardement gegeben war.

Sollten Menschen in solcher Angelegenheit unter Eid, aber auch ohne Eid verhört worden sein und es käme irgendwie heraus, sie hätten gelogen, so würden sie an einen Pfahl vor dem Officio gestellt, ihnen die Zunge herausgeschnitten, außerdem eine hohe Strafe verhängt, die nach dem Unheil bemessen würde, das sie verursacht hätten.

Niemand solle sich erdreisten, sich in den Sinn kommen lassen, Schmutzwasser oder Dreck von den Balkons oder sonstwie auf die Straße zu schütten — auch heute schlängelt man sich nie ohne eine gewisse Angst vor solchen Untaten durch die engen „calle" von Venedig —, bei Strafe, durch die Contrada gepeitscht zu werden und sonstigen Strafen. Jeder sei verpflichtet, die Straße vor seinem Hause sauber zu halten. Auch die Faquini müßten das bei Androhung gleicher Strafe auf den „campi" tun.

Bei Androhung von „tratti tre di corda" dürfen die Bäcker das Brot nicht in Umschlagtüchern und andere Dinge mit sich führen, sondern allein das Brot in einer Schale (concolo).

Ende März (29. 3.) ist es ein deutliches Zeichen der Zunahme der Seuche, daß nötig wird, außer S. Jacomo di palude ein zweites Inselkloster, S. Secondo, zur Aufnahme zu entseuchender Güter zu bestimmen. Daß auch dort die Abwicklung des Entseuchungsgeschäftes rasch schwierig wird, erweist am 10. 4. die Anstellung eines Vizepriors für diese Insel.

In Gegenwart der S.u.P.a.s. wird am 10. 4. dem gesamten Personal eröffnet, es sei durchaus zu unterlassen, Barken, mit denen Leichen oder Kranke zum Lazaretto vecchio, Gesunde zum Lazaretto nuovo oder Sachen aus Pesthäusern (sic: „Case apestade") transportiert würden, an Barken oder Piate (kleine Flachbote) des Officio oder an zu anderen Zwecken verkehrende Fahrzeuge anzuseilen, damit die Barken des Officio keinen Schaden davon hätten.

Aus der Verfügung ist nur soviel deutlich, daß allerhand Mißstände eingerissen waren, denen nur mit der Androhung der üblichen Strafen, corda, Galeere usw., gegen Ungehorsam vor-

gebeugt werden konnte. Jedoch soll in dringlichen Fällen, z. B.
bei schlechtem Wetter, die Benutzung der Barken zum Anseilen
erlaubt sein, damit die Piate sicher dorthin kommen, wohin sie
sollen. Die unter Strafe stehende Handlung muß dann aber sofort
im Officio gemeldet werden und die Barke angegeben werden, die
benutzt wurde.

Der 14. 4. bringt auch wieder eine der periodischen Andro-
hungen von „tre di corda" für Versäumnisse und Ungehorsamkeit
im Dienst für das Personal des Officio.

Für den heutigen Epidemiologen, dem die Forschung das Geheimnis der
Ursache der Pest und ihrer Übertragung entschleiert hat, liegt eine gewisse
Tragik in der Betrachtung dieser eisernen Konsequenz des Handelns unter
dem Einfluß des Kontagionsgedankens. Wäre diese Auffassung nicht beein-
trächtigt gewesen durch die einseitige Vermutung, ja Überzeugung, das Contagium hafte allein an den Textilien, sie hätte zum Ziel führen können. Es
fehlte die Kenntnis des Infektionsganges mit der Vermittlung der Infektion
durch den Floh, die allein einen Erfolg hätte bringen können.

Inzwischen war für einen Teil der Ansteckungsverdächtigen,
die nach dem Lazaretto nuovo gebracht worden waren, die Quaran-
tänezeit, ihre Contumaz, abgelaufen. Viel lag daran, um das Lazarett zu entlasten, sie wieder in die Stadt zu entlassen. Von ihrer
Bekleidung aber war viel verbrannt und halbnackt sollten sie doch
nicht fortgeschickt werden. Kleider müssen beschafft werden, die
aus den Fonds des Officio gekauft werden sollen, so billig als nur
irgend möglich (per qual migglior pretio che sia possibile). Es sei
aber auch nicht gerechtfertigt, daß die Serenissima Signoria mit
diesen Spesen belastet werde.

Daher beschließen die S. u. P. a. s. am 14. 4. in Abwesenheit des
Cl. Sgr. Allessandro Bon (stets sind solche Umstände genau bemerkt) einstimmig folgendes: „Denjenigen, denen die Sachen verbrannt worden seien und die beim Officio n i c h t einen Kredit von
25 Dukaten hätten, soll ihrer Armut wegen alles geschenkt werden."

Nun aber folgt eine bis ins einzelne gehende Berechnung, wie
mit denjenigen zu verfahren sei, die wohl einen Kredit von 25 Dukaten haben. Je nachdem, ob die Sachen verbrannt worden sind
oder entseucht und zurückgegeben werden können, bekommen sie
die Kleider umsonst, alles andere müssen sie unter Aufrechnung
des Debet mit ihrem Kredit beim Officio bezahlen nach einem
genau für jedes Kleidungsstück festgesetzten Tarif.

Am 11. 4. war der Vizeprior von S. Jacomo di palude gestorben.
Es wird nicht zweifelhaft gewesen sein, daß der Verstorbene durch

die angeführten Güter infiziert wurde. Die Furcht vor den Textilien erhielt eine neue Begründung.

Eine nicht geringe Schwierigkeit war inzwischen dadurch entstanden, daß einerseits die bestimmte Anordnung bestand, jedes Haus, in dem ein Verdachtsfall vorgekommen sei, sei zu sperren und damit seien auch alle Bewohner zu sequestrieren. Den Ärzten aber war bisher zugemutet worden, auch verdächtige Kranke zu behandeln. Unmöglich konnte man die Inkonsequenz begehen, sie nicht zu sequestrieren, falls sie selbst oder jemand in ihrem Haus krankheitsverdächtig wurden. Aber auch soviel war wohl klar geworden, daß es eine unbillige Forderung an die Ärzte war, sich dauernd der Gefahr auszusetzen, dann aber, wenn der Fall einträte, daß die Sequestration über ihr eigenes Haus verhängt würde, diese höchst unerwünschte Folge ihres Dienstes entschädigungslos auf sich zu nehmen. Unbedingt, auch das war deutlich geworden, mußte das Leben der Ärzte erhalten bleiben.

Unter dem 18. 4. spricht also ein neuer Erlaß der S. u. P. a. s. zunächst mit beweglichen Worten von der Christenpflicht, soviel wie möglich der Armut zu helfen und nichts von den Vorkehrungen aufzugeben, die nötig seien, um auch für die Poveri zu sorgen, die nicht sequestriert seien. Die Ärzte werden also beschworen — der Erlaß atmet einen anderen Geist als die vorausgegangenen Befehle an das Collegio — sie möchten mit aller Christenliebe alle die armen Kranken der Stadt besuchen, behandeln, mit Arzneien versehen. Damit sie das um so williger und ohne irgendeinen Hintergedanken mit aller Hingabe täten, würde ihnen für den Fall, es gefiele Gott, daß aus irgendeinem Grund einer von ihnen sequestiert werden müsse, ein Scudo je Tag für die Zeit gezahlt werden, für die das Officio sie sequestriert halten müsse. So würden sie dann um so eifriger und mit aller Liebenswürdigkeit sich der erkrankten Armen annehmen.

Gleichzeitig wird den Barbieren $^1/_2$ Dukaten je Tag über die 4 Soldi ihres Lohnes hinaus versprochen, falls sie in die gleiche Lage kommen sollten.

Die Einstellung neuer Fanti am 26. 4. deutet auf weitere Zunahme der Seuche.

Für die endlich gewonnene Einsicht, das Leben der Ärzte sei zu kostbar, um es leichtsinnig hinzuopfern, ist der erste Beweis eine Verfügung vom 26. 4., durch die ein Arzt für die Insel Burano angestellt wird. Die Pest hatte auf die ziemlich weit abgelegene Inselcontrada im Ästuar übergegriffen.

Diesmal wird angeordnet, der Arzt solle in keiner Weise sich mit Pestkranken (apestadi) abgeben, damit er um so leichter alle Arten von anderen Kranken behandeln könne. Am gleichen Tage werden auch Barbiere für Burano ernannt und verfügt, es sei dem Arzt, der allein unmöglich die Arbeit auf Burano bewältigen könne, zur Assistenz ein Chirurg beizugeben, dem er auftragen könne, was ihm in der gegebenen Lage für nötig erscheine. Hier aber fehlt die Beschränkung, die dem Arzt auferlegt ist. Zwischen den Zeilen ist zu lesen, daß Barbiere und Chirurgen gehalten waren, die „Apestadi" zu behandeln. Denn dies ist die Aufgabe der Chirurgen und Barbiere, denen damit bedenkenlos die ganze Gefahr, sich zu infizieren, zugemutet wird.

Am 28. 4. ist wieder ein ernster Mißstand zu beheben. Das Capitulare des Lazaretto vecchio bedarf dringend einer Ergänzung. Die Wahl eines neuen Priors, des Sr. Sebastiano Contarini, wird zum Anlaß genommen, einzutragen, der Prior habe die Lazarettgebäude zu betreten und in ihnen alles Nötige durch Visitation und persönliches Eingreifen zu regeln, so wie es im Capitulare stünde, und außerdem alles, was ihm von Zeit zu Zeit vom Officio aufgetragen würde, bei Strafe des Verlustes seines Amtes und sonstiger Bestrafung, wie es seine Nachlässigkeit und seine Verstöße verdienten.

Angesichts der furchtbaren Gefahr war begreiflich, daß es überall menschelte. Es konnte aber nicht geduldet werden, daß der Prior des wichtigsten Lazaretts sich weislich außerhalb der Krankenräume hielt.

Von Tag zu Tag mußte den Behörden klarer werden, wie nötig ihnen Rat und Erfahrung der Ärzte wurde. Jetzt ist es kein Befehl mehr, eher ein Hilfruf, als die S. u. P. a. s. am 29. 4. an den Prior und das Collegio der Medici ein Mandat senden mit dem Ersuchen, so schnell wie möglich das Collegio zu versammeln und gemeinsam zu überlegen, was hierunter geschrieben sei und die Meinung des Collegio darüber mitzuteilen:

1. wie sie im Augenblick die Lage der Stadt in Hinblick auf das „mal contagioso" betrachteten und was für das öffentliche Wohl geschehen könne,

2. welcher Regel und Methode man sich bedienen könne, daß die erkrankten Poveri, die nicht sequestriert seien, von den Ärzten

sofort nach der Erkrankung besucht würden, damit diejenigen, die nicht suspekt seien, unmittelbar freigegeben werden könnten,

(Schon war es offenbar schwierig geworden, die Sequestration einer rasch zunehmenden Zahl von Häusern durchzuführen und unnötige Überführung in die Lazarette zu vermeiden.)

3. was könne geschehen, daß die sequestrierten Poveri die Möglichkeit hätten, sich zu schützen und von den Ärzten besucht und von ihrer Krankheit geheilt würden, soweit sie nicht kontagiös seien,

4. welche Ursache könne es sein, aus der die Seuche fortschreite,

[Sie hätten auch ebensogut mit Pilatus fragen können: „Was ist Wahrheit?"]

5. übrigens sollten sie über alles diskutieren, wovon sie glaubten, es nütze dem öffentlichen Wohl,

6. so rasch wie möglich sollten sie schriftlich mitteilen, was ihre Beratung im Consiglio ergeben habe.

Es ist sehr zu bedauern, daß diese Antwort sich nicht erhalten hat. Leicht wird sie dem Collegio nicht gefallen sein.

Am 29. 4. wird für das Lazaretto nuovo ein Barbier angestellt, Beweis, daß nunmehr auch unter den Ansteckungsverdächtigen Krankheitsfälle aufgetreten waren. Wie hierbei zu verfahren war, unmittelbarer Abtransport zum Lazaretto vecchio, darüber lagen seit Jahrzehnten feste Regeln in den Capitularien der Prioren der Lazarette vor.

Bis zum 14. 5. fehlen weitere Verfügungen, vielleicht Zeichen eines kurzdauernden Stillstands der Ausbreitung. An diesem Tage aber fallen eine ganze Reihe wichtiger Entscheidungen.

Zunächst muß der Commandatore Alvise Simon im Lazaretto vecchio Ordnung schaffen durch Proklamation einer Verfügung der S.u.P.a.s., mit der sie dem Prior des Lazaretts zu Hilfe kommen müssen gegenüber der zunehmenden Frechheit und dem Ungehorsam der Picegamorti, der Leichenträger[1] — in Zukunft wird man mit ihnen noch vieles zu erleben haben — gegenüber Befehlen, die ihnen der Prior namens des Officio zu geben habe. Sie gehorchen nicht, wenn sie mit ihren Barken von den Dienern gerufen werden,

---

[1] Die Bezeichnung Picegamorto für die mit dem Abtransport der Toten, hier übrigens auch der Erkrankten, der Ansteckungsverdächtigen und der Sachen, sowie auch mit der ersten Säuberung der Häuser Betrauten, ist ein volkstümliches Spottwort, das zur Berufsbezeichnung geworden war. Es bedeutet ursprünglich „Leichenkitzler".

sie weigern sich, Arbeiten im Lazarett auszuführen. Dem Prior wird die Befugnis erteilt, in Fällen von geringer Bedeutung genau wie die Sgr. den Renitenten eine Geldstrafe von 2 Dukaten für jeden Einzelfall von Ungehorsam aufzuerlegen. Der Betrag würde den Schuldigen unwiderruflich von ihrem Gehalt einbehalten werden. In Fällen von größerer Bedeutung dürfe der Prior auch die Strafe des Galgens auferlegen, sei aber verpflichtet, von Fall zu Fall zu berichten, was sich zugetragen habe, damit die Ungehorsamen als Beispiel für andere aufs Schwerste bestraft würden.

Am 14. 5. wird auf B u r a n o notwendig, einen zweiten Arzt anzustellen. Von Tag zu Tag hatte sich in dem enggebauten Zentrum der Spitzenindustrie Venedigs der damaligen Zeit die Seuche rasch ausgebreitet. Auch mit der Entsendung des einen Barbiers nach dem Lazaretto nuovo konnte es kein Bewenden haben. Unter dem 22. 5. wurde ein Arzt, A n t o n i o V a c c h e r i o, ein Franzose, für das Lazarett angestellt mit einem Gehalt von 25 Dukaten monatlich zuzüglich seiner Spesen.

Groß waren die Schwierigkeiten, die alsbald entstanden für die Anstellung von Barbieren. Sie waren es, die die Häuser der Pestkranken zu betreten hatten, sie ließen dort zur Ader, hatten zu purgieren und aufgebrochene Bubonen und Karbunkel zu behandeln. Niemand war mehr und unmittelbarer der Infektion ausgesetzt als sie.

In einer raschen Folge von Erlassen mußten die Anstellungsbedingungen für sie so anziehend wie möglich gemacht werden. Die sparsame Behörde, der Senat, versuchte es zunächst mit Versprechungen. Sie sollten die Anwartschaft bekommen auf ein freiwerdendes Amt im Off. d. s. während der Zeit des Contagio. Außer anderen bisher zugestandenen Zukunftsmöglichkeiten sollten sie 3 Dukaten in viermonatlichen Raten lebenslänglich bekommen. Dies Benefiz aber solle erst erworben sein, mit dem sechsten Monat nach Freiwerden der Stadt vom Contagio. Auch solle die Dienstleistung nur anerkannt werden, wenn die S. u. P. a. s. sich mit $^4/_5$ der Ballotte dafür ausgesprochen hätten.

Das war etwas zu viel Zukunftsmusik für Menschen, die dem Tode täglich gegenüberstanden, wohl nicht ganz ohne kluge Einkalkulierung des Berufsrisikos erdacht.

Vorausgreifend sei hier erwähnt, daß die Einstellung weiterer sechs Barbiere am 28. 6. nötig wurde für die Behandlung in sequestrierten Häusern. Selbstverständlich muß auch ihnen, wie den seit dem 14. 5. tätigen Barbieren außer dem Gehalt die lebenslängliche Pension zugesichert werden. Jetzt aber geben sie sich damit nicht mehr zufrieden. Was nutzt ihnen die Zusicherung einer lebenslänglichen Rente, wenn die Aussicht hinschwindet, sie zu erleben. Bereits drei Tage später, am 1. 7., wird die Zahlung der Rente auch für den Fall des Todes des Barbiers an seine Kinder und Enkel versprochen, ja sogar an diejenigen, die er als Empfänger anweisen werde. Das Versprechen gilt aber wiederum nur für die Zeit ab sechs Monate nach dem Erlöschen der Seuche. Schon am 6. 7. bedarf man wieder sechs weiterer Barbiere, je eines für jedes Sestiere. Auch einen weiteren Schreiber braucht das Officio. Das Schreibwerk ist gewaltig angestiegen, so daß allein für die Ausstellung der Gesundheitspässe am 5. 7. fünf „Cogitoren" (Coadjutoren) angestellt werden müssen. Dazu werden zur Verstärkung der Überwachung aller Maßnahmen in der Stadt, — praktisch geht es um die Kontrolle aller Beamten durch besondere Beamte — besonders der sequestrierten Häuser, schon am 15. 5. vier Inquisitoren angestellt, dazu ein weiterer Nodaro, wegen der Häufung der Processi, der Tatbestandsberichte. Eine Vereinfachung der Bürokratie hätte gegen die Grundbegriffe der Verwaltung verstoßen.

Der venezianische Staat hatte schon seit dem Ausbrechen der Pest im Tridentinischen sein Gebiet gegen die Einschleppung der Seuche durch Sperrung von Straßen und Gebirgspässen zu schützen versucht. Er hatte damit weder das Übergreifen der Seuche nach Verona, noch ihr Eindringen in die Stadt verhindern können. Nun wurden seine Quarantänemaßnahmen höchst unbequem für die umliegenden Herrschaften.

Politische Höflichkeit gebot Konzessionen. Der Herzog von Mantua hatte darum ersucht, seinen Kurieren freie Durchreise durch venezianisches Gebiet zu gestatten. Die Rettori von Brescia und Bergamo, durch deren Gebiet wichtige Straßen nach der Schweiz und nach Deutschland führten, erhalten am 29. 5. Befehl, den Kurieren des Herzogs keine Schwierigkeiten zu machen, vorausgesetzt, daß sie einen authentischen Gesundheitspaß hätten, daß sie keine Güter, sondern nur Briefe mit sich führten und daß diese Briefe nicht mit Bindfaden (Spago) verschnürt seien. Bindfaden ist ein Spinnstoff, daran kann das Contagium haften, hier darf keine Ausnahme gemacht werden. Da ist es selbst ungefährlicher, daß ihnen erlaubt wird, in den Albergi zu übernachten. Es muß aber in jedem einzelnen Fall berichtet werden.

In der Stadt selbst stieg die Unruhe in der Bevölkerung. Viele waren in schwerster Sorge um ihre Angehörigen, die als ansteckungsverdächtig nach dem Lazaretto nuovo gebracht waren. Wer über ein Fahrzeug verfügte, versuchte, seine Freunde oder Verwandten dort zu besuchen und zu sprechen. Bei dem raschen Anwachsen der Zahl der Internierten entstand für den Prior des Lazaretts eine untragbare Lage, seine Amtspflichten zu erfüllen und den Leuten Rede zu stehen.

Die S.u.P.a.s. sperren daher am 30. 5. jeden Zugang zum Lazaretto nuovo für die kommenden 15 Tage für jedermann, es sei wer es wolle, auch für Überbringen von Botschaften, außer bei höchst gerechtfertigten und ehrenvollen Gelegenheiten[1]. Die Verfügung ist insofern bemerkenswert, als sie zeigt, daß diese Leiter eines von alter Erfahrung erfüllten Verwaltungsapparates kaum eine Maßnahme treffen, bei der nicht die Möglichkeit einer Ausnahmebewilligung vorgesehen ist.

Die Lebensmittelanfuhr begann schwierig zu werden. Gerade im Fischerviertel im Westen der Stadt, in S. Nicolo, das am Rande des Sestiere S. Croce lag, hatte sich die Seuche stark ausgebreitet.

Der Fisch konnte nicht entbehrt werden. Für die Fischer müssen die strengen Bestimmungen betreffs des Verkaufs gelockert werden. Am 9. 6. hatte der Commandatore auf den Fischmärkten von S. Marco, am Rialto, bei S. Pantaleone und S. Nicolo auszurufen, die Fischer und Fischverkäufer von S. Nicolo, soweit sie nicht sequestriert seien, dürften zum Fischfang ausfahren, dürften aber ohne Erlaubnis der Sgr. bei Todesstrafe ihre Barke nicht verlassen, auch dürften sie bei gleicher Strafe in ihren Barken für 15 Tage keinen Verkehr zulassen. Zu diesem Zweck hätten sie dem Sakristan von S. Nicolo, wenn sie die Barke bestiegen, erstens ihren Namen und zweitens das Haus anzugeben, aus dem sie kämen.

Mit den relativ einfachen Bestimmungen aus dem Vorjahre über die Sequestration von Häusern und Menschen war in der immer schwieriger werdenden Lage kein Auskommen mehr. Der Beschwerden war kein Ende. Unzweifelhaft gab es unnötige Härten, auch die Arbeit der Ärzte war aufs äußerste erschwert. Es waren ja zu großem Teil Laien, die auf bloßen Verdacht hin die Sequestration anzuordnen hatten.

---

[1] Vom Verfasser gesperrt.

Nach einer Beratung mit der Ärzteschaft bestimmten die S.u.P.a.s. am 12. 6.:

1. Alle Häuser, die bis heute gesperrt wurden und künftighin gesperrt werden, weil darin jemand an „sospetto" gestorben ist oder aus denen Erkrankte („feriti", wie die Pestkranken bezeichnet wurden) nach dem Lazaretto vecchio geschickt worden waren, unterliegen für 40 Tage der Sequestration.

2. Wer nur einmal in einem Hause war, das darauf sequestriert wurde, muß 8 Tage zu Hause bleiben.

3. Wer mehr als einmal in einem solchen Hause verkehrt hat, wird seinerseits sequestriert für 22 Tage.

4. Häuser, die als „di rispetto", als zweifelhaft, bezeichnet sind wegen eines rasch eingetretenen Todesfalls, ohne Zeichen des „contagio", bleiben 14 Tage sequestriert.

5. Häuser, die als „di rispetto" bezeichnet sind, bei denen die Krankheitszeichen aber zweideutig sind, bleiben für 22 Tage sequestriert.

Der Erlaß hatte insofern grundsätzliche Bedeutung, als er die Möglichkeit gab, die Sequestration von Ärzten, die bei einmaligem Besuch einen Verdachtsfall festgestellt hatten, nur für 8 Tage zu verfügen. Später wird zu bemerken sein, daß dieser Erlaß auch auf die paduanischen Professoren angewendet wird.

Hier erscheint zum erstenmal in einem amtlichen Schriftstück während dieser Epidemie ein Begriff, dessen Mißbrauch alsbald Anlaß zu rücksichtslosem Durchgreifen geben muß, der Begriff „di rispetto" im Gegensatz zu dem Begriff „di sospetto".

Der Begriff „di rispetto" wird in der amtlichen Sprache in dreifachem Sinne angewandt. Einmal in dem uns geläufigen Sinne von Rücksicht, unter anderem in der Form „il rispetto di stato" in einem Gesandtenbericht des Gerol. Lippomano 1573, hier als Parallele zu dem Begriff „ragione di stato" (ANDREAS [2]). Dann wird bei Wahlen von Beamten der Ersatzmann als „di rispetto" bezeichnet, eine Bezeichnung also, die unserem „respektive" entspricht. Einen ganz anderen Inhalt aber hat der Begriff im Bereich der ärztlichen Begutachtung. Über die Bezeichnung „di sospetto" besteht kein Zweifel. Gemeint sind verdächtige Fälle, bei denen bestimmte Symptome für die Seuche sprechen. „di rispetto" dürfte besagen, daß solche Symptome zwar nicht vorliegen, aber aus dem Zusammenhang die Möglichkeit einer Infektion mit dem Contagio angenommen werden kann. Ich sehe keine andere Möglichkeit als dafür das Wort „zweifelhaft" zu verwenden.

In diesem Sinne ist er jedenfalls auch verwendet worden bis gegen den Herbst 1576, offenbar aus der wohlwollenden Absicht heraus, die Härte der Bestimmungen nicht in ihrer ganzen Strenge auf zweifelhafte Fälle anzuwenden. Das ging natürlich nur so lange, als eine mißbräuchliche Ausdeutung des Begriffs unterblieb.

Das aber geschah zunehmend, als die Seuche auch in den wohlhabenden Kreisen der Stadt ihre Opfer zu suchen begonnen hatte. Der Kautschuk-begriff „di rispetto" wurde für einzelne Ärzte zum Mittel, gegen Entgelt auch Fälle „di sospetto" als „di rispetto" zu registrieren und zu melden. Die Konsequenzen für die Behandlung der Kranken, ihr etwaiger Abtransport, die Verhängung der Contumaz über die Angehörigen, die Verschickung der Güter, waren ernst genug, als daß man es sich nicht hätte etwas kosten lassen, sie zu umgehen.

Kurze Zeit behalf sich das Off. d. s. mit einer primitiven Lösung des Problems. Wenn zwei Krankheitsfälle in einem Haus als „di rispetto" deklariert wurden, so sollten sie als „di sospetto" gelten. Dann aber blieb kein anderer Ausweg, als zu verfügen, in allen Fällen, in denen Kranke und Tote als „di rispetto" bezeichnet worden waren, sei genau so zu verfahren wie in echten Verdachtsfällen.

MORELLO spricht über diese Mißstände sehr offen in seinem Schlußbericht. Nach ihm setzte der Mißbrauch des Wortes zuerst ein in Zusammenhang mit den Begräbnissen. Die immer formloser sich auf den Lidi vollziehende Beerdigung war natürlich nicht nach dem Sinn von Familien, die gewohnt waren, ihre Mitglieder mit allen Ehren in den Kirchen beizusetzen. Es fanden sich viele Ärzte, welche Leichen, die sie gesehen hatten, weder als „di sospetto", noch als „liberi", also frei von jedem Verdacht, sondern als „di rispetto" meldeten. Auf Grund dieser Beurteilung kam es zu Begräbnissen in den Häusern der Stadt selbst. Es ergab sich, schreibt MORELLO, bald, daß dies unheilvoll und von größtem Schaden für die Stadt war. Denn alsbald wurden alle Leichen der Vornehmen für „di rispetto" erklärt.

MORELLO glaubt — und viele werden es mit ihm geglaubt haben —, daß dies zur Ursache der starken Zunahme des Übels Anlaß gab. Gerade in diesen Häusern seien dann Pestfälle festgestellt worden. Daß diese Auffassung unseren heutigen Erfahrungen widerspricht, nach denen von Leichen selten eine Gefahr ausgeht, hatte für die damalige Lage vielleicht keine Gültigkeit. Von der Leiche abwandernde Flöhe waren möglicherweise eine größere Gefahr für die weitere Umgebung, als wenn die Leiche an Ort und Stelle blieb.

Zunächst wurde dem Mißbrauch in vorsichtiger Form gesteuert durch die Anordnung, die als „di rispetto" bezeichneten Toten dürften unter Begleitung von Beamten des Officio nach S. Ammiano geschickt und dort begraben werden. Sogar ein Prior und besondere Picegamorti wurden für S. Ammiano angestellt, zweifellos ein Entgegenkommen gegenüber den höheren Kreisen.

Das dauerte aber nur wenige Wochen, dann ließen die Ärzte diese Bezeichnung fallen und entschlossen sich, nur „di sospetto" und „liberi" zu unterscheiden. Das Begraben auf S. Ammiano wurde wieder eingestellt, das Personal anderweitig verwendet und, falls wirklich noch eine Leiche als „di rispetto" bezeichnet worden war, wurde sie, wie alle anderen Leichen, zum Begräbnis nach dem Lido geschickt und dort ohne Sarg begraben, mit Sarg nur auf Kosten der Familie und unter Gegenwart eines Beamten des Officio.

Allerdings war eine Folge dieser sicherlich als hart empfundenen Bestimmung, daß sich nun wieder einige „obstinate" Ärzte fanden, die verdächtige Leichen für „liberi" erklärten, so daß die frei begraben werden durften. Das, meint MORELLO, habe zu unglaublichem Schaden für die Stadt geführt.

Inzwischen aber war die Behörde auf eine gescheute Lösung des Problems gekommen. Die Erfahrung hatte gelehrt, daß Pestkranke spätestens am vierten Tage starben. Daher wurde nunmehr angeordnet, wäre jemand in weniger als fünf Tagen gestorben, mochten auch die Ärzte seinen Leichnam für frei von Verdacht erklärt haben, so sei er trotz jener Erklärung so zu beerdigen, wie ein an Pest Gestorbener, das Haus für zweiundzwanzig Tage zu sequestrieren und die Güter seien fortzuschicken. Damit wurden nach Morello gute Erfahrungen gemacht, denn in den meisten Fällen manifestierte sich das Übel in diesen Häusern noch vor Ablauf der Contumaz.

Mit den Poveri wurde ohnehin nicht viel Aufwand gemacht. Gleich, ob „di sospetto" oder „liberi", alle wurden unmittelbar und ohne Formalitäten und Umstände beerdigt.

Seit Anfang Juni war eine Zunahme der Fälle zu verzeichnen. Unter dem 13. 6. wird nochmals bis ins einzelne den Piovanen und Deputierten der Contraden vorgeschrieben, wie sie bei Sperrung der Häuser und der Meldung der Krankheitsfälle zu verfahren hätten. Wo auch nur ein Kranker — gemeint sind beliebige Kranke — in einem Hause liegt, ist jeder Verkehr darin verboten, auch nicht erlaubt unter dem Vorwande eines Besuchs oder eines Geschäftes. Den Bewohnern eines solchen Hauses wird jeder Verkehr in anderen Häusern untersagt. Ausnahmen gelten nur für Vater, Mutter, Brüder, Schwestern, Schwäger und Schwägerinnen. Vorgeschrieben wird das tägliche Einreichen von Listen der Personen in gesperrten Häusern mit Namen und Vornamen.

Eingesehen hatten die Behörden, daß allein mit Gewalt und Drohungen nicht alles durchzusetzen sei. Das Verschicken der Leute aus Häusern, in denen jemand gestorben sei, der Kranken und ihrer Sachen nach dem Lazaretto vecchio, der übrigen nach dem Lazaretto nuovo, der weiteren Sachen nach S. Jacomo di palude oder nach S. Francesco del deserto, einem inzwischen ebenfalls dafür bestimmten Kloster oder anderswohin, solle mit Hilfe der Picegamorti oder anderer Beauftragter geschehen mit „carità", mit Milde, mit guten Worten, ohne Lärm zu verursachen. Dabei darf niemand mit den Picegamorti oder Verdächtigen in Verkehr treten. Es muß unter Autorität des Magistrats vorgesorgt werden, daß niemand sich entferne. Erst wenn Leute sich nicht fügen wollen oder Resistenz üben, sollen sie bestraft werden. Erneut wird darauf hingewiesen, alle Sachen müßten erfaßt werden, soweit sie Contagion annehmen könnten, um sie fortzubringen. Außerdem aber müsse, was sich nicht infizieren könne, inventarisiert und für diejenigen aufbewahrt werden, die darauf Anspruch hätten.

Einige Tage zuvor war noch in die Tagesakten des Officio eine Abschrift eingefügt worden aus dem Capitulare von 1541, in dem genau festgelegt worden war, welches Gut sich mit dem Contagium beladen könne, welches nicht.

Die Picegamorti und andere, die die Reinigung der Häuser zu besorgen haben, müssen dies mit Sorgfalt tun und dürfen keinen Schmutz und kein Spülwasser hinterlassen. Sie müssen über das Geschehen beim Officio Meldung erstatten, damit die Revisoren eingreifen und das Haus ausräuchern lassen können und somit alles nach dem Gebrauch des Officio geschieht.

Weiter wird betreffs der Ernährung armer Sequestrierter und wegen des Empfangs von Medikamenten mitgeteilt, daß von jetzt ab, wenn die Contrada keine Mittel habe, das Officio dafür aufkomme.

Endlich aber wird jetzt entschieden und klar verfügt, daß die Ärzte die gesperrten Häuser nicht mehr betreten sollen, sondern nur von der Straße aus oder vom Hofe her die Kranken betrachten und sich über den Stand der Krankheit informieren sollen.

Zweierlei sprach für diese wichtige Änderung. Einmal die Erkenntnis, man müsse das Leben der Ärzte sparen, dann aber war eine Meinung aufgekommen, die auch in die zeitgenössische Literatur (GUARNERI) Eingang gefunden hatte, die Ärzte hätten durch die weiten Ärmel ihrer Talare zur Verbreitung der Infektion beigetragen. In dieser Verfügung lag auch schon die Wurzel des später mit den paduanischen Professoren sich entwickelnden Konflikts verborgen. Nach wie vor sollen die Ärzte aber alle anderen Kranken besuchen und nötigenfalls Consilien mit anderen Ärzten halten.

Ausdrücklich befaßt sich dieser Erlaß mit den Nobili und Cittadini. Es darf für sie keine Ausnahmen geben. Falls einer von ihnen an irgendeiner Krankheit litte, dürfe auch er sein Haus unter der in der Proklamation angedrohten Strafe nicht wechseln, weder innerhalb der Stadt, noch falls er nach seiner Villa oder sonstwohin verziehen wolle, es sei denn mit ausdrücklicher Genehmigung des Officio.

Gesundheitspässe dürfen jetzt auch die Piovanen ausstellen, — das überlastete Officio schaffte es offenbar nicht mehr — aber nur, wenn sie bescheinigen könnten, daß der Abreisende aus einem Haus komme, das sicher frei von jedem „sospetto" von Pest sei. Diese Pässe müßten aber im Officio visiert werden.

Schließlich wird noch für die Barbiere verfügt, sie sollten auch Kranke in freien Häusern behandeln dürfen und sollten im ersten vorkommenden Fall, wo sie mit einem Verdächtigen zu tun gehabt hätten, nicht sequestriert werden. Daß hier eine Lücke in dem sonst so fein gesponnenen Netz offen blieb, steht außer Zweifel.

Mitte Juni wurde die Stadt zum Schauplatz einer Episode, die ernste Verwicklungen im Bereich des Gesundheitsdienstes heraufbeschwor, einer Episode, die in mehrfacher Hinsicht ein tragisches Element in sich schloß, das wir heute besser aufzugliedern und zu verstehen imstande sind, als die von dem Grauenhaften ihres Erlebens beeindruckten und befangenen Zeitgenossen.

Die Folgerichtigkeit der Arbeit des Mag. d. s. wird in der Mitte des Juni gefährdet und die Auswirkung der Maßnahmen in Frage gestellt durch die Einschaltung zweier hochangesehener Professoren der Universität Padua. Ihre Auffassung, es handele sich bei der Seuche nicht um wahre Pest, von den höchsten Behörden des Staates angenommen und gebilligt, erschüttert das Vertrauen des Volkes zu den Befehlen der S. u. P. a. s. und zum Urteil der Ärzte der Stadt. Es kommt zu einem unvermeidlichen Konflikt, als Ende Juni die Seuche alle Dämme der Bekämpfung durchbricht. Nun aber lag in den Augen des Volkes die Schuld daran bei den beiden gelehrten Beratern. Nicht nur die Zeitgenossen, auch viele der Nachfahren, die von der Katastrophe berichten, haben so geurteilt.

Es fehlt an einer aktenmäßigen Unterlage dafür, aber Andeutungen in mehreren Aktenstücken lassen den Schluß zu, daß Anfang Juni einige Professoren der Universität Padua selbst oder durch Vermittler die Signoria haben wissen lassen, sie seien der Ansicht, die Seuche, die Venedig heimsuche, sei keine Pest.

Zuviel stand für das Wohl der Stadt, nicht zum wenigsten für Handel und Wandel auf dem Spiel, als daß eine solche Möglichkeit, der Lage eine günstigere Seite abzugewinnen, hätte ungenutzt bleiben können.

Am 7. 6. geht ein Schreiben ab an den Podesta von Padua folgenden Inhaltes:

,,Aus dem Wunsch heraus, über die gegenwärtige Seuche die Meinung der Excellenzen Paterno, Corte, Mercuriale und Capodivacca, Lektoren der Medizin an jener Universität (studio), zu erfahren, tragen wir Euch auf, diese excellenten Doktoren kommen zu lassen und ihnen in unserem Namen zu sagen, daß sie sich am kommenden Sonntagmorgen in dieser Stadt zur genannten Zeit einzufinden haben wegen des obengenannten Zweckes.''

Über das, was zwischen dem 7. und 12. 6. sich abgespielt hat, liegen keine amtlichen Berichte, geschweige denn Protokolle vor. Wir wären angewiesen auf Andeutungen in den Aktenstücken der nächsten Wochen, lieferten uns nicht die Niederschrift des Anonymus und der Schlußbericht MORELLOs ein lebendiges Bild der Vorgänge, das um so wertvoller ist, als aus allen späteren Berichten bis zu Publikationen unserer Tage nur ein einseitiges, zum Teil stark gefühlsbetontes Parteiergreifen für oder wider die beiden paduanischen Professoren spricht, die ihre Dienste dem Staat anboten.

Der Anonymus und MORELLO berichten, es habe in jenen kritischen Tagen vor dem Collegio, d. h. in Gegenwart und unter dem Vorsitz des Dogen eine medizinische Disputation stattgefunden.

So wie noch heute der Saal des Collegio sich in seiner großen Würde dem Besucher des Dogenpalastes darstellt, so schon damals, als er nach dem ersten großen Brande des Palastes von 1574 durch Palladio wieder neugeschaffen worden war. Nur die ihn heute schmückenden Gemälde Tintorettos und Veroneses fehlten ihm noch.

Zu Häupten, gegenüber der Eintrittspforte, saß auf dem Hochsitz des Zedernholzgestühls Alvise Mocenigo, der Doge des Unheils, in seinen kraftvollen Mannesjahren als Gesandter Venedigs am Hofe Karls V. einer der bedeutendsten Diplomaten seiner Zeit (ANDREAS [2]).

Kummervollen Gesichts blickt er uns an aus einem Porträt von Tintoretto in der Akademie. Sein Dogat hatte glanzvoll begonnen mit der Feier des Sieges von Lepanto (1571). Aber die Vernichtung der türkischen Flotte, an der Sebastiano Venier als Admiral und Generalkapitän der venezianischen Einheiten das Hauptverdienst zukam, konnte den Verlust von Cypern nicht aufhalten. Eine der Kronen Venedigs und eines der drei großen Banner vor S. Marco hatten ihren Sinn verloren. Auch die glanzvolle Feier des langdauernden Besuchs Heinrichs III., Valois, in der Stadt konnte nicht verschleiern, daß das venezianische Mittelmeerreich sich in Verfall befand. Dazu hatte Anfang 1574 ein Brand die Hauptsäle des Dogenpalastes mit den herrlichsten Werken des Quatrocento und Cinquecento vernichtet. Der königliche Gast erhielt sein Quartier im Palazzo Foscari.

Ein Jahr später, 1575, nistete sich in den Armenvierteln der Stadt die Seuche ein, die die beiden letzten Jahre des Dogats

Alvise Mocenigos tief beschattete, die Pest. Noch um sein Toten-
bett im Frühjahr 1577 hingen tiefe Schleier der Sorge, die Seuche
könne, wie im Vorjahr, wieder zu neuer Verheerung der Stadt
ihr Haupt erheben. Und vor dem Palast war das Volk zusammen-
gelaufen, um zu hören, ob der endlich gestorben sei, dem es das
ganze Unheil der letzten Jahre als persönliche Schuld anrechnete.
Bei dem Fest der Befreiung und der Grundsteinlegung der Kirche
Al Redentore schritt unter dem Cornu und mit einem ganz weißen
Gewande angetan sein Nachfolger Sebastiano Venier, der Sieger
von Lepanto.

Unter den Savi rechts und links des Throns neben den 6 Consiglieri hatte seit kurzem als „Savio della terra ferma", einem der
bedeutendsten Verwaltungsposten des Staates, Nicolo Barbarigo
Platz genommen, der als Podesta von Verona dort die Pest bezwungen hatte.

Vor diesem erlauchten Collegium standen auf der einen Seite
Girolamo Mercuriale und Girolamo Capodivacca mit
einigen venezianischen Ärzten, auf der Gegenseite drei andere pa-
duanische Ärzte, Mariano, Steffanelli und der schon genannte
Paterno mit der Mehrzahl der venezianischen Ärzte. Die beiden
berühmten Professoren verfochten die Meinung, es handele sich
nicht um wahre Pest, sondern um eine Art von „mali perniciosi
pestilentiali et contagiosi", die, wenn man sie nicht rechtzeitig
behandele, zu einer „pestilentia" werden könnten, die anderen,
das Übel, das die Stadt plage, sei wahre und echte Pest. Beide
Parteien verteidigten ihre Auffassung mit vielen Gründen, waren
aber — erzählt Morello — darüber eins, die Krankheitsfälle verliefen in gleicher Weise wie echte Pest, die Kranken würden schnell
dahingerafft, sie seien kontagiös und hätten die gleichen Krankheitszeichen, wie echte Pest sie verursache.

Morello bemerkt naseweis am Rande, er wolle hierzu weiter
nichts sagen, denn seiner Meinung nach komme es bei dieser Übereinstimmung der Auffassungen über die Auswirkung der Seuche
auf dasselbe heraus. Er hätte in der Ausdrucksweise seiner Zeit,
etwa mit den Worten Leos X. über die Ereignisse in Wittenberg,
sagen können, es sei für ihn ein Mönchsgezänk gewesen. Wahrscheinlich aber war das auch gar nicht das Endergebnis der Diskussion. Wohl ist wahrscheinlich, daß die Zuhörer sich aus der
Fülle der widerspruchsvollen Argumente ebensowenig ein Bild
haben machen können, wie es uns heute oft schwierig erscheint,

aus Schriftwerken jener Zeit die zentrale Auffassung des Autors herauszulesen, die er aus unerschütterlichem Respekt vor den antiken Autoren nur in sehr vorsichtiger und sehr bedingter Form äußern durfte, wenn er seine Reputation nicht gefährden wollte.

Es gaben auch keineswegs die vorgetragenen Argumente den Ausschlag und erhielten die Billigung des Dogen mit dem Collegio, sondern das kühne Angebot der beiden paduanischen Professoren, sie seien bereit, eine Anzahl Erkrankter täglich in ihren Häusern zu besuchen und zu behandeln, kurz das zu tun, was jeder bei wahrer Pest aufs Ängstlichste zu vermeiden bemüht war. Denn in der Tat war — uns für den ersten Blick kaum auffallend — das Kernstück des Angebots, das sie machten, sie würden die Kranken berühren (toccare). Durch nichts konnten sie ihre Überzeugung, es handle sich nicht um Pest, vor den Augen von Laien, aber auch vor den eigenen Kollegen stärker begründen, als daß sie versprachen, nicht nur in die Häuser der Erkrankten hineinzugehen — das hatten andere Ärzte auch getan —, sondern ihnen auch den Puls zu fühlen. Das war mit dem ,,toccare" gemeint und das haben sie auch einige Tage lang ohne Zweifel getan, denn sie berichten später über die Qualität des Pulses.

Dies aber tat der Arzt jener Zeit bei Pestverdacht nicht. STABILIS [80] berichtet in seiner Schrift, den Puls habe er nicht gefühlt, und MASSARIA [55], ein bedeutender Arzt in Vicenza schreibt in seinem Traktat über die Pest, ohne sich irgendwie zu genieren: ,,Über den Puls kann ich nichts Sicheres sagen, da ich ihn, soweit ich mich erinnere, niemals zu untersuchen gewagt habe." Er berichtet nur, was andere ,,Kühnere", um nicht zu sagen ,,Verwegenere" ihm mitgeteilt hätten. MASSARIAs Haltung war die eines überzeugten Kontagionisten, für den das Wesen des Contagiums etwas Unerkanntes, Unheimliches war.

Hier war ein Ausweg für den Staat, möglicherweise vor aller Welt bezeugt zu sehen, die Seuche sei keine Pest, und damit die schweren Konsequenzen für den Handel zu vermeiden oder wieder rückgängig zu machen. Kein Zweifel, daß das Collegio die Autorität der beiden so berühmten Ärzte anzuerkennen sich verpflichtet fühlte.

Dieser begreiflichen Haltung der Staatsleitung, die zudem in den epidemiologischen Auffassungen der damaligen Schulmedizin ihre Stütze fand, wird es nicht gerecht, wenn KRETSCHMAYR [45], offenbar fußend auf späteren abschätzigen Berichten über die

Tätigkeit der beiden Professoren, von einem „System der Ver-
tuschung" spricht, das die furchtbare Wirkung gehabt habe,
$^1/_4$ der Stadtbevölkerung und $^1/_8$ der Staatsbevölkerung hinzuraffen.
Auch wenn die Signoria die These der Paduaner und ihre Hilfe
abgelehnt hätte, wäre der Gang der Seuche, abhängig wie er war
von einer klimatischen Lage (siehe später) und angesichts der
Unmöglichkeit, aus dem Wissen der Zeit heraus die wirklichen
Zusammenhänge und Infektketten zu verstehen, schwerlich ein
anderer gewesen.

Späterhin, bei der Besprechung der großen Rechtfertigungs-
schrift der beiden Paduaner wird zu erörtern sein, daß jener Disputation keineswegs etwas Lächerliches anhaftete, wie Morello es
empfand, sondern daß hier zwei unvereinbare Doktrinen aufeinander
stießen, die eine, die Pest sei eine Krankheit sui generis, die andere,
von Mercuriale und Capivaccio unter Berufung auf Galen vertretene,
das sei die Pest eben nicht, vielmehr könne jede Krankheit zur
Pest werden, wenn sie in ein bestimmtes Entwicklungsstadium
trete, wenn sie allgemein (communis) würde, d. h. große Volks-
massen ergriffe und viele Menschen töte. Eine solche Auffassung
war die der Antike, in der alle menschenmordenden Seuchen unter
der Bezeichnung „λοιμός" — die meisten für uns nicht mehr
analysierbar — zusammengefaßt wurden. Den gleichen Standpunkt vertraten neben den Genannten viele bedeutende Ärzte der
Zeit. Bei den Anhängern dieser Richtung fehlt selten das Zitat
aus Galen (Epid. 19) „pestem non esse unum genus morbi, scilicet
quod vel solus tumor vel sola inflammatio, vel sola febris sit
appellanda pestis, sed quando simil eodem tempore morbo plures
aegrotant, et aegrotantium maior pars interimitur." Für sie waren
die Einzelfälle, welche auch ihre Symptome sein mochten, „febri
pestilentes".

Bis zu Beginn des Juni aber war von einem allgemeinen
Ergriffensein der Stadt und von einer sehr großen Zahl von Toten
noch keine Rede gewesen.

Abweichend von Morello und dem Anonymus berichtet Andrea Morosini, einer der offiziellen Staatsgeschichtsschreiber und Vorstand der Can-
celleria des Dogen, 1599 zu seinem Amt bestellt, die Disputation habe vor
dem großen Rat stattgefunden: „Mox in comitiorum majorum aulam coram
Principe collegioque patribus perducti in binas sententias scinduntur."
Die 1626 zum erstenmal im Druck erschienene Darstellung Morosinis [59], ganz im Stil antiker Geschichtsschreibung verfaßt und erfüllt
von Zitaten antiker Autoren, ist aber offensichtlich an vielen Stellen von
dem Bestreben diktiert, bestimmte Szenen des Staatlebens in eindrucks-

vollster Form zu schildern. So bringt er auch später eine große Rede des Dogen so, wie er sie gehalten haben könnte, dem Wunsche der Historiker seiner Zeit folgend, Gegenstücke zu den großen Staatsreden des Thukydides zu bieten. Dann aber zeigt die von ihm gegebene Schilderung des Verlaufs der Episode, die sich an die Namen der beiden Paduaner knüpft, wie vorsichtig Berichte beurteilt werden müssen, die nicht auf unmittelbarem Miterleben beruhen, wie rasch in wenig mehr als 20 Jahren unter dem Einfluß widerstreitender Meinungen ein Tatbestand von der Legende umwuchert werden kann. Seine Darlegung des Ausgangs der Episode, besonders aber die spätere Übersetzung seines Werkes ins Italienische, soweit sie die Pest betrifft, enthalten zahlreiche nach Ausweis der Akten unhaltbare Irrtümer.

Mit dem Beschluß der Signoria wurde, um die beiden Professoren zu ehren, der weitere Beschluß verbunden, am Tage des S. Vito, am 15. 6., den üblichen Besuch des Dogen und der Signoria bei der Kirche des Heiligen durchzuführen. (Solche Besuche waren zur Vermeidung von Volksgedränge seit längerer Zeit eingestellt worden.) Der solenne Besuch an diesem Tage galt übrigens der Erinnerung an die Unterdrückung der Verschwörung des Bajamonte Tiepolo im Jahr 1310. Auch diesmal sollte einem Unheil ein Ende bereitet werden.

Die Disputation hat am 11. 6. stattgefunden. Ein Schreiben der S. u. P. a. s. vom 12. 6. an die Rettori von Padua bezieht sich auf eine mündliche Zusage der Herren Mercuriale und Capodivacca, die sie am Tage zuvor gemacht hätten.

Dies Schreiben an die Rettori lautet:

„Nachdem die excellenten Ärzte DD. Girolamo Capodivacca und Girolamo Mercuriale mit vieler christlicher Nächstenliebe und aller Devotion gegenüber unserer Stadt und Signoria angeboten haben, die Pflicht auf sich nehmen zu wollen, die Kranken in dieser unserer Stadt Venedig heilen zu wollen von dem Schlage des Leidens (accidenti de male), die sie (die Stadt) zur Zeit plage (tene travagliata), und alle notwendigen Erleichterungen verlangen, um diese ihre gute und fromme Absicht durchführen zu können, haben wir solches ehrenvolle Angebot mit großer Zufriedenheit angenommen, da diese ausgezeichnete Disposition der Excellenzen verbunden ist mit singulärer Doktrin und Erfahrung, was verspricht, daß so bald wie möglich ein gutes Ergebnis folgen wird.

Teilt ihnen also im Namen unserer Signoria mit, daß, nachdem wir gestern ihre mündliche Zusage erhalten haben, sie, wenn sie sich hier einstellen, ein Haus vorbereitet finden werden, das ehrenvoll und bequem ist und alle notwendigen Dinge enthalten wird, so daß sie von uns mit Verlangen erwartet werden am nächsten Sonntag und daß wir ihre zugeneigte Haltung immer in dankbarster Erinnerung behalten werden."

Das Schreiben ist höflich, klingt vertrauensvoll und dankbar, gibt zuvorkommende Zusagen betreffend die Privatangelegenheiten der beiden Herren, nimmt aber — eine wichtige und folgenschwere Unterlassung — in keiner Weise Bezug auf die einzelnen

Punkte eines am 11. 6. 1576 überreichten schriftlichen Angebots. Dies Angebot enthielt, wie gleich zu erörtern, Forderungen, die die wesentlichsten Pfeiler des Abwehrdienstes erschüttern, selbst abbrechen mußten. Anzunehmen ist, daß die S. u. P. a. s., in deren Händen der Schriftverkehr mit Padua lag, sich weislich hüteten, in diesen Punkten feste Zusagen zu machen. Die Akten geben auch keinerlei Hinweis, daß entscheidende Abänderungen im Bekämpfungssystem innerhalb der nächsten 14 Tage vorgenommen wurden, im Gegenteil. Dann aber war das tragische Zwischenspiel einer offensichtlichen Niederlage der großen Schulmedizin jener Zeit bereits aus.

Mit dieser Unterlassung einer präzisen Bezugnahme auf das Angebot liegen bereits in diesem Schreiben nach Padua die Untergründe des Konflikts, der innerhalb von kaum 10 Tagen der Tätigkeit der Paduaner ein Ende bereitet. Absicht?, Vorsicht?, Unterlassung? Fraglich! Wahrscheinlich das erste.

Das Angebot vom 11. 6. 1576 hatte gelautet: „Nachdem wir im Dienste Gottes und zum Heile nicht nur dieser erlauchten Stadt, sondern ganz Italiens über die geeigneten Mittel und Wege nachgedacht haben, die wir für notwendig halten, um den verderblichen Übeln zu begegnen, die heutigen Tages in der Stadt Venedig unter öffentlichem und unheilvollen Schrecken für das ganze Volk herrschen, und da wir dafür halten, daß dies wahrlich keine wahre Pest sei, haben wir der Illustrissima Signoria ein Angebot gemacht, woran diese sich erinnern wird, und das, nachdem es von seiner Serenità (dem Dogen) gebilligt worden war, reiflich wegen der Ausführung erörtert werden muß, soweit Sie wünschen, was wir angeboten haben, zu tun und was wir etwa wünschen bei einem so schwerwiegenden und frommen Unternehmen."

„Wir bieten an zweimal am Tage herumzugehen und 6 Erkrankte zu besuchen, indem wir sie untersuchen (toccandole, berühren), den Urin zu betrachten und das tun, was wir für nötig halten zum Heil ihrer Seele und ihres Leibes, und indem wir versprechen, sie nach all den Regeln und vernünftigen Methoden zu behandeln, die zu unserer Kunst gehören."

Die Bedingungen, die sie stellten, waren die folgenden: 1. „Zu keiner Zeit dürfen weder wir in Person, noch die Beichtiger, noch andere Ärzte, Chirurgen, Barbiere oder andere Beamte unter welchem Vorwande auch sequestriert und am freien öffentlichen Verkehr gehindert werden."

2. Alle Feste in Venedig sollen öffentlich verboten werden (war längst geschehen).

3. Die weißen Barken sollen aufgehoben werden. (Hier geht es um eine Forderung psychischer Hygiene. Die weißen Barken waren die mit weißen Tüchern bedeckten und dadurch kenntlichen Barken, mit denen Leichen, Kranke und Ansteckungsverdächtige und Entseuchungsgut transportiert wurden. Sie dauernd zu sehen, mußte das Volk schwer verstören. Schon 1348 hatte einmal aus gleichen Erwägungen der Senat beschlossen, das Tragen von Trauerkleidung zu verbieten [BRUNETTI]. Aus der Niederschrift des Anonymus erfahren wir, das Schrecklichste sei in jenen Tagen die dauernde Bewegung der Barken zum und von den Lazaretten gewesen.)

Die obige Erklärung des Wortes „barcche bianche", die ich nur an einer Stelle gefunden habe, erscheint mir angemessener als eine Notiz an anderer Stelle, damals wären die Trajektbarken, die den Verkehr über den Canale grande vermittelten, weiß gestrichen gewesen. Gerade nach der Auffassung der Paduaner hätte ein Verbot dann keinen Sinn gehabt.

Eine befriedigende Erklärung habe ich bei den verschiedensten befugten Stellen in Venedig nicht erhalten können, auch nicht bei den Gondoliere, deren Zunft noch heute Träger einer alten Tradition ist.

4. Niemand solle nach dem Lazarett gesandt werden und niemand solle vom Verkehr ausgeschlossen werden, der im Hause irgendeinen Kranken gehabt habe. (Gemeint ist, einen an einer beliebigen Krankheit Leidenden. Das geschah ohnehin nicht.)

5. Niemand solle in einem Haus sequestriert werden, es sei denn, nachdem darin 2 Menschen an verdächtigen Symptomen gestorben seien und ohne, daß das Kreuzzeichen an dem Hause angebracht würde. (Zu vielen Hunderten bis Tausenden, berichtet der Anonymus, waren die Häuser mit kreuzförmigen Warntafeln versehen, ein schrecklicher Anblick.)

6. Niemand solle nach dem Lazarett gebracht werden, es sei denn, es seien 4 Personen zu gleicher Zeit in der gleichen Familie (gemeint Familiengemeinschaft, einschließlich der Hausgenossen und Dienerschaft) gestorben, und es sei von ihnen, den Professoren, für nötig befunden, sie fortzuschicken.

7. Die Deputadi alla sanità dürften nicht unterlassen, alle Vorkehrungen zu treffen, die von ihnen vorgeschlagen würden für den Dienst an den Kranken und den Toten.

8. Für ihre Personen sei zu sorgen durch Bereitstellung eines bequemen Hauses, von Gondeln und allen Lebensnotwendigkeiten, damit ihnen, ihren Dienern und Beamten davon nichts fehle.

„Schließlich wünschen wir keine andere Belohnung von Ihrer Serenität als Ihre Anerkennung und die Ihres Volkes, indem wir auf das Erbarmen Gottes vertrauen, daß Sie (der Doge) sehr bald getröstet sein werde, indem sie Ihre Stadt befreit sehen werde vom gegenwärtigen Übel und jedem Verdacht einer künftigen Pest."

Unterschrieben ist das Angebot von den beiden Professoren und 8 Ärzten als Zeugen.

Anzunehmen ist, daß die beiden Professoren frühestens nach dem 15. 6., dem Tage des Dogenbesuchs bei S. Vito, ihre Tätigkeit aufgenommen haben. So lange werden der Briefwechsel und die Reisen zwischen Padua und Venedig hin und her in Anspruch genommen haben.

Am 18. 6. aber sind sie an der Arbeit, denn sie stellen einen Antrag für den einen ihrer Chirurgen. Sie erbitten, ihn wegen Erkrankung in seiner Familie wieder nach Padua zu entlassen und ihn übrigens für seine Dienste — er hat anscheinend den Dogen behandelt — zu entlohnen, was geschieht.

Wenige Tage später stellen sie den Antrag, ihnen drei Assistenten beizugeben. Auch dieser Antrag wird durch Beschluß des Senats vom 26. 6. angenommen.

Was sich in dieser Zeitspanne zwischen dem 16. und 26. 6. abgespielt hat, darüber geben die Dokumente nur unvollständigen Aufschluß. Die Entwicklung erfährt aber eine gewisse Beleuchtung dadurch, daß aus einer umfangreichen Verfügung der S. u. P. a. s. vom 22. 6. hervorgeht, daß sie gar nicht gewillt gewesen waren, ihre bewährte Abwehrorganisation entsprechend den Bedingungen der Paduaner abzuändern.

Unmittelbar werden wir über die Zusammenhänge aufgeklärt durch die Berichte des Anonymus und den Schlußbericht Morellos. Ohne diese beiden Berichte, ohne diese beiden Zeugen des Alltagsgeschehens jener Tage wüßten wir nicht, in welche peinliche und schwierige Lage die Gesundheitsbehörden durch das Auftreten der Paduaner gebracht worden waren.

Berichte oder Gerüchte über die Disputation vor dem Dogen und ihre Ergebnisse verbreiteten sich rasch über die ganze Stadt. Seit Monaten lebte das Volk unter dem Druck der strengen Abwehrbestimmungen, die das ganze Privatleben beengten. Jetzt sahen sie zwei Professoren von großer Reputation furchtlos Häuser betreten, in denen Verdächtige lagen, Männer, die gütig zudem, ohne etwas zu fordern, aus eigenen Mitteln Bedürftigen halfen.

Der Anonymus schreibt: „Die Stadt war getröstet. Man bewunderte beide wie Götter der Medizin auf Erden, nannte sie S. Cosma e Damiano, die von Gott gesandt seien, Freiheit zu bringen von der schweren Plage."

Ausführlicher beschreibt MORELLO die Lage, indem er zugleich die unmittelbar eingetretenen Folgen schildert, die sich für den Gesundheitsdienst ergaben:

„Da sie gesagt hatten, es sei keine Pest in Venedig, so begann das Volk, indem es, überzeugt von der Autorität so excellenter Männer, sie so frei überall verkehren sah, nicht mehr den Anordnungen und Maßnahmen zu gehorchen, die durch das Off.d.s. getroffen waren. In der ganzen Stadt hieß es, hier sei keine Pest, das sei nur eine Erfindung der Stadtärzte und der Beamten des Off.d.s. Daraus entstand ein großes Unheil (scandalo), Verwirrung und Unordnung, die zur Hauptursache der großen Sterblichkeit und des Ruins (ruina) wurden, die folgten."

Spätere Berichterstatter zu zitieren, verlohnt nicht. Alles, was sich bei dieser tragischen Episode zugetragen hat, ist in der Folge von Legenden umrankt worden. Auch in das Werk von STICKER [81] über die Pest, ist, offenbar einer sekundären Quelle entnommen, eine verkehrte Darstellung der Vorgänge eingegangen.

Zunächst handelte das Officio auch in der 1. Woche der Tätigkeit der Paduaner unbeirrt nach seinen Grundsätzen. Schon aber hatten sich die Bande des Gehorsams und des Respektes gefahrvoll gelockert. Ein Erlaß vom 20. 6. muß schwerste Strafen in Aussicht stellen für Belästigungen der Beamten, der Picegamorti und der Ärzte bei Ausübung ihrer Pflichten.

Erneut beschließt der Rat der X mit der Zonta, die S.u.P.a.s. mit der Befugnis auszustatten, Denunzianten hoch zu belohnen, die Diebstahl, Raub aus den Lazaretten oder die Weitergabe und Verkauf von Sachen aus sequestrierten Häusern anzeigen. Wieder ist die Befugnis zur Lösung eines Verbannten die höchste Belohnung.

Wie wenig die S.u.P.a.s. gewillt waren, von den Grundsätzen abzuweichen, die sie aus den Erfahrungen von früheren Pestepidemien ableiteten, zeigt eine im vollsten Gegensatz zu den Forderungen der Paduaner stehende große, zusammenfassende Proklamation vom 22. 6., durch die sie sich der erneuten Befugnis bedienen, die ihnen der Rat der X gegeben hatte. Unzweifelhaft war es inzwischen zu einem jähen Anstieg der Seuche gekommen.

Der Erlaß wiederholt in größerer Ausführlichkeit als je zuvor alle Bestimmungen über das Meldewesen bis in die kleinsten Einzelheiten, über das Nichtverlassen sequestrierter Häuser, über Wohnungswechsel, Verschicken von Sachen. Das Verbot des Besuchs von Kranken wird auf den ganzen Juli ausgedehnt mit Ausnahme für Barbiere, Geistliche und die schon früher genannten Verwandten.

Zum erstenmal wird hier angegeben, welche Krankheitssymptome als verdächtig für das „mal contagioso" gelten sollen, Beulen hinter den Ohren, unter den Achseln, an den Schenkeln, Pusteln oder Carbones (Karbunkel). Einschaltend sei hier erwähnt, daß ein Erlaß vom 25. 6. betreffend die Barbiere, einen kleinen Einblick in die Behandlungsverfahren gibt. Nachdem bestimmt wird, daß die Barbiere nicht sequestriert werden sollen, selbst wenn sie dreimal in einem später sequestrierten Hause gewesen seien, also keinen Entschuldigungsgrund hätten, zu arbeiten, heißt es, sie hätten nach wie vor Schröpfköpfe und Blutegel zu setzen in reinen Häusern. (Bei der noch unbekannten Asepsis ein gefährliches Verfahren.)

Die Proklamation enthält auch eine sehr konsequente Anordnung, der Infektkette nachzugehen. Jeder, der von seinem Besitz etwas zu veräußern wünscht — ganz ließ sich in der Not der Zeit der Verkauf und das Versetzen von Sachen nicht mehr vermeiden —, muß durch die Deputadi seiner Contrada die Sachen stempeln und mit einer Bola (Marke, Plombe) versehen lassen. Es müssen Listen geführt werden über Quantität und Qualität der Sachen und angegeben werden, wer sie bekommt, wohin sie gebracht werden und an welchem Tage sie fortgetragen werden.

Hätte allein das Erfassen der „robbe" die Pest zum Stehen und Erlöschen bringen können, es hätte mit diesem logischen und konsequenten Verfahren gelingen müssen.

Noch einmal wird die Brotverteilung geregelt. Bettler dürfen nicht mehr an den Brücken und Straßen stehen, sie müssen sich bei den Piovanen und Deputadi der Contrada, wo sie wohnen, für Unterstützung anmelden. Die Wächter an den sequestrierten Häusern dürfen sich nicht entfernen, solange dort infiziertes Gut sich befindet, ehe sie abgelöst werden. Schwerste Strafen bis zu 10 Jahren Galeere und die Todesstrafe werden ihnen angedroht.

Immer genauere Bestimmungen werden erlassen über die Gesundheitspässe und betreffs ihres möglichen Mißbrauchs. Ein-

geschränkt werden die Zugänge und Ausgänge der Stadt am Rande
der Lagune. Barkenführer, die dagegen verstoßen, bekommen
18 Monate Galeere und ihre Barken mit Inhalt werden verbrannt.

Zu dieser ängstlichen Fürsorge für die Innehaltung aller sichern-
den Absperrmaßnahmen für Venedig selbst steht eine Verfügung
in auffälligem Gegensatz, die am 23. 6. 1575 an die Rettori aller
Untertanenstädte der Terra ferma ergeht, übrigens eine Verfügung,
die ihre Vorgängerinnen bei allen früheren Pestepidemien hatte.
In einem keineswegs höflichen Ton wird ihnen vorgehalten, sie
behinderten „con grandissimo nostro dispiacere" zu unserem
größten Mißvergnügen, den Handel, indem sie Kaufleuten Schwierigkeiten machten, die mit ordnungsmäßigen Gesundheitspässen
versehen wären. Die Bewohner Venedigs würden dadurch geschädigt, Handel und Wandel litten. Sie hätten daher, die
„authentiche e legitime fede", die ordnungsmäßigen Pässe, zu re-
spektieren, den Transithandel und Verkehr freizugeben, denn
hier in Venedig würde mit größter Genauigkeit darauf geachtet,
daß die Pässe nur den Gesunden ausgestellt würden, die aus gesunden und unverdächtigen Häusern kämen. Die Rettori hätten
diese Anweisung an alle Kastelle weiterzugeben. Der Befehl werde
erteilt im Namen des Senats.

Spätere interne Verfügungen liegen vor, aus denen hervorgeht,
daß Defraudationen bei der Ausstellung der Pässe leider sehr häufig
vorkamen. Es ist wie mit den Salzsäcken. Wenn es um den Handel
geht, haben für die Dinge außerhalb Venedig 3 und 5 gerade zu
sein.

In der Proklamation vom 22. 6. wird wiederum das Halten von
Schule verboten, auch diesmal wieder nur begrenzt auf den Monat
Juli, dieser Usus, der die Behörde zwingt, immer wieder aufs neue
zu verfügen. Sie muß sehr genaue Terminkalender geführt haben.

Die alle früheren Erlasse wiederholende und sogar verschär-
fende Proklamation trägt den Charakter eines feierlichen Protestes
des Off. d. s. gegen die Forderungen der paduanischen Gelehrten.
Es sind die gleichen Formulierungen wie in allen früheren Erlassen,
die jene in den wichtigsten Punkten hatten aufgehoben sehen
wollen, hier noch versehen mit Ergänzungen, wo noch Möglichkeiten gegeben waren, den Wortlaut der früheren Erlasse zu miß-
deuten und um Lücken in der logischen Konsequenz der Durchführung zu schließen. In die Augen fallend ist eine wesentliche Verschärfung der Strafen.

Am 25. 6. wird befohlen, alle Piovanen hätten beim Officio zu erscheinen, um Abschrift von dieser Proklamation zu nehmen. Wahrscheinlich wurde für nötig erachtet, die Zügel der Disziplin scharf heranzunehmen. Jedenfalls ist deutlich, daß keine Rede davon gewesen ist, die S. u. P. a. s. hätten sich veranlaßt gesehen, irgendwelche Erleichterungen eintreten zu lassen und Bestimmungen aufzuheben, im Gegenteil.

Kaum 8 Tage sind vergangen, seit die Herren aus Padua ihre Tätigkeit begonnen haben, da geht dem Prior und dem Collegio der Physici ein umfangreiches Schreiben zu des Inhalts, es sei bekannt, welche Fortschritte das „mal contagioso" mache. Die Ärzte hätten alle Todesfälle sofort zu melden, auch die von Nobili und Cittadini. Die Anstellung von 28 neuen Barbieren war notwendig geworden, alle 28 für die Sestiere S. Marco, Castello und Canareggio, weiterer 4 für S. Polo, keiner für Dorsoduro, dem am besten durchlüfteten Stadtteil. Es ist dies ein kleiner Hinweis, der bei dem Mangel statistischen Materials erweist, daß die Seuche sich zu dieser Zeit besonders stark in den Sestiere nördlich des Canale grande ausgebreitet hatte.

Von den Spannungen, die sich notwendigerweise zwischen den Professoren und den S. u. P. a. s. entwickelt haben müssen, geben die Schriftwechsel der nächsten Wochen keine klare Kunde. Es werden keine gereizten Briefe gewechselt, wahrscheinlich ist es nicht einmal zu mündlichen Auseinandersetzungen gekommen.

Ein unmittelbarer Geschäftsverkehr zwischen den Professoren und den S. u. P. a. s. scheint, wenn er überhaupt angelaufen war, bereits am 26. 6. ins Stocken gekommen zu sein. Anders ist es nicht zu verstehen, daß der Senatsbeschluß vom 26. 6., der ihnen die drei Assistenten zubilligt, ihnen nicht auf dem Dienstwege zugeht, sondern ihnen durch einen der Savi des Collegio überreicht wird. Beauftragt wird NICOLO BARBARIGO, der im vorigen Jahr in Verona die Pest mit Erfolg bekämpft hatte, jetzt Savio della terra ferma, ein hoher Beamter, der, nur begleitet von je einem der Proveditoren und der Sopraproveditoren, diesen Auftrag zu übernehmen hat. Es geht nämlich nur noch äußerlich um die drei Assistenten.

Der Senatsbeschluß an sich hat eine unverfängliche Form. Er beginnt mit schmeichelhaften Beteuerungen, wie sehr die Republik die große Bereitschaft schätze, mit der sie ihr Leben zum Heil des Staates hätten einsetzen wollen, wie dies aus ihrem Schreiben an Seine Serenität hervorginge, sowie daß die angeboten hätten, für die ganze Stadt zu sorgen, wenn man ihnen drei Assistenten (die Ärzte Ailan, Maurizio und Boccalini) hinzufüge. Diesem Wunsch werde entsprochen. Einzeln oder zusammen sollten die drei Ärzte nach ihren Anordnungen Kranke besuchen und behandeln, wie ihnen täglich mitgeteilt und angewiesen werden würde seitens der S. u. P. a. s. Diese Ärzte hätten auch dem Off. d. s. Meldung zu erstatten, welche Personen nach den Lazaretten zu schicken und welche zu Hause zu bleiben hätten nach den Anweisungen der Professoren, entsprechend der Klugheit und Bedeutung der beiden Excellenzen.

Sieht das schon etwas darnach aus, als solle durch die drei Assistenten den S. u. P. a. s. die Möglichkeit einer Überwachung gegeben werden, so schließt sich nun ein zweiter Absatz an diesen Beschluß an, der Forderungen stellt.

Es solle durch einen der Savi des Collegio den Excellenzen Capodivacca und Mercuriale zu erkennen gegeben werden, wie dankbar die Signoria es begrüßen werde, wie sehr ihre Dienstleistung geschätzt würde und wie sie aufs ernstliche beschworen und überredet würden, in ihrer begonnenen Carità und Hingabe gegen die Stadt fortzufahren, indem sie medizinierten in den freien Häusern, aber auch in den sequestrierten Häusern[1], die ihnen angewiesen seien und ihnen auch fernerhin seitens der S. u. P. a. s. angewiesen würden zum Heil der Stadt. Versichert würde ihnen, dies sei der größte und dankenswerteste Dienst, den sie in diesen Zeiten der Signoria erweisen könnten.

Die Signoria hatte offensichtlich die Hoffnung noch nicht aufgegeben, sie würden weiterhin durch Hineingehen in die sequestrierten Häuser beweisen, die Seuche sei keine Pest.

Kann diese vorsichtige, mit Höflichkeitsformeln umkleidete Formulierung einen anderen Sinn haben, als daß sich in der Arbeitsweise der Professoren eine entscheidende Änderung vollzogen hatte, von der dem Senat Kenntnis zugegangen war und die ihm Anlaß gab, sie an ihr Angebot zu erinnern, innerhalb sequestrierter Häuser Kranke zu besuchen und zu berühren?

Aber Klarheit darüber wird nur mit großer Vorsicht geschaffen.

Über die Erledigung Ihres diffizilen Auftrages berichten Nicolo Barabarigo, S. t. f., Allessandro Bon, Proveditore, und Benedetto Giustiniani, Sopraproveditore, am 27. 6. dem Collegio:

---

[1] Vom Verfasser gesperrt.

„Serenissimo Principe et Eccellentissimi Signori. Nach Anordnung Eurer Serenissima haben wir die excellenten paduanischen Ärzte aufgesucht und haben mit den höflichsten Worten, die wir zu finden wußten, versucht, sie der Zufriedenheit zu versichern, die unsere Serenissima und die ganze Stadt empfinden für die Bereitwilligkeit und den guten Willen, die sie bewiesen haben, indem sie hierher kamen und anboten, ihre Arbeit zu leisten bei einem so hochwichtigen Bedürfnis, wie auch für die ausgezeichneten Erfolge, die sie bis zur Stunde erzielt haben, daß daher Euer Serenissimo und alle unsere Excellenzen sich ihnen verpflichtet fühlen und hierfür für alle Zeiten eine dankbare Erinnerung bewahren werden, und haben den Excellenzen den Beschluß mitgeteilt, der gestern im Senat gefaßt wurde.

Sie antworteten, sie würden mehr denn je in jenen guten Absichten fortfahren, mit denen sie hierher gekommen seien, sich anzubieten, und, indem sie jedes eigene Interesse beiseite ließen, seien sie bereit, den Dienst fortzusetzen, mit dem sie begonnen hätten zum Lobe und zur Ehre Gottes und zum Heile dieser Stadt und zur Zufriedenheit ihrer Signorie. Sie würden alle Kuren durchführen, die ihnen übertragen würden und andere dazu, jedoch hätten sie nicht die Absicht, in irgendein Haus hineinzugehen, das unter Verdacht stünde[1], vielmehr lediglich Besuche abzustatten an der Tür, indem sie betonten, sie bekämen auf diese Weise schon genug Information über das Wesen der Erkrankungen, könnten so den gleichen Dienst tun, indem sie Heilmittel von außerhalb der Tür anordneten und sich mit den anderen Ärzten berieten. Sie seien bereit, sich mit diesen jederzeit zu treffen, wenn sie dazu aufgefordert würden. Sie hätten erkannt, daß das Eintreten in die Häuser mit großer Gefahr für sie verbunden sei und so zu gar nichts nutze sei für den Dienst Eurer Serenità, von der sie annähmen, sie wolle ihr Leben nicht aufs Spiel setzen, vielmehr den Wunsch habe, es zu bewahren, um es weiter recht lange für den Dienst an ihren Völkern zu verwenden. Sie haben hinzugefügt, das Eintreten in die Häuser sei auch keineswegs nötig, da sie sehr wohl wüßten, daß die, welche ‚di sospetto‘ erkrankt wären aus den kleinen Häusern (den Häusern der Poveri) zur Behandlung nach den Lazaretten geschickt würden und nicht in der Stadt blieben. Was die besseren Häuser anginge, so genüge es, wenn die Barbiere hineingingen und, daß diese ihnen über die

---

[1] Vom Verfasser gesperrt.

Art, die Zufälle und Umstände des Leidens ihre Meinung mitteilten, worauf sie dann in solchen Fällen allein oder gemeinsam mit den anderen Ärzten beraten und dazu beitragen würden, die Gesunden und noch nicht Infizierten vor der Erkrankung zu bewahren, wie sie bereits getan hätten. Sie hielten für den wichtigsten Dienst, den sie der Stadt erweisen könnten, den, die nicht sequestrierten Häuser zu besuchen, in einem Augenblick, wo die Kranken gerade erst erkrankt seien und so zu verfahren, daß man die Gesunden von den Kranken trenne und jeden gegenseitigen Umgang für 3 oder 4 Tage verhindere. Denn der größte Teil der jetzt herrschenden Übel verwandele sich nach ihrer Erfahrung in diesen Tagen in ,pestilenti' und ,contagiosi'[1]. Zur Zeit wäre es so, daß, wenn entdeckt würde, die Krankheit sei verdächtig, hätten bereits alle im Hause mit den Kranken Umgang gehabt und seien während der gleichen Zeit bereits angesteckt. Daher müsse, wenn jemand an irgendeiner Krankheit erkrankt sei, sofort bestimmt werden, ihn für seine Person von allen anderen Leuten im Hause für drei oder vier Tage zu trennen. Würde nach dieser Zeit keine Malignität festgestellt, so könnten die Personen im Hause wiederum miteinander umgehen, würde sich aber das ,mal contagioso' zeigen, so seien alle die gerettet, die separiert seien. Mit dieser Methode glaubten sie, den Ursprung des Contagio schon an der Wurzel zu erfassen. Verführe man hiernach, so hofften sie, die Stadt in wenigen Tagen von der Seuche befreit zu sehen[1]. Sie empfahlen daher, so anzuordnen, und hofften, wenn das geschehe, das gleiche auch durch die anderen Ärzte durchgeführt würde.

Übrigens hätten sie beschlossen, von der Giudecca zu verziehen und Wohnung zu nehmen in einem Haus bei S. Toma bei einem Verwandten von Excellenz Mercuriale, indem sie sich dabei von ihrer ganzen ,famiglia' (allen ihren Hausgenossen) trennen und sich soweit wie möglich abschließen wollten. Es möchte auch die Serenità gut befinden, daß Excellenz Mercuriale in acht Tagen nach Padua gehen wolle, um dort vier oder fünf Tage sich aufzuhalten, dann aber für seine Arbeit in die Stadt zurückzukehren."

Der breit auseinander gesetzte Vorschlag, die Gesunden von den Kranken zu trennen, war das Einrennen offener Türen. Die sofortige Trennung der Kranken von den Ansteckungsverdächtigen

---

[1] Vom Verfasser gesperrt.

war das Grundprinzip des Handelns der Off. d. s. seit es ein Lazaretto vecchio und ein Lazaretto nuovo gab, d. h. seit rund 125 Jahren.

Die langatmige Darlegung hatte wohl kaum einen anderen Zweck, als die Aufmerksamkeit abzulenken von dem Kernproblem, daß sie nicht mehr bereit waren, Kranke in sequestrierten Häusern zu besuchen und zu berühren, mit anderen Worten dadurch den Beweis zu führen, es handele sich nicht um Pest. Sie wünschen ihr Leben nicht mehr zu riskieren, gerade das, was die Signoria ihnen so hoch angerechnet und was beim Volke ungeheuren Eindruck gemacht hatte.

Ihr kühler Vorschlag, es genüge ja, wenn die Barbiere in die Häuser gingen, ein Vorschlag der uns vom Standpunkt moderner ärztlicher Ethik kaum begreiflich, fast verwerflich erscheint, muß aus der Zeit begriffen werden. Es war nicht die Aufgabe hochgelehrter Ärzte, Behandlungsgriffe am Kranken durchzuführen. Das war das Amt der Chirurgen und Barbiere. Die Ärzte sahen, beobachteten, konsultierten. So entsprach es der Würde des Standes.

Der Schlußsatz aber, sie würden von der Giudecca nach S. Toma verziehen und sich von ihrer „famiglia" trennen, entschleiert die Gründe für ihren Entschluß, nicht mehr in verdächtige Häuser hineinzugehen, weil sie die Erfahrung gemacht hätten, dies Hineingehen sei für sie mit großer Gefahr verbunden. Wenige Tage später ist bekannt, wie sie zu dieser Erfahrung gekommen waren.

Zunächst aber verwahren sie sich noch am gleichen Tage, dem 27. 6., in einem unmittelbar an den Dogen gerichteten Schreiben gegen den ihnen von den drei Herren überreichten Beschluß des Senats.

Dieser Brief beginnt ohne Höflichkeitsformeln. Sie teilen mit, sie wünschten für sich und ihre drei Assistenten keine Erlaubnis zu erhalten, in die Häuser der Infizierten zu gehen. Der Beschluß führe zu nichts Gutem, da die Dinge gewöhnlich so liefen, wie sie bisher gelaufen seien, daß sie nämlich immer erst gerufen würden, wenn die Kranken bereits moribund seien und die anderen bereits infiziert seien, so daß die Polize (die amtlichen Listen) immer voll seien von Toten. Daher wünschten sie Sr. Serenità mitzuteilen, daß sie keine irgendwelche Befugnis obiger Art zu empfangen wünschten, da sie nicht sähen, daß dies irgendwie zum Nutzen der Stadt sein könne, noch zu dem Sr. Serenität, vor der sie sich „humiliter" verneigten.

Ein Beweis für die äußerste Korrektheit, die die hohe Behörde
den beiden Professoren gegenüber zu betrachten wünscht, ist es,
daß der Senat am folgenden Tage, den 28. 6., den bestrittenen Teil
des Beschlusses vom 26. 6. aufhebt.

„Aus dem heute gelesenen Schriftsatz ersehen wir, daß es die Absicht
der excellenten Ärzte Capodivacca und Mercuriale ist, nicht mehr, um
zu behandeln, in verdächtige Häuser einzutreten, da sie meinen, das diene
nicht zum Heil der Stadt und auch, um ihr Leben nicht zu riskieren. Da es
nun richtig ist, sich in Zeiten so großen Bedürfnisses der Arbeit so hervor-
ragender Ärzte zu gutem Zweck und Dienst unserer Stadt zu bedienen, ergeht der Beschluß, den Beschluß, der am 26. des Monats in diesem Consiglio gefaßt wurde, aufzuheben. Es sollen sich die S.u.P.a.s. der Arbeit der
genannten Ärzte bedienen für das Besuchen und Medizinieren, wie sie angeboten haben in dem Schreiben vom 27. des Monats und entsprechend dem
Bericht unserer Nobili, Nicolo Barabarigo S.t.f. und der Sopraproveditoren
a.s., wie sie mit ihnen unterhandelt haben, als wir ihnen jenen Entschluß zur
Kenntnis brachten."

Zwei Tage später ist es aus mit Schrift und Gegenschrift.

Der Senat hat Kenntnis davon erhalten, daß zwei der die Paduaner begleitenden Beichtiger, zwei Jesuitenpater, gestorben sind, daß
einer der ihnen zugeteilten Barbiere schwer krank darniederliegt,
auch einer ihrer Diener erkrankt ist. Die Umstände lassen nicht
nur zu, sie fordern die Anwendung der geltenden Bestimmungen.

Der Beschluß des Senats vom 30. 6. 1576 lautet:

„Nach Einsichtnahme in die Anlagen und andere Schriftstücke
(diese fanden sich nicht in den Akten), die heute gelesen wurden
— es wird Denunziationen geregnet haben — über den Tod der
beiden Rvd. Jesuitenpatres und über die schwere Erkrankung von
Barbieren, die den excellenten paduanischen Ärzten beigeordnet
waren, sowie eines ihrer Diener, ist es erforderlich, sowohl im
öffentlichen Interesse wie ihrer eigenen Sicherheit im besonderen,
hierin eine Vorkehrung zu treffen, die der Lage entspricht. Daher
wird beschlossen, den S.u.P.a.s. aufzutragen, die excellenten
paduanischen Ärzte aufzusuchen und in geeigneter Weise zu erwirken, daß sie sich damit einverstanden erklären, aus dem Haus
auszuziehen, in dem sie gegenwärtig wohnen und 8 Tage lang
Contumaz zu halten, zugleich mit einem ihrer jungen Leute und
zwei Dienern, die sie selbst auswählen können, um dann nach Ablauf
der 8 Tage wieder sich der Behandlung Erkrankter zu widmen in
der Weise, wie kürzlich festgelegt wurde und wie sie sich gestern
einverstanden erklärt haben. Es kann ihnen aber nicht erlaubt
werden, die Stadt zu verlassen ohne ausdrückliche Anordnung
dieses Consiglio. Die anderen Personen ihrer ‚famiglia' müssen

in dem Haus bleiben, in dem sie sich zur Zeit befinden, worin sie sequestriert bleiben für einen Zeitraum von 22 Tagen. Gleichzeitig wird beschlossen, daß die S. u. P. a. s. sofort alle Vorkehrungen treffen müssen für eine neue Wohnung, die geeignet ist für den obengenannten Zweck."

Der Beschluß steht in striktem Widerspruch zu der ersten Bedingung, die die Professoren für ihr Kommen nach Venedig gestellt hatten. Daß die Annahme jener Forderung niemals schriftlich bestätigt wurde, wird für sie kein Grund gewesen sein, darauf zu vertrauen. Unzweifelhaft müssen sie den Beschluß als den Bruch eines feierlichen Versprechens angesehen haben und es wird ihnen möglicherweise gar nicht zu Bewußtsein gekommen sein, vielleicht als völlig gerechtfertigt erschienen sein, wenn sie selbst unter der Bedrohung mit tödlicher Lebensgefahr ihr Versprechen, in alle Häuser, auch die sequestrierten, hineinzugehen und die Kranken zu berühren, nicht gehalten hatten.

Um zu verstehen, warum der Ton der Beschlüsse des Senats von höflichem Entgegenkommen unvermittelt überschlägt in unpersönlichsten Befehlston, muß versucht werden, sich eine Vorstellung davon zu machen, welche Entwicklung die Seuche in jenen Tagen genommen hatte und wie es auf das Volk wirken mußte, daß gerade jetzt die als Halbgötter und Heilige angesehenen Männer begonnen hatten, die verdächtigen Häuser zu meiden, ja daß sie selbst zu erleben hatten, wie Angehörige ihrer eigenen Umgebung von der Seuche ergriffen wurden.

Dem „Hosianna!" folgte rasch ein „Kreuzige!". Darüber berichten die Akten nichts, wohl aber erzählt uns der Anonymus, nachdem er ausdrücklich betont hat, wie das Tun der Paduaner des höchsten Lobes wert gewesen sei, wie sie als reiche Leute von großem Ruf und Reputation aus Eifer und Caritas die große Aufgabe auf sich genommen hätten, es hätten nach ihrer Ankunft die Dinge eine böse Wendung genommen. Alsbald sei nicht nur die Aura ihres Lobes verblichen, sofort habe es geheißen, sie seien die Ursache des Ruins der Stadt. Das Volk habe auf ihre Autorität und ihr Wort vertraut, darauf, daß sie ja ohne Zögern überallhin gegangen seien. Nun aber seien ihre Begleiter, die hochverehrten Jesuiten, die aus Christenliebe sie begleitet hätten, gestorben, „apestadi", andere ihres Haushalts seien befallen worden. Hiernach sei es nicht mehr zweifelhaft gewesen, daß das Übel echte Pest sei.

MORELLO, als Verwaltungsbeamter, der sicherlich in keiner Weise damit einverstanden gewesen war, daß die Professoren die Erlaubnis erhalten hatten, entgegen den für alle anderen Ärzte geltenden Bestimmungen die verdächtigen Häuser zu betreten, urteilt in seinem Schlußbericht kurzer Hand:

„Da sie so in die Häuser hineingingen, und entsprechend ihrem Angebot, überall frei verkehrten, ebenso in den infizierten, wie in den freien Häusern, wurde das zur Ursache, daß das Übel sich stark vermehrte und sich durch die Stadt schlangenartig ausbreitete (serpendo per la città)."

Immer wird eine Volksmasse, in ihrer Enttäuschung über das Scheitern einer Hoffnung auf das Eintreten eines Wunders, die dafür verantwortlich machen, von denen sie das Übernatürliche erwartet hatte.

Die klugen Leiter des Staates werden sich eines solchen Kurzschlusses, wie er sich in Berichten späterer Zeit, schon um der literarischen Wirkung willen, des öfteren findet, nicht schuldig gemacht haben. Aber daß sie das Entstehen neuer Krankheitsherde verhindern mußten, indem sie die Ansteckungsverdächtigen, und mochten es die hochberühmten Professoren von Padua und Mitglieder ihrer „famiglia" sein, den bewährten Bestimmungen des Gesundheitsdienstes unterwarfen, war für sie selbstverständlich. Ohnehin taten sie es nur unter recht weitherziger, die beiden Herren persönlich sehr schonender Auslegung der Bestimmungen.

Und hatten diese nicht selbst noch in ihrem letzten Angebot die Trennung der Gesunden und Kranken gefordert und kühn vorausgesagt, geschähe das, so hofften sie, die Stadt in wenigen Tagen von der Seuche befreit zu sehen. Nichts in der Haltung und den Äußerungen der beiden Professoren ist unbegreiflicher als diese kühne Prognose.

Für 12 Tage verlautet nichts von und über Capodivacca und Mercuriale. Sie saßen aber in ihrer Abschließung von der Außenwelt nicht müßig. Am 12. 7. lag dem Senat eine umfangreiche Schrift vor, gerichtet an den Dogen, eine Vereinigung von Anklage, ärztlichem Gutachten und wissenschaftlicher Epikrise, keineswegs aber eine Rechtfertigung und schon gar nicht, wie der Übersetzer MOROSINIs [60] hinzufabelt, etwa das Eingeständnis eines verhängnisvollen Irrtums. Sie ist in höchst autoritativem, lehrhaften Ton gehalten. An keiner Stelle wird erkennbar, daß die Entwicklung der Dinge ihre Seele beschwert habe. Das Schriftstück schließt mit dem Antrag, ihnen die Rückkehr nach Padua freizugeben. Man bedürfe ihrer ja jetzt nicht mehr, da die Stadt über so viele ausgezeichnete Ärzte verfüge.

Die Darstellung des Ablaufs der Seuche würde zu sehr unterbrochen, sollte diese Schrift hier unmittelbar besprochen werden. Sie ist ein medizinisch-kulturhistorisches Zeitdokument, wert, ausführlich wiedergegeben und kommentiert zu werden. Das soll gleichzeitig mit vier Epikrisen venezianischer Ärzte, die auf Veranlassung der Regierung im Februar 1577 (venez. 1576) erstattet wurden, in einem besonderen Abschnitt geschehen (s. S. 180).

Dem Senat scheint es willkommen gewesen zu sein, der peinlichen Lage ein Ende machen zu können. Ohne auch nur mit einem Wort auf die viele Schreibseiten füllenden Ausführungen einzugehen, erteilt er auf das beharrliche Andringen der Herren ihnen die erbetene Lizenz, nach Padua zurückzukehren. Auch in diesem Beschluß und Schreiben, das ihnen zugeht, werden wiederum alle Höflichkeitsformen gewahrt:

„Im Einverständnis mit dem heute verlesenen Schriftsatz der excellenten Ärzte Capodivacca und Mercuriale und ihrem fortgesetzten Anliegen, das sie an die Signoria gerichtet haben, aus dieser Stadt abreisen zu dürfen, bleibt uns nur noch übrig, ihnen eine ehrenvolle Genugtuung zu geben, da sie im Dienst eine Bereitwilligkeit und Nächstenliebe gezeigt und bewiesen haben, die nicht größer hätte sein können im Hinblick auf den Dienst an diesem Volk, daher ergeht der Beschluß, den obengenannten Excellenzen Capodivacca und Mercuriale sei Freiheit gegeben, nach Padua gehen zu dürfen, und es sei ihnen zu verstehen gegeben durch unser Consiglio, daß man äußerst zufriedengestellt sei über ihre gute Gesinnung und Bereitwilligkeit, die sie bei dieser Gelegenheit bewiesen haben."

Dank, ja, auch Anerkennung ihrer Gesinnung und Bereitwilligkeit. Von ausgezeichneten Erfolgen aber, wie noch in dem Schreiben der drei Beauftragten an das Collegio vom 27. 6. 1576, ist keine Rede mehr und auch nicht von reichen Belohnungen, von denen Sticker [81], wahrscheinlich auf Grund irgendeiner späten Quelle, erzählt.

Der betrübliche Ausgang eines mit größten Hoffnungen begonnenen Unternehmens hat die Nachfahren noch lange beschäftigt. Die Kritik, die die Haltung der beiden Professoren erfuhr, schwankt zwischen den Extremen der Bewunderung und der Verurteilung.

Mit Recht, scheint mir, meint HAESER [35], eine gerechte Beurteilung hätten sie bisher nicht gefunden.

Unter anderem berichtet eine solche sekundäre Quelle von einem Umschlag der Volksstimmung, durch die das Leben der beiden Herren gefährdet gewesen sei. ANDREA MOROSINI [59] sagt in seiner Geschichte der Stadt: ,,jubende senatu dimissi sunt, turpi discessu, adventus percelebri fama corrupta, cum non deessent qui dicerent, quod libero illis ad aegrotos aditu patefacto in immensem fere aegritudinem vis excrevisset.''

,,Auf Befehl des Senats sind sie entlassen worden. Ein unrühmlicher Abgang, zerstört der glänzende Ruf bei ihrem Kommen. Es fehlte auch nicht an solchen, die sagten, dadurch, daß man ihnen freien Zugang zu den Kranken gestattet habe, sei die Gewalt der Seuche ins Ungeheure gesteigert worden.''

So ist es nun nicht gewesen. Die Entlassung ist auf ihren Wunsch und in allen Ehren und ohne Vorwürfe erfolgt.

Ein ebenso irriges Urteil eines Zeitgenossen, der nicht in die Interna des amtlichen Geschäftsgangs hineinsah, ist aber auch das Urteil des Anonymus: ,,Il Capivaccio ricevuto a Venezia come uome providentiale, poiche l'effetto de suoi rimedi non rispose all'attese inadaequate, fu dimesso senza motivo plausibile.''

,,Capivaccio, in Venedig empfangen als ein Segenbringer, wurde, als das Ergebnis seiner Heilmittel die Erwartungen nicht erfüllte, ohne plausible Begründung entlassen.''

An einem plausiblen Motiv fehlte es ganz gewiß nicht.

Fast alle Daten, die sich in der 1836 veröffentlichten Übersetzung des lateinischen Berichts MOROSINIs [60] über die Pest von 1575—1577 ins Italienische finden, tragen den Stempel novellistischen Ausspinnens mündlicher Tradition. Nirgends findet sich in der großen Schrift der beiden Paduaner eine Andeutung eines ,,trepidando per l'esito e pieni di rossore e vergogna, distesero uno scritto con cui manifestarono il loro zelo per la Republica chiedendo perdono dell'avenuto, augurando alla Republica fortuna e salute''.

,,Voll Furcht, wie es ausgehen werde und voll von Erröten und Scham, setzten sie ein Schriftstück auf, in dem sie ihren Eifer für die Republik bekundeten und Verzeihung erbaten für das Geschehene, indem sie der Republik Glück und Heil wünschten.'' Und in einer Fußnote heißt es: ,,Wenn auch spät waren sie wenigstens nicht so obstinat, das Contagio zu negieren. (Benche tardi almeno non si obstinarono nel negare il contagio.) La loro partenza contaminati la celebre fama della loro venuta! (Der glänzende Ruf ihres Kommens befleckt bei ihrer Abreise.)'' Wer dies schrieb, hatte keine Einsicht in den Quellen genommen.

Sehr richtig schreibt Davide Giordano [28] in Hinblick auf sekundäre Quellen: „La cosa e narrata dagli scrittori contemporanei con pocche varianti smorzando o forcando le tinte, secondo erano disposti all'indulgentia od alla rampogna." „Restano pero lettere e relazione dei due Professori Paduani, implacabile documenti del loro errore, in cui persistevano. Errare humanum est, persistere autem diabolicum."

„Die Angelegenheit ist von zeitgenössischen Schriftstellern mit wenig Varianten berichtet worden in dämpfenden oder verschärfenden Farben, je nachdem sie geneigt waren zur Nachsicht oder zum Vorwurf. Es liegen aber noch Briefe und Berichte der beiden paduanischen Professoren vor, unbezweifelbare Beweise ihres Irrtums, in dem sie beharrten. Irren ist menschlich, darin zu beharren teuflisch."

In bezug auf das letzte vermag ich Giordano nicht zu folgen.

Sie hatten ja gar nicht geirrt im Sinne des auf Galen zurückgehenden Schuldenkens ihrer Zeit, wie jene Zeitgenossen und die Nachfahren urteilten.

Ihre Auffassung vom Wesen einer Epidemie war, vereinfacht ausgedrückt, eine quantitative, nicht eine qualitative. Sie beruhte nicht auf der Diagnostik der Symptome, wie es für uns selbstverständlich ist, sondern auf der Bewertung der Höhe der Morbidität und Letalität. Noch kurz vor Ausbruch der Seuche hatte Trincavalli [88] in seinem 1575 in Venedig veröffentlichten Traktat „de pestilentia" deutlich unterschieden zwischen „febres pestilentes" und „pestilentia" und betont, Fieber, die anfangs „pestilenti" seien, könnten später in „pestilentiam" übergehen.

Daß dieser Übergang von „febres pestilentes" in eine „vera peste" gerade in die Wochen fiel, in denen die beiden paduanischen Professoren in Venedig aus besten Motiven sich eingesetzt und der Gefahr ausgesetzt hatten, wird ihnen als eine Schicksalsfügung erschienen sein. Zugleich werden sie es als ihr gutes Recht angesehen haben, sich diesem Schicksal zu entziehen. Wenn das Volk und auch gebildete Laien den Schluß zogen, es sei ihr Verkehr in den Häusern der Erkrankten gewesen, der die Schuld getragen habe an der furchtbaren Wendung, an dem, was wir eine plötzliche Änderung in dem Trend der Seuche nennen würden, so werden sie eine solche Schlußfolgerung für kaum der Erörterung wert gehalten, vielmehr an der Meinung festgehalten haben, irrige Auffassungen der Zeit und auf ihnen beruhende Organisationsfehler seien daran schuld gewesen, wie Trincavalli [88] sich ausdrückt, eine „negligentia humana", daß die „qualitas pestilens ad multos serpit".

Später wird zu erörtern sein, daß diese Auffassung keineswegs so abwegig war, wie es uns auf den ersten Blick erscheint. Gerade die Identität des Krankheitsbildes bei den sporadischen Fällen der endemischen Pest jener Jahrhunderte (SUDHOFF [82]) mit dem Krankheitsbild bei schweren Epidemien mußte als bedeutungsvoll erscheinen.

Die Form der Entlassung nach Padua entsprach den Allüren eines vornehmen staatlichen Organs gegenüber angesehenen Vertretern einer der hochgeschätztesten Einrichtungen des Staates, des „studio di Padua", seiner berühmten Universität.

Nichts ist darüber bekannt, daß das Ansehen der beiden Herren als Hochschullehrer im mindesten durch ihren Mißerfolg und die Mißdeutung der Lage in Venedig Einbuße erlitten habe. Anfang des folgenden Jahres laß Mercuriale in Padua die oben schon erwähnte große, später mehrfach gedruckte und wiedergedruckte Vorlesung über die Pest, in der er zwar seinen persönlichen Anteil an den Geschehnissen in Venedig mit keinem Wort erwähnt, aber nunmehr von der venezianischen Seuche unumwunden als von Pest spricht.

Ein Nachspiel aber hatte die Tragödie, das typisch ist für das Schweigeprinzip des Staates, ausgedrückt mit den Worten „per nostri convenienti rispetti".

Erst 2 oder 3 Tage waren seit der Abreise der Professoren vergangen, da wurde den Rettori von Padua vom Senat aufgetragen, sie vorzuladen. Bei ihrer Abreise von Venedig hätten sie verlauten lassen, von ihnen sei eine Abschrift ihres großen Berichtes auch nach Pesaro geschickt worden. Pesaro war päpstlich!

Die Rettori sollten die Herren namens der Signoria ermahnen, wenn ihnen an ihrer Gunst gelegen sei, so möchten sie schleunigst jene Abschrift aus Pesaro zurückfordern und übrigens alles tun, daß die Schrift nicht verbreitet würde, auch alle etwa noch vorhandenen Exemplare vernichtet würden. Keinesfalls dürfe die Schrift an irgendeiner Stelle des Staatswesens oder im Lande eines anderen Fürsten gedruckt werden. Die Signorie sei überzeugt von ihrem guten Willen, sie zufriedenzustellen, und werde, wenn ihr Verlangen erfüllt würde, so daß sie dessen sicher sein könne, darin eine dankenswerte Handlung sehen.

Auch dieses Schreiben endet mit einer Höflichkeitsformel. Über seinen Ernst wird kein Untertan Venedigs in Zweifel gewesen sein.

Für das Ausmaß, das die Ausbreitung der Seuche von der zweiten Juni-
hälfte an nahm, für die Steilheit des Anstiegs der Kurve ihrer Morbidität und
Letalität, steht leider nur wenig und nur in Bruchstücken vorhandenes Zahlenmaterial zur Verfügung, das später gegeben werden wird. Es dürfte nicht
abzulehnen sein, daß wir uns den Verlauf der Epidemie in dieser Hinsicht
ähnlich, jedoch in vielfachem Maßstab, vorzustellen haben, wie ihn MAS-
SARIA [55] für die Pest in Vicenza im Jahre 1577 berichtet:

März	April	Mai	Juni	Juli	August	Sept.	Oktober	Nov.	Dez.
6	18	19	3	32	277	643	573	257	69

Zahlen wie diese entsprechen dem typischen Verlauf einer Pestepidemie
jener Zeit in Europa: Beginn im Frühjahr, allmähliches Ansteigen, steiler
Anstieg auf der Höhe des Sommers, Erlöschen im November oder Dezember.
Die Deutung dieses jahreszeitlichen Verlaufs muß späterer Darlegung vorbehalten bleiben (s. S. 245).

Daran, daß in Venedig die Pest herrschte, zweifelte jetzt niemand
mehr, selbst wenn offiziell nach wie vor von „mal contagioso"
gesprochen wurde. Selbst im Sinne der von Capodivacca und
Mercuriale vertretenen galenischen Auffassung war die Seuche
nunmehr zu einer Pest geworden.

Um diese Zeit wußte natürlich ganz Italien bereits um die Not Venedigs.
Sicherlich hatten die Gesandten, auch der päpstliche Legat, die heimgesuchte
Stadt verlassen. Aber Rom ließ sich nicht unbezeugt. Gregor XIII., Ugo
Buoncompagni, sonst der Republik nicht sonderlich gewogen, sandte allen
Getreuen in Christo des einen oder anderen Geschlechts in der Stadt Venedig
oder an Orten ihr untertan, die irgendwie am „mal contagioso" erkrankt
seien, seinen Gruß und apostolischen Segen.

Nur vom Hirtenamt, nur von der Liebe und von der Hilfe Gottes für das
Heil der Seele spricht das Breve vom 7. 7. 1576. Kein Wort, bei der Größe
des Unheils, von der sonst so gern betonten Selbstverschuldung durch die
Schwere der begangenen Sünden. Nur die Gewährung von vollem Ablaß
und Vergebung der Sünden für alle, die „in articulo mortis" zerknirscht bekennen, bis zu denen selbst, die, der Sprache nicht mehr mächtig, nur im
Innern den Namen Jesu angerufen hätten. Allen aber, es seien Laien oder
Kleriker, die sich der Kranken angenommen hätten, Werke der Liebe
verrichtet oder wenigstens durch ihre Gebete die Befreiung erfleht hätten,
werden die Segnungen der Kirche für sich und alle Ihrigen verheißen.

Anders klingt es aus einem Breve Gregors XIII. — ich greife vor — vom
20. 7. 1577, 1 Jahr später, in den Tagen des Erlöschens der Pest. Jetzt ist
der Augenblick, von den Sünden des Volkes und vom gerechten Zorn Gottes
eifernd zu sprechen. Dennoch aber will der Stellvertreter Gottes auf Erden
dessen höchste Eigenschaft, das Mitleid, üben, aus väterlicher Güte Verzeihung gewähren, indem er alle über jedweden in der Stadt Venedig etwa
verhängten kirchlichen Zensuren, Exkommunikation, Anathem und Ver-
fluchung aufhebt und sie alle absolviert, losspricht, mit apostolischem Segen
segnet und sie wieder aufnimmt in den Schoß der Kirche. Er werde den
Allmächtigen anflehen, in immerwährender Fürsorge seine Herde nicht preis-
zugeben, vielmehr sie mit seinem unermeßlichen Mitleid von dem noch

bestehenden Übel zu bewahren und so rasch wie möglich von dem „presente morbo di essa peste" zu befreien.

Im Juli 1576 läßt auch Giovanni Trevisan, der Patriarch von Venedig und Primas von Dalmatien sich vernehmen.

Er beginnt mit dem Zorn Gottes und der Geißel der Pest, die über Venedig und seine Diözese rechtens wegen der Menge der Sünden geschwungen sei.

Er mahnt zu Buße und Zerknirschung, dazu, nicht noch mehr Gott zu erzürnen, an Orazionen teilzunehmen, Almosen zu geben, gemeinsam die heilige Kommunion zu besuchen. Dann werde Gott, wie ein mitleidiger Vater dem verlorenen Sohn, dem Volk sein Auge wieder zuwenden und sein Elend wenden.

Die Zeit theoretischer Überlegungen, ob Pest oder keine Pest, war vorbei. In dreifacher Hinsicht stellte die Abwehr und Bekämpfung ungewöhnlich schwere Aufgaben, die rasches und entschlossenes Handeln forderten.

Die Kapazität der Lazarette versagte. Sie reichten weder aus für die Kranken, noch für die Ansteckungsverdächtigen, wie es ja schon seit langem unmöglich geworden war, dorthin Desinfektionsgut zu senden. Trotz der ständigen Vermehrung des Personals der unteren und mittleren Beamtenschaft des Off. d. s. erwies sich die Personalbesetzung des Gesundheitsdienstes als unzureichend. Die Sequestration einzelner Häuser, mit so großer Strenge man sie auch durchzuführen bemüht war, hatte nicht den erhofften Erfolg gebracht, das Übergreifen des „Contagio" auf die Nachbarschaft, von Contrada zu Contrada, von Sestiere zu Sestiere zu verhindern.

Die Zahl der Erkrankten stieg unaufhaltsam an, ein Vielfaches davon war die Zahl der Ansteckungsverdächtigen.

Am 26. 6. gab der Senat den Proveditori des Arsenals Auftrag, 60 gedeckte Barken mit allem Zubehör den S. u. P. a. s. zur Verfügung zu stellen und so herzurichten, daß sie für den Transport nach dem Lazaretto nuovo geeignet seien. Alles müsse später dem Arsenal zurückerstattet werden. Sehr rasch reichte auch das nicht aus. Schon am 9. 7. muß vom Senat die Neuanfertigung von 100 Barken beim Arsenal bestellt werden.

Das Lazaretto vecchio konnte die täglich wachsende Zahl der Kranken nicht mehr fassen. Am 9. 7. beschloß der Senat — sicher nicht leichten Herzens —, für die Behandlung auch von Befallenen und Verdächtigen, sowie zur Aufnahme von sicherlich kontagiösem Gut das Kloster S. Andrea della Certosa anzuweisen, soweit es außerhalb der Kirche benutzt werden könne, also die Einrichtung eines zweiten Lazaretto vecchio. Mehrere Behörden bekommen den Auftrag, alle nötigen Einrichtungen zu schaffen. Ein Prior wird am 11. 7. angestellt. Um Raum zu schaffen, war schon am 5. 7. angeordnet worden, alle Sachen der Toten seien im Lazaretto vecchio nach Abschätzung ihres Wertes zu verbrennen.

Viel wichtiger aber als diese örtlichen Abhilfen war, die bürokratische Zentralisierung in der Handhabung und Überwachung des ganzen Bekämpfungsapparates zu lockern. Am 29. 6. gibt der Senat dem Collegio die Befugnis „con intervento et ballotatione" der S. u. P. a. s. für jedes Sestiere drei Nobili zu erwählen, die jeder allein oder alle drei gemeinsam dafür sorgen sollen, daß die öffentlichen Anordnungen durchgeführt werden, wie auch alles, was seitens der S. u. P. a. s. weiter verfügt werden wird. Die Wahl findet ohne Verzug am 2. 7. statt. Gewählt werden achtzehn Nobili, außerdem für jedes Sestiere noch ein Nobile „di rispetto", ein Ersatzmann. Alle waren Männer aus alten Familien, deren Namen an anderer Stelle aufgeführt sind (s. S. 23).

Am gleichen Tage beschließen die S. u. P. a. s. „a bossoli e balotte" eine Geschäftsordnung für diese Presidenti der Sestiere.

(Zu beachten ist der Geschäftsgang: der Senat beschließt die Einsetzung der neuen Ämter. Das Collegio nimmt unter Mitwirkung der S. u. P. a. s. die Wahl vor. Die Dienstanweisung wird von den S. u. P. a. s. ausgearbeitet und beschlossen.)

Bezuggenommen wird auf den großen gedruckten Erlaß an die Parocchianen vom 12. 6. und die Proklamation vom 22. 6. Diese sollen sie durchführen, wobei ihnen das Recht verliehen wird, Strafen zu verhängen, Gefängnisstrafe, Auspeitschen und „dar corda". Schwere Fälle sollen sie melden. Zur Exekution der Strafen können sie alle Capitani officiali (Polizeichefs) und die Capi di guarda kommandieren. Konsequent bestimmt eine zweite Anordnung, die Ärzte und Barbiere sollten in die freien Häuser hineingehen und dort behandeln. In dringenden Fällen dürften die Barbiere aber auch verwendet werden, wenn in sequestrierten Häusern etwas vorkäme. Dann dürften sie aber unter keinen Umständen etwa fortfahren, Pestkranke zu behandeln (hier wird das Wort „Pest" einmal offen ausgesprochen), ohne ausdrückliche schriftliche Genehmigung des Officio, um welche Person es auch gehe. (Später wird noch deutlicher werden als hier, daß sowohl Ärzte wie Barbiere gelegentlich, wenn es lohnte, Ausnahmen machten.)

Die Presidenti sollen gemeinsam mit den Parochianen ihrer Sestiere auf den Eingang von Almosen bedacht sein (wiederum ein Bestreben, einen Teil der Staatsausgaben durch Almosen zu decken). Nur wenn die Mittel nicht ausreichten, Poveri und Miseri, die zum Teil oder ganz sich nicht selbst versorgen könnten, mit Lebensmitteln und Arzneien zu versehen, sollten sie dazu befugt sein, nach Einholung von Information und Beurteilung der Einzelfälle durch die Parochianen und durch das Officio, das sie dann mit den nötigen Mitteln zur Verteilung an die Parochianen versehen werde. Selbst die Barken für den Abtransport werden nur für die Poveri umsonst gestellt. Die Begüterten haben den Transport zu bezahlen, ebenso für das Reinigen ihrer Häuser, da das ja von den angestellten Picegamorti getan würde.

Not und Gefahr mögen die Stadt noch so sehr bedrängen, nichts beirrt die Behörden in ihrer als ernste Pflicht empfundenen Sparsamkeit und durch nichts lassen sie sich davon abbringen, an allen bürokratischen Formen festzuhalten. Nach wie vor muß bei jedem Verdachtsfall eine schriftliche Verhandlung aufgenommen werden (processo), müssen alle, die in dem betreffenden Hause verkehrt haben, sequestriert und notiert werden. Die Verhandlungsdokumente und die Personallisten sind dem Officio unverweilt zuzuleiten, damit die Sequestration nunmehr auch amtlich ausgesprochen werden kann. Jedem der Presidenti wird zu diesem Zweck ein Nodaro beigegeben.

Nochmals wird angeordnet, falls ein Erkrankter noch unter dem Verdacht gestorben sei oder es sich nach dem Urteil zweier Ärzte des Sestiere auch nur um einen Fall „di rispetto" gehandelt habe, sollten die Presidenti den Toten begraben lassen in einem Sarg (cassa), ohne Bekleidung und zwar in der Erde, in einer tiefen Grube, nicht in einer Arca (gemeint ein Kirchengrab). Das Haus sei zu sequestrieren und befände sich dort noch ein Kranker, so müsse er besucht und behandelt werden als wäre er verdächtig.

Immer enger wird es in den Lazaretten, besonders im Lazaretto vecchio.

Den Presidenti wird daher befohlen, im Augenblick nur aus den Sestiere Castello und Dorsoduro Kranke und Tote zum Lazaretto vecchio und Gesunde nach dem Lazaretto nuovo zu schicken, für die anderen Sestiere werde mitgeteilt werden, was veranlaßt sei. Inzwischen sollten die sequestierten Häuser bewacht werden, in denen sich noch Sachen befänden, bis festgestellt sei, wo sie entseucht werden sollten. Es war ein Augenblick offensichtlichen Versagens, der nur dadurch überbrückt werden konnte, daß schleunigst außer der Insel S. Andrea della Certosa nun auch die Insel S. Lazaro als Ausweichlazarett beschlagnahmt wurde.

Den Presidenti wird einiges Unterpersonal zugeteilt und sie werden angewiesen, täglich mit den Deputadi der Contraden sich in einer der Hauptkirchen ihres Sestiere zu treffen, um über das Notwendige, und wie obigen Verfügungen durchzuführen seien, zu beraten.

Bedenklich in Hinblick auf die geregelte Arbeit des ganzen Verwaltungsapparates des Staates war ein soziales Symptom, in dem sich das Nahen dessen ankündigte, was die Historiker Venedigs als „Decadenza" bezeichnen, das Sinken des Verantwortlichkeitsgefühls für das Geschick der Stadt innerhalb der herrschenden und regierenden Klassen der Nobili und Cittadini. Kam es schon zum Ausdruck in jenem stets sich wiederholenden Schlußsatz der Wahlbeschlüsse, in dem jedes Ablehnen eines Amtes mit Strafe bedroht wird, jetzt, im Augenblick schwerster Bedrohung der Stadt sich den Amtspflichten zu entziehen, war einer Oligarchie unwürdig und mußte ihren Anspruch auf den Primat als fragwürdig erscheinen lassen.

Nur allzu menschlich begreiflich ist es, wurde und wird es zu allen Zeiten und überall erlebt, daß Menschen in Seuchenzeiten sich dem drohenden Zugriff des Todes durch die Flucht zu entziehen versuchen, oft eine der wesentlichsten Ursachen der pandemischen Ausbreitung einer Seuche. Diesem elementaren Fluchttrieb der Menschen Halt zu gebieten gilt von jeher die Hauptsorge des Hygienikers.

Bis ins Frühjahr hinein hatte die Seuche noch hauptsächlich die Quartiere der Poveri und Miseri heimgesucht. Jetzt, nun sie sich über alle Sestiere ausgebreitet hatte, bedrohte sie auch die Häuser der Reichen und Vornehmen. In diesen Wochen unterliegt auch ein Teil der hohen Beamtenschaft jenem Fluchttrieb. Das Ärgernis wird so groß, daß es Anlaß gibt, am 9. 7. den großen Rat zusammenzurufen und durch ihn einen feierlichen Beschluß gegen diese Mißstände herbeizuführen.

„Außerhalb der Stadt halten sich viele unserer Nobili auf, die Amtsstellen der Officii, Magistrati und Consigli bekleiden, mit der Folge, daß der größere Teil dieser Behörden nicht ihre Sitzungen abhalten kann. Das haben unter anderem vor unserer Signoria die Häupter des Conseglio de X vorgetragen. Es besteht die Gefahr, daß die Büros aus dieser Ursache leer

werden, wodurch eine große Anzahl armer Antragsteller schwer geschädigt
wird und übrigens der öffentliche Dienst der Stadt in große Gefahr und Unordnung gerät. Dem muß vorgebeugt werden. Daher wird beschlossen, daß
alle, die Ämter in Officii, Magistrati und Consigli bekleiden, in ihnen oder
durch den großen Rat dazu gewählt, sofern sie zur Zeit auswärts sich aufhalten, binnen 8 Tagen nach Veröffentlichung dieses Beschlusses in die
Stadt zurückzukehren und ihre Amtspflichten zu erfüllen haben. Lassen
sie diesen Termin verstreichen, so haben sie sich als entlassen aus diesen
Officii, Magistrati und Consigli zu betrachten, auch aus dem Senat. An
ihrer Stelle werden sofort Neuwahlen stattfinden. Die Neugewählten dürfen
ebensowenig während der jetzigen ‚sospetti' die Stadt unter obiger Strafe
verlassen, es sei denn mit Genehmigung des Collegio, vorausgesetzt, daß $^2/_3$
(due terzi delle ballotte) dafür sind."

Von diesem Beschluß soll allen Rettori (der terra ferma) Kenntnis gegeben werden, soweit nötig.

Er gilt ebenso für alle Cittadini, die Officii oder andere Ämter in der
Stadt ausüben. Auch sie haben innerhalb 8 Tagen nach Veröffentlichung
dieses Beschlusses zurückzukehren und ihre Pflichten zu erfüllen bei Strafe,
daß sie ihres Amtes verlustig gehen, mit der Bestimmung, daß sie für
10 Jahre kein Amt mehr bekleiden können. Wenn sie wieder zurückgekehrt
sind, dürfen sie während der jetzigen „sospetti" nicht wieder abreisen, außer
wenn seitens der Signoria ein triftiger Grund dafür anerkannt wird.

Der Beschluß hatte, wie aus anderen Anordnungen hervorgeht,
keine Auswirkung auf die Familien der Betroffenen. Viele von
ihnen wohnten während der Seuche in den Villen an der Brenta,
in den Euganeen und an den Abhängen der Alpen.

Ein voller Erfolg wurde nicht erreicht und weiter in Frage
gestellt, als Beschlüsse gefaßt worden waren, ganze Contraden
und Sestiere unter Contumaz zu stellen. Es wurde notwendig,
den Befehl sowohl für die Nobili wie für die Cittadini am 11. 8. in
recht verschärfter Form zu wiederholen. Dennoch mußten am
7. 9. wiederum Strafen angedroht werden gegen Nobili, die zur
Übernahme der Ämter von Deputadi nicht erschienen oder alsbald
nach Übernahme des Amtes ohne Lizenz wieder abgereist waren.

Und daß es selbst durch die Schwere der Strafen und auch durch
Gewährung von Urlaub zum Besuch der Familien nicht gelang, die
Lücken in den Ämtern zu schließen, erhellt daraus, daß die Räte
genötigt waren am 26. 9. andere Seiten aufzuziehen. Es wurde
vollständiger Straferlaß denen versprochen, die sich bereit erklärten,
mindestens drei Monate als Deputadi in der Stadt zu dienen. Für
die anderen solle es beim alten bleiben und eine Begnadigung ausgeschlossen sein, es sei denn der Senat beschließe es mit $^4/_5$ der
Ballotte bei Anwesenheit von 150 Mitgliedern.

Einige wenige Zahlen weisen mangels statistischer Grundlagen
auf den steilen Anstieg der Morbidität und Letalität. MORELLO

berichtet in seinem Schlußbericht, im Jahre 1575 seien nur 4 neue Ministri (Mittelbeamte) im Officio angestellt worden, im Jahre 1576 bis Ende Juni 8, vom Juli bis Ende Oktober 24, im November 4 und dann bis zur Befreiung der Stadt im Juli 1577 nur noch ein einziger, wahrscheinlich auch nur ein Ersatzmann für einen Ausscheidenden. Diese Zahlen liegen parallel den oben erwähnten Zahlen, die MASSARIA überliefert hat.

Ähnlich ist es mit den Geldanweisungen für die Bekämpfung. Sie folgen sich vom Juli an in schnellem Tempo, im Juli, August und September viermal im Monat, als wäre alle Sparsamkeit aufgegeben worden. Hauptsächlich betrafen sie Zahlungen für das arme Volk.

Mehrere wichtige Beschlüsse liegen ebenfalls vom 29. 7. vor. Es erschien angezeigt, den Zorn Gottes zu beschwören, Orazionen und Prozessionen zu veranstalten (sicherlich nur innerhalb der Kirchen und Klöster, denn große Prozessionen waren schon in früheren Epidemien konsequent unterlassen worden). Hierfür beschließt der Senat, allen Klöstern und frommen Stellen (luoghi pii), denen gewöhnlich zu Weihnachten und zu Ostern Getreide geschenkt wurde, jetzt 524 Dukaten auszuzahlen, zu verteilen nach der Bedeutung der Konvente.

Am gleichen Tage wird dem Arsenalspersonal zugebilligt, es solle im Falle der Sequestration seinen vollen Lohn behalten. Modern ausgedrückt war das Arsenalspersonal, die Schiffszimmerleute, Calfaterer usw., eine mächtige Gewerkschaft. Die Regierung hatte von jeher guten Grund, sie bei guter Stimmung zu halten. In der Geschichte Venedigs haben die Marangoni gelegentlich eine zweifelhafte Haltung angenommen. Die Verschwörung des Marino Falier war auf ihre Mitwirkung hin geplant.

Sehr merkwürdig und von zweifelhafter Deutungsmöglichkeit ist ein Beschluß vom 30. 6., daß bei Strafe von 25 Lire alle Hunde und Katzen zu töten seien, weil sie das Übel von Haus zu Haus verschleppen könnten. Nirgends findet sich hier oder an anderen Stellen irgendein Vermuten angedeutet, die Pest könne zu Nagetieren, Ratten oder Mäusen in Beziehung stehen, sonst hätte man die Katzen bestimmt nicht abgeschlachtet. Zweifellos waren beide Tiere Flohreservoire, — als Kontagionsträger erscheinen sie auch in den Bestimmungen über die Quarantäne — wenn Flöhe eine menschliche Leiche verließen. Heute wissen wir, daß Übergang von Menschenflöhen auf Hunde und Katzen stattfinden kann. Die

Verschleppung von Keimen der Pest auf diesem Wege ist also denkbar. Das aber konnte damals noch niemand vermuten. Es scheint im wesentlichen um den Unrat auf den Straßen gegangen zu sein.

Der Anonymus spricht spöttisch von einer sizilianischen Vesper, die unter den Tieren angerichtet worden sei, mit dem Effekt, daß noch Menschen angestellt werden mußten, um die Kadaver aus den Kanälen zu fischen, aus denen heraus sie einen unerträglichen Gestank verbreiteten.

Längst muß wegen des Umfangs, den die Sperrung der Häuser angenommen hatte, das Off.d.s darauf bedacht sein, noch einmal festzulegen, wie lange Häuser und Menschen sequestriert bleiben müssen. Einerseits soll nichts versäumt werden, andererseits sollen die Contumazzeiten auf das Nötigste beschränkt bleiben, um die immer beschwerender werdenden Menschenanhäufungen im Lazaretto nuovo zu vermeiden.

Sechs angesehene Ärzte müssen unter Eid ihr Plazet dazu geben, daß von jetzt ab alle, die in die Barken steigen, um mit neuen Kleidern in die Stadt entlassen zu werden, 22 Tage Contumaz halten müssen.

Solche, die mit ihren Sachen in einem bequemen Haus bleiben (casa commoda) — das war also inzwischen gestattet worden — jedoch bei großer Familie, wenn in diesem Haus der Herr oder die Herrin gestorben sei, so daß „robbe" verschmutzt seien, müssen 40 Tage sequestiert bleiben.

Das gleiche gilt für mittelgroße Häuser, wenn die Familie mittelgroß oder klein ist.

Ist aber ein Diener gestorben, der im Erdgeschoß wohnte und nicht im oberen Stockwerk zu tun hatte, so genügt, daß das Haus 22 Tage sequestiert bleibt.

Haben Leute das Haus gewechselt und dabei aus dem infizierten Haus keine Sachen irgendwelcher Art mitgenommen, so müssen sie, falls in ihrem Haus Dienstpersonal gestorben ist, in dem neuen Haus 22 Tage Contumaz halten.

Alle diese Regeln sollen gelten sowohl für Häuser, die bisher sequestriert wurden, wie für solche, die in Zukunft sequestriert werden.

Diese Beschlüsse und die vom 12. des vergangenen Monats dürfen nur geändert werden nach vier Ballotagen der Signori.

Notgedrungen werden also jetzt Unterschiede gemacht in der Beurteilung der Gefahr für „case commode, mediocre et piccole", d. h. für Häuser der Reichen, der Wohlhabenden und der Unbemittelten.

Der mangelhafte Erfolg der Sequestration einzelner Häuser — im Fortschreiten der Seuche hatte sich ja nichts geändert — wird von Woche zu Woche deutlicher und fordert immer weiter greifende Absperrmaßnahmen. Sie werden aber alsbald als erfolglos erkannt und einige Wochen später durch ein neues System der Sequestrierung ganzer Stadtteile abgelöst.

Mit einem der Sestiere wurde ein erster Versuch gemacht. Um den Beginn des Juli hatte die Pest am schwersten das Sestiere Castello ergriffen. An verschiedenen Stellen des heute stark veränderten Stadtsechstels wird durch den Commandatore am 4. 7. proklamiert.

1. In den nächsten 8 Tagen darf keine Frau oder ein Kind über 12 Jahre im Sestiere Castello das Haus verlassen bei Prügelstrafe.

2. Die Männer des Sestiere dürfen kein fremdes Haus betreten bei Strafe der „corda" oder Galeere.

3. Niemand darf nach 2 Uhr nachts das Haus verlassen. (Strafe: „corda" oder „prigion serata".)

Dieser Erlaß war nur ein Vorspiel für viel weitergehende Entschlüsse und Hoffnungen, durch eine einzige radikale Maßnahme die Seuche zum Stehen zu bringen.

Am 8. 7. wird der Beschluß auf die ganze Stadt ausgedehnt und noch ergänzt durch die Anordnung, Frauen und Kinder dürften den Bereich ihrer Contrada nicht mehr überschreiten, und sich auch nicht mehr auf den Campi zusammenfinden, die Frauen nicht zu Schwatzereien, die Kinder nicht zum Spiel. Verantwortlich gemacht wird der Mann für die Frau, Väter für Söhne, Töchter, Enkel, Enkelinnen, Brüder für die Schwestern. Immer hofft die Behörde, solche Maßnahmen könnten rasch einen Erfolg haben. Der Beschluß gilt nur für die kommenden 14 Tage.

Am 14. 7. wird verboten, daß Vagabunden oder Diener sich in der Stadt herumtreiben, da sie sich das „mal contagioso" durch Umgang mit anderen Leuten zuziehen könnten, die Diener zum Unheil ihrer Herrschaft. Das Verbot geht so weit, daß Diener selbst ihre Frauen nicht ohne schriftliche Erlaubnis der Herrschaft aufsuchen dürfen, wenn diese außerhalb des Haushalts wohnen.

Rasch zeigte sich allerdings, daß bei diesen strengen Ausgehverboten jede Haushaltführung stillstehen mußte. Am 9. 7. wurde von S. u. P. a. s. die Konzession gemacht, von Frauen, die keine Männer hätten, dürfe eine je Haus ausgehen, um Wein, Holz usw. für die Familien einzukaufen. Verboten war ihnen aber das Betreten der Contrada S. Jeremia im Sestiere Canareggio.

Alle Sperrmaßnahmen, die in den nächsten Monaten angeordnet werden, scheitern daran, daß zu viele Ausnahmen zugestanden werden müssen, wenn das Leben der Stadt nicht erstarren sollte. Wahrscheinlich waren es die Präsidenten der Sestiere, die, weil sie die Auswirkung der Befehle unmittelbar erlebten, das Officio auf die Notwendigkeit solcher Abänderungen hinwiesen, der erste Erfolg der Dezentralisierung des Gesundheitsdienstes.

Für eine Reihe von Berufen und Ämtern werden Ausnahmen bewilligt, unter anderem, daß junge Leute unter 18 Jahren in Geschäften aus- und eingehen dürfen, aber nur dort und dorthin, wo Bedürfnis und Umstände der Verrichtung es erfordern. Welchen Umfang diese Zugeständnisse erreichen mußten, zeigt eine Liste, in der alle aufgeführt sind, die freie Bewegung haben müssen: Beichtiger und Capellane, Ärzte, Chirurgen, Hebammen, Notare für das Aufnehmen der Testamente, junge Leute aus der Kanzlei des Dogen, Angestellte der Notare, Bankbeamte und ihre Diener, Advokaten und ihre Klienten, und zwar sowohl für Consulte im Palazzo wie vor Gericht, Agenten und Hausangestellte, jedoch nur für Arbeit im Hause ihrer Herrschaft, Arbeiter in der Zecca, der Münze, falls sie jünger sind als 18 Jahre.

Schließlich wird auch noch den Präsidenten der Sestiere die Befugnis gegeben, in ihrem Dienstbereich im Bedarfsfalle auch anders zu entscheiden.

Ein voreiliges Verbot der Einfuhr von Lebensmitteln, das in Padua und Treviso proklamiert worden war, wurde am 13. 7. wieder aufgehoben. Nur wären für den Transport Gesundheitspässe zu fordern.

Wo es um politische Beziehungen geht, wird sehr höflich und entgegenkommend verfahren. Ein französischer Edelmann, Verwandter des französischen Gesandten, wünscht an den Hof des Allerchristlichsten Königs zurückzukehren. Damit er seine Reise rasch durchführen kann, wird durch das Collegio und den Senat am 11. 7. beschlossen, es solle ihm jede Bequemlichkeit und Gunst für seine Reise durch venezianisches Gebiet gewährt werden. Ein Generalauftrag ergeht an All' und Jeden (wie heute: „An jeden, den es angeht"), es dürften ihm, wenn er für sich und seine Begleiter und Sachen die authentischen Gesundheitspässe vorwiese, keinerlei Hindernisse bereitet

werden. Man habe ihn frei passieren zu lassen, er habe keine Zollgebühren
zu zahlen, weder für sich, seine Begleiter noch für seine Sachen. Es müßten
ihm gute Pferde und Führer verschafft werden, — dies allerdings auf eigene
Kosten — sowie alle anderen Benötigtheiten, indem man ihm in jeder Weise
und mit allen Kräften behilflich sein solle, seine Reise durchzuführen.

Dergleichen Erlasse liegen mehrfach vor. Auch einem Nobile wird einmal eine Ausnahmeerlaubnis erteilt, nach auswärts zu verreisen, so vom
Collegio am 14. 7. einem Zorzi, der, obwohl zum Capo eines Sestiere gewählt,
für 2 Tage nach Padua zu reisen wünscht, um zu erwirken, daß seine Villa
an der Brenta, in der seine Familie wohnt, nicht als Lazarett in Anspruch
genommen werde. Auch in den Villen an der Brenta hatte es Todesopfer
gegeben und es war versucht worden, seine Villa als Evakuierungsstation
zu benutzen. Es erschiene, schreibt er in seinem Antrag, sinnlos, daß, um
Villen mit Kranken zu entlasten, eine saubere Villa infiziert werden solle.

Das unvermeidliche Dilemma hinsichtlich der Absperrmaßnahmen war, einerseits die unnötigen Kontakte zwischen möglichst
vielen Menschen verhindern zu wollen, andererseits gezwungen zu
sein, dem Handel keine unerträglichen Hemmnisse aufzuerlegen,
schon garnicht dem Handel mit Lebensmitteln. Wie schon der über-
eilte Erlaß betreffend den Verkehr mit Padua und Treviso hatte
aufgehoben werden müssen, so wurde am 19. 7. für Lebensmittelhändler und ihr Personal, Gemüsehändler, Abwieger, Bediente
und Träger gestattet, die Häuser der Kaufleute zu betreten, um
ihre Geschäfte durchzuführen, eine gefährliche Lockerung der Bestimmungen, aber unvermeidlich, wenn nicht etwas noch Gefähr-
licheres, eine Hungersnot heraufbeschworen werden sollte.

Zweifel an dem System der Verhängung von Contumaz über
Häuser und Stadtteile müssen schon Mitte Juli aufgetreten sein,
ohne daß aber die Behörde etwa daran gedacht hätte, sie aufzugeben. Zu sehr war es seit früheren Pestepidemien zur Tradition
geworden.

So ist es denn auch anfangs nur eine Zusatzmaßregel, daß angesichts der Lage, daß täglich die Pest neue Häuser ergreift, der
Senat am 16. 7. beschließt, in großem Maßstab Raum zu schaffen
für die Unterbringung Ansteckungsverdächtiger und ihrer Sachen.
Auf der Insel S. Erasmo, nicht weit vom Lazaretto nuovo an der
Mündung des Porto di Buro sollen Holzbaracken in der nötigen
Anzahl erbaut werden, für jedes Sestiere soviel wie nötig. Dorthin
sollen die gesunden Ansteckungsverdächtigen mit ihren Sachen
gebracht werden, damit sie diese dort selbst entseuchen und überwachen können.

Einer der Ersatzpräsidenten jedes Sestiere soll mit einem der Patrone
des Arsenals — es darf aber kein Kassenbeamter sein — den Beschluß zur

Ausführung bringen. Der Arsenalsbeamte muß das Holz besorgen und die Zimmerleute (Marangoni) stellen, alles so schnell wie möglich. Das Holz kann im Handel gekauft werden auf besondere Rechnung, zu zahlen aus der Staatskasse. (In einer anderen Version des Beschlusses, die kassiert wurde, heißt es, sie könnten das Holz auch gegen Miete nehmen zu möglichst günstigen Bedingungen.) Bestraft soll werden, wer Holztafeln etwa für seinen Laden nimmt (für Aufschlagen einer Verkaufsbaracke) in Erwartung der Senza (des großen Festes).

Seien zufällig die Ersatzdeputierten nicht in der Stadt, so sollten die aktiven Deputierten der Sestiere nach ihrer Wahl geeignete Personen nach S. Erasmo abordnen. Sei alles mit größtem Eifer und Schnelligkeit ausgeführt, so wären Menschen und Sachen nach den Baracken zu schicken. Die Deputierten der Sestiere hätten dafür Barken, Wächter, Beamte zu stellen, soviel wie ihnen nötig erscheine, um die Aufsicht auszuüben, damit niemand dort von dem ihm angewiesenen Platz sich wieder entfernen könne. Um die Unterbringungsmöglichkeiten noch zu vermehren, wird den Soproproveditoren und Patronen des Arsenals aufgetragen, den S.u.P.a.s. zehn Arsili (ausgediente Galeeren) mit ihren Segeln auszufolgen, um auch auf ihnen Menschen so unterzubringen, daß sie vor dem Contagio sicher seien. Die S.u.P.a.s. selbst teilen den Magnifizenzen (d. h. den Präsidenten der Sestiere, die sie hier mit der üblichen Adelsanrede titulieren) des Sestiere Canareggio sechs Picegamorti zu für die Transporte und für das Reinigen und Ausräuchern der Häuser, das inzwischen offenbar ins Stocken geraten war. Sollten Picegamorti durch Krankheit oder Tod ausfallen, was wahrscheinlich an der Tagesordnung war, wird Ersatz gestellt werden.

Der Monat ist erfüllt von hastigem, überstürzten Planen. So auch hier. Schon 2 Tage nach diesem Beschluß über die Errichtung der Baracken auf S. Erasmo kommen Bedenken, ob die Vereinfachung des Verfahrens, den Ansteckungsverdächtigen die Entseuchung ihrer Sachen selbst zu übertragen, nicht doch zu gefährlich sei. Es heißt in einem Beschluß des Senats vom 18. 7., im Jahre 1556 und auch jetzt habe sich herausgestellt, nichts sei schlimmer und gefährlicher, als verdächtige Personen zusammen zu lassen mit ihren infizierten Sachen. Der Beschluß vom 16. 7. wird daher abgeändert. Die Sachen sollen nicht dorthin gebracht werden, wo die Menschen ihre Contumaz zu halten haben. Alle Betten und Sachen, auf denen ein Kranker oder Toter gelegen habe, sind zu verbrennen. Die Besitzer der anderen Sachen erhalten Erlaubnis, um ihre Sachen zu entseuchen, nach Örtlichkeiten zu gehen, die dafür angewiesen sind.

Schwerlich wird das einen wesentlichen Unterschied gemacht haben.

Die Sitzungen des Senats werden für die nächsten beiden Monate der Schauplatz gewesen sein von temperamentvollen Reden und Gegenreden, von Vorschlägen aller Art und ihrer Verwerfung, keine leichte Lage für die S.u.P.a.s., die selbst im Senat Sitz hatten, dazu Stellung nehmen mußten, womöglich genötigt waren, sich vor schnell genommenen Mehrheitsbeschlüssen zu beugen, die mit ihrer Überzeugung und Erfahrung nicht übereinstimmten.

Ganz ist man sich über S. Erasmo nie einig gewesen. Am 3. 8. gibt es neue Bedenken, diesmal wegen der Verpflegung der dorthin gebrachten Menschen. Die Präsidenten bekommen genaue Anweisungen, vor allem auch betreffs der Wasserzufuhr, die stets für die Inseln im Ästuar, wenn mit Regenwasser und Zisternen nicht zu rechnen war, ein schwer zu lösendes Problem darstellte. Von Matratzen war schon keine Rede mehr, Strohbündel müßten ausreichen, um den Menschen Lagerstätten zu verschaffen. Die Magistrati sollten übrigens aber dafür sorgen, daß die Baracken auf die Sestiere proportional ihrer Größe und den Bedürfnissen der Poveri richtig verteilt würden. Inzwischen müsse alles geschehen, um die Häuser in der Stadt, deren Contumaz abgelaufen sei, zu reinigen, auszuräuchern und zu weißen („biancheggiare", das erste Mal, daß die Verwendung von Kalk erwähnt wird, die aber wohl seit langem üblich war).

Gleichzeitig werden jetzt in Bausch und Bogen die Inselklöster in Beschlag genommen, außer S. Andrea della Certosa und S. Jacomo di palude noch S. Francesco del Deserto und zeitweise auch S. Elena und Mazorbo, die Nachbarinsel von Burano, später noch einige abgelegene Inseln.

Mit alledem steigen immer weiter die Transportschwierigkeiten. Die Behörde sieht auch wohl ein, daß ja schließlich nicht die halbe Stadt nach auswärts verlagert werden kann. Sie entschließt sich zu einer nicht unbedenklichen Konzession an die Besitzer geräumiger Häuser (case commode), indem sie ihnen erlaubt, mit Genehmigung der S. u. P. a. s. ihr Gut im eigenen Haus entseuchen zu lassen. Dies war der erste Schritt zu einem vollständigen Systemwechsel, zu dem überzugehen in den nächsten Monaten unvermeidlich wird.

Der Senat mußte sich davon überzeugen, daß der Umfang der Aufgaben die Arbeitskraft der S. u. P. a. s. zu übersteigen begonnen hatte. Er verleiht daher am 18. 7. den Presidenti der Sestiere, die nunmehr hinreichende Erfahrungen erworben haben und dem Geschehen am nächsten stehen, die Befugnis, selbständige Bestimmungen betreffend die Infizierten und die „robbe" zu treffen und über anderes, was zu ihrem Bereich gehört, sowie auch schwere Delikte und Ungehorsam zu bestrafen bis zur Todesstrafe (pena capitale). Die S. u. P. a. s. haben nicht das Recht — ein kurzer

Einblick in einen Kompetenzkonflikt — die Beschlüsse und Maßnahmen der Präsidenten rückgängig zu machen. Aber dieser Beschluß gilt nur für 20 Tage. Ist er wohl ein Zeichen für ein gewisses
Versagen des Officio, so ist doch die Rücksichtnahme auf die
Selbständigkeit der offiziellen Magistrate so groß, um diesen Aus-
nahmebeschluß auf nur 20 Tage zu beschränken.

Immer schwerer werden die Strafandrohungen, immer häufiger
wird die Todesstrafe angedroht, immer deutlicher aber zeigen gerade
diese Verschärfungen des Strafsystems, daß damit nicht alles erreicht werden kann.

In dieser jammervollen Lage gibt ein Einzelfall Zeugnis von der
menschlichen Höhe der Männer des Collegio, die sich in ihrem Gefühl für sittliche Verantwortung und Gerechtigkeit, vielleicht selbst
für Humor, nicht beirren ließen. Davon berichtet der Anonymus,
ein armer Narr habe beobachtet, wie die Nobili sich zur Beamten-
wahl in den Palast begaben. Sofort lief er durch alle Straßen, rief
vor allen sequestrierten Häusern, ,,Brüder kommt heraus, die
Serenissima hat euch freigelassen, weil Dank Gottes Gnade keine
Pest mehr herrscht!''

Die Sequestrierten hielten ihn für einen Beamten, kamen heraus,
schüttelten ihm die Hand und eilten zur Kirche des Heil. Rocchus,
um Gott für die Befreiung zu danken.

Die Proveditoren hatten am folgenden Tage alle Mühe, die
Sequestration aufs neue durchzuführen. Angesichts der Gefahr,
die nach ihrer Auffassung der Narr heraufbeschworen hatte, ist
begreiflich, daß sie die Strenge des Gesetzes walten und ihn auf-
knüpfen lassen wollten. Das Collegio aber hatte Mitleid mit seiner
Torheit, wollte nicht, daß er stürbe und ließ ihn nur einige Tage
einsperren.

Nichts änderte sich in dem Sparsamkeitssystem. Zu allem
übrigen wurde den Presidenti noch auferlegt, die Einziehung einer
Steuer, eines ,,grosso per ducato'' zu besorgen.

Allen Fehlschlägen zum Trotz sollte noch einmal ein Versuch
im Großen gemacht werden, durch Sperrung des Verkehrs in der
ganzen St adt die weitere Übertragung des Contagiums unmöglich zu machen, ein Entschluß, von dem sich schwer sagen läßt,
worüber man mehr staunen soll, über das Heroische eines solchen
Unternehmens oder über den Mangel an Einsicht in seine Ausführ-
barkeit.

Der Vorschlag dazu ging von einem Manne geistlichen Standes aus, der einen großen Ruf als Prediger hatte und dem es offenbar auch nicht an der nötigen Beredsamkeit gebrach, ein weltliches Publikum hochgebildeter Männer in weltlichen Fragen für seine Überzeugung zu gewinnen.

Was der Padre Fiamma vom Orden der Carità von seiner Methode, die Stadt von dem Contagio zu befreien, dem Sekretär des Dogen erzählt hatte, war diesem überbracht worden. Er ließ ihn vor das Collegio berufen. Dort erklärte Fiamma mit hinreißender Rede, Gott habe diese Stadt in wunderbarer Weise im Wasser entstehen lassen, ein Bollwerk der ganzen Christenheit. Was Gott seit so vielen Jahrhunderten gegen alle Stürme wie eine unberührte Jungfrau bewahrt habe, werde er auch bis zum Zeitenende erhalten. Der Doge solle sich nicht durch die Pest entmutigen lassen, denn sie käme, wie sich mehr denn je habe feststellen lassen, nicht von der Luft. Sie sei durch den Umgang der Menschen miteinander verbreitet worden. Sequestriere man alle Bewohner der Stadt für 15 Tage in den Häusern, so würde sich rasch herausstellen, von wo die Krankheitsfälle ausgingen, und man könne sie dann leicht unterdrücken und die Stadt reinigen, denn man könne ein Wild nicht im freien Feld einfangen, sondern nur, indem man es in die Enge treibe.

Jener Beschluß des Senats, sicherlich in der Sitzung vom 31. 7. nur nach schärfster Diskussion angenommen, ist niemals zur Ausführung gekommen, wahrscheinlich auf Widerraten der Präsidenten der Sestiere, der um diese Zeit sachverständigsten Männer des praktischen Bekämpfungswerkes, die über die Unmöglichkeit der Durchführung nicht im Zweifel gewesen sein werden. Es wird schon an sich nahe daran gewesen sein, daß die ganze Bevölkerung straffällig würde.

Die Ausführung wurde durch einen weiteren Beschluß des Senats vom 6. 8. verschoben und noch am gleichen Tage — es wird ein Tag heißen Streits im Senatssaal gewesen sein — durch einen zweiten Beschluß endgültig cassiert (la parte fu tagliata, cassa et annulata). Für einen Augenblick hatte die Einsicht der Sachverständigen gesiegt.

Dennoch lohnt es sich, dieses Dokument eines verzweifelten und heroischen Entschlusses wenigstens auszugsweise wiederzugeben, um das Denken einer Bürokratie jener Zeit in einer fast hoffnungslosen Lage zu verstehen:

Es beginnt feierlich: „Nun wir sehen, daß das Übel, das nun schon seit vielen Monaten unsere Stadt heimsucht, nicht allein nicht zum Stillstand kommt, trotz der tapferen und bedeutenden Maßnahmen, es auszulöschen, vielmehr in einem Maße zugenommen hat, daß die Befürchtung entsteht, es werde zu noch höheren Gipfeln sich erheben, — was Gott nicht wolle — und da wir den klaren Beweis in Händen haben, daß der öffentliche Verkehr des Volkes und der Transport der Sachen von Ort zu Ort die Hauptursache und Schuld sind, daß noch immer die Lage in der Stadt sehr schwer ist, und da es äußerste Notwendigkeit ist, ein Mittel gegen das Übel zu finden, so muß man auf jede Weise versuchen, die Ursache zu beheben, die das Übel am Leben erhält und zunehmen läßt.

Daher sollen alle guten Bürger unseres Vaterlandes sich mit ganzer Seele an die Majestät Gottes wenden, ihn unterwürfig anflehend, seinen Zorn zu besänftigen und uns von der großen Last zu befreien, indem sie gleichzeitig alle Kräfte einspannen zur Hilfe für das öffentliche Wohl, womit wir hoffen dürfen, daß seine göttliche Majestät seine Gunst und Gnade spenden wird und nunmehr so großen Übeln ein Ende machen werde, daher wird beschlossen, daß im Namen des Heiligen Geistes alle Contraden unserer Stadt für eine Zeitspanne von 14 Tagen, die zu beginnen haben, wenn es unser Collegio für gut befinden wird, von ihren Deputierten (den Presidenti) angeleitet und überwacht werden sollen, indem im Namen unseres Consiglio allen durch öffentliche Proklamation Folgendes bekannt gemacht werde:

Niemand, er sei von welchem Stand, Rang, Beruf, Geschlecht und Eigenschaft (qualità) erdreiste sich, bei Todesstrafe, innerhalb der genannten Zeit seine Contrada zu verlassen, das Haus anderer Menschen zu betreten, auch nicht in seiner eigenen Contrada. Ausgenommen sind die Mitglieder unseres Consiglio, die Avogadori de Commun, die Capi des Consiglio de X et Zonta und in diesem Consiglio di Quarantia criminali für so viel Zeit, als sie bedürfen, um sich in ihr Officio zu begeben.''

Es folgen die weiteren Ausnahmen, wie sie in dem Beschluß vom 14. 7. aufgeführt sind. Jedoch dürfen die Deputadi der Contrade sonstige Lizenz erteilen in dringendsten Fällen, schriftlich und unter Eid (sotto debito di sagramento). Es soll auch eine Säuberung innerhalb der Gruppen der Deputadi der Contrade vorgenommen werden, Nachlässige entlassen und bestraft, Neue gewählt werden, die Besten und Geeignetsten in jeder Contrada.

Die Deputadi sollen nicht nur, wie bisher wiederholt angeordnet, Stunde für Stunde die infizierten Häuser ihrer Contrada überwachen, für die Kranken so viel wie möglich sorgen, die Gesunden bewahren vor Infektion, die Befallenen und ihre Sachen täglich nach den dafür bestimmten Orten wegschaffen lassen, sondern auch für alle Menschen sorgen, die sich in freien Häusern befinden, wie das Collegio und die S. u. P. a. s. angeordnet haben, d. h. die Bedürftigen sind mit Lebensmitteln zu versehen aus den Mitteln, die ihnen dafür zur Verfügung gestellt sind, sei es aus den Almosen oder aus den Fonds des Officio. Es wird angenommen, die Neigung, Almosen zu geben, werde groß sein zum Heil der Stadt und ihrer Kinder. Doch sollten die Leute nichtsdestoweniger beschworen und gebeten werden, darin so viel tun als möglich.

Mit Notwendigkeit hätten sich natürlich unmittelbar die größten Schwierigkeiten ergeben müssen, die ganze Stadt bei der Aufhebung jedes Verkehrs zu ernähren. Um ihrer Herr zu werden sollen im Senat drei Nobili als Proveditori für die Beschaffung und Verteilung der Lebensmittel gewählt werden, die aus jedem anderen Officio und Magistrat genommen werden könnten, unter Androhung der üblichen Strafe bei Ablehnung der Annahme des Amtes. Sie haben im Amt zu bleiben, solange eine Vorsorge nötig sein sollte.

Alle Wächter im Bereich von S. Marco, Rialto und anderen Orten sowohl an Land wie auf dem Wasser hätten an Ort und Stelle zu bleiben. Sie dürften ihren Posten bei Strafe nicht ohne höheren Befehl verlassen, um jederzeit zur Verfügung zu stehen.

Schließlich wird noch, aus der Hoffnung heraus, diese eingreifende Maßregel werde eine heilsame Auswirkung haben, bestimmt, es solle nicht möglich sein dürfen, rasch eine Abänderung des Beschlusses vorzuschlagen. Die Mitglieder des Senats, die ihn durchgesetzt hatten, wollten ihn sichern. Vergeblich!

Ein retardierendes Element wird schon dadurch eingeschaltet, daß den S.u.P.a.s. Befugnis gegeben wird, den Beschluß nach Grundsätzen durchzuführen, die sie für heilsam für die Stadt halten. Auch sollen sie und die Capi der Sestiere und die Deputadi der Contrade ihn erst zur Ausführung bringen, sobald sie es innerhalb ihres Pflichtenbereichs für notwendig erachten.

Die Straffheit der Führung ist ins Wanken gekommen. Der Beschluß kommt nicht zur Ausführung, obwohl noch am 3.8. die S.u.P.a.s. außerordentlich umfangreiche Ausführungsbestimmungen herausgeben.

Zunächst werden die Deputadi aller Contraden zu einer feierlichen Versammlung einberufen, um durch den Dogen persönlich beschworen und ermahnt zu werden, ihre Pflicht mit aller denkbaren Hingabe zu erfüllen. Dazu sollen die Deputadi das Recht haben, nach Belieben Personen ihrer Contrada zu Wachtdienst und Nachtdienst aufzurufen. Außerdem sollten die Contraden durch Grenzfestlegungen von einander getrennt werden. Meinungsverschiedenheiten hierüber hätten die Präsidenten der Sestiere zu entscheiden. Die Grenze nach dem Festland wie nach dem Meer zu müsse auf strengste Tag und Nacht bewacht werden. Niemand darf kommen oder gehen.

Noch einmal werden fast alle Verordnungen über die Sachen, über die Durchführung des ärztlichen Dienstes wiederholt. Keine Contrada darf der Nachbarcontrade einen der zugewiesenen Picegamorti fortnehmen. An ihnen fehlte es überall.

Daher wird bestimmt, daß Vagabunden und andere Elende (tristi) die nur Schaden anrichten könnten, aufgegriffen und für den Dienst als Picegamorti eingestellt werden sollen.

Die Picegamorti, überlastet wie sie sind, dürfen aber nicht zugleich in mehreren Contraden an die Arbeit gesetzt werden, jedoch haben sie aus den Lazaretten sofort zurückzukehren und dürfen dort nicht zurückgehalten werden, etwa für das Begraben der Leichen. Das soll durch anderes Personal geschehen. Denn alles komme an auf schnelles Reinigen der Häuser, damit kein neues Unheil entstünde.

Jetzt bekommen auch die Deputadi der Contrade die Befugnis, bei Übertretungen Galeerenstrafe, Verbannung und alle Strafen außer der Blutstrafe zu verhängen.

Unter keinen Umständen dürften die Prioren der Lazarette oder an anderen Orten, wohin Sachen oder Personen geschickt werden, die Abnahme verweigern, soweit sie ihnen mit einem Mandat der Contradadeputierten zugingen. Mandate aber müssen ausgestellt sein und gelten als im Namen der S.u.P.a.s. ausgefertigt. In allen zweifelhaften Fällen sollen sich die Deputadi an die Präsidenten der Sestiere wenden, die namens der S.u.P.a.s. entscheiden werden.

Bis zum kommenden Sonntag sollen die Deputadi der Contraden genaue Listen aller Einwohner Kopf für Kopf aufstellen, unter Angabe ihrer Situation (stato e qualità). Die Bürokratie auf die Spitze getrieben, in dieser Lage noch eine Volkszählung durchführen zu wollen. Nach Angabe des Anonymus soll damals eine Bevölkerungszahl von 120000 festgestellt worden sein, eine nach allen sonstigen Angaben weitaus zu niedrig gegriffene Zahl.

Außer der allgemeinen Überwachung der Contraden ist die wichtigste Pflicht der Deputierten, Tag für Tag alle Häuser auf das Vorhandensein von Kranken (infermi de mal contagioso) zu kontrollieren.

Die Toten müssen so rasch als möglich beerdigt und ihre Sachen verbrannt werden. Alle übrigen Menschen und Sachen sind unmittelbar nach den dafür bestimmten Stellen zu verschicken. Doch soll den Leuten aus infizierten Häusern erforderlichenfalls zunächst jede Hilfe gewährt werden. Über all dies ist schriftlich an das Officio zu berichten.

Um den Leuten zu helfen, die durch die Maßnahmen um ihren Erwerb kommen, soll mit ihnen accordiert werden, daß sie als Barkenführer bei den Transporten dienen können gegen angemessene Bezahlung. Andere Poveri sollen als Tag- und Nachtwächter verwendet werden. Leute, die zu gar nichts zu gebrauchen seien, sollen 6 soldi je Tag bekommen, entweder täglich oder einen Tag um den anderen auszubezahlen. Die Mittel sollen aus den Almosen oder den den Präsidenten zur Verfügung gestellten Fonds genommen werden. Hierüber aber muß aufs genaueste Buch geführt werden unter Angabe des Namens des Hausbesitzers, Zahl der Personen, Menge des Geldes usw. In gleicher Weise ist für die Leute in sequestrierten Häusern zu verfahren, bis sie fortgeschickt sind, ebenso für die, die in sequestrierten Häusern verbleiben.

Es folgt dann noch ein umfangreicher Abschnitt, der nochmals die Geldangelegenheiten und ihre Überwachung aufs genaueste und bis ins einzelne regelt. Den Presidenti haben die Deputadi täglich schriftlich über alles, über die Abtransporte und über die Geldangelegenheiten zu berichten und Abschriften ihrer Berichte den S.u.P.a.s. zu schicken. Auch haben die Deputadi alle processi (Verhandlungen), auch die bisher nicht erwähnten, genau zu führen, soweit sie dazu dienen, Unordnung zu verhüten.

Keinen Schritt gibt die Bürokratie nach. Alles muß schriftlich fixiert werden. Wenn bürokratische Vorschriften bis ins einzelne, genaueste Buchführung und Rechnungswesen einer Epidemie Einhalt hätten gebieten können, hier hätte es gelingen müssen. Sollen wir kritisieren? Spricht nicht doch ein hohes Verantwortungsgefühl und ein hochentwickelter Sinn für Verwaltung aus allen diesen uns so hoffnungslos theoretisch erscheinenden Verordnungen. Erschlössen sich uns wohl im Archivio di stato in Venedig solche Schätze, wenn jene Zeit weniger schreibfreudig gewesen wäre! Wünschen wir nicht vielmehr, es möchte uns davon noch viel mehr erhalten sein!

Von außen her sollte die Stadt ebenfalls isoliert werden. Den Barkenführern von Marghera, Fusina, Fosseta, Mira, Piove, Porte sowie anderen Orten der Terra ferma wird, wenn sie ihren Dienst fortsetzen wollen, bei Todesstrafe verboten, aus ihren Barken herauszugehen. Die darin zwecks Handel mit Lebensmitteln oder aus anderen Geschäftsgründen hergefahrenen Personen müssen in den Barken bleiben. Sollten die Barkenführer damit nicht einverstanden sein, so wird durch die drei letzthin gewählten „Proveditori sopra i viveri" für andere Barken gesorgt werden, die die Bedingungen annehmen, 15 Tage in der Barke zu bleiben.

Sollte ein Fremder während dieser Zeit in die Stadt kommen, so unterliegt er den gleichen Bestimmungen in dem Haus der Contrada, das er zuerst betreten hat. Nur wenn er noch kein Haus betreten hat, darf er hingehen, wohin er will. Kuriere und Briefüberbringer dürfen ihren Weg fortsetzen, vorausgesetzt, daß sie keine Häuser betreten und von außerhalb der Stadt keine Sachen mitbringen, die kontagionsfähig sind.

Wir gewinnen ein getreues Bild davon, wie ein Verwaltungsapparat, der in normalen Zeiten an Vollkommenheit seinesgleichen nicht hatte, angesichts einer abnormen Lage, deren Ursachen ihm nur in höchst unvollkommener Weise erschlossen waren, nicht imstande war, sich aus seinen selbstgewählten Bindungen zu lösen. Wenn die Ausführung jenes Beschlusses und seiner Ausführungsbestimmungen nicht schon an aller menschlichen Unzulänglichkeit scheitern mußte, so mußte er scheitern an den unerfüllbaren Forderungen der Bürokratie und an der kleinlichen Handhabung des Finanzwesens. In dieser Weise war eine fast übermenschlich zu nennende Aufgabe nicht zu lösen.

Mit einem wie geringen Bruchteil solcher Maßnahmen kann eine Zeit arbeiten, die um den Seuchenerreger weiß und sich über die Verkettung der Infektionen im klaren ist. Tragisch ist dieser Gegensatz von Aufwand und pflichtbewußtem Handeln zu der Aussichtslosigkeit eines Erfolges.

MORELLO hält sich in seinem Schlußbericht mit dem Beschluß der allgemeinen Contumaz der Stadt nicht weiter auf, weil er ja doch nicht ausgeführt worden sei, berichtet aber, daß bald darauf, am 23. 9. doch beschlossen wurde, wenigstens drei Sestiere, Castello, S. Marco und Canareggio, also die Sestiere „di quà del canal" einer Contumaz von 8 Tagen zu unterwerfen.

Es hatte den Anschein gehabt, als lasse die Seuche in den Sestiere südlich des Kanals nach. Schon glaubte man eine Auswirkung des Gelübdes zu sehen, das der Senat am 4. 9. beschlossen hatte. Vielleicht konnte die radikale Abschließung der drei nördlichen Sestiere den erhofften Stillstand der Seuche erzwingen. Daher wagte man sich, trotz aller offenbar im Senat vorgebrachten Bedenken, an diesen Versuch und führte ihn bis zum 15. 10. durch. Wieder wurde zu seinem Beginn ein kirchlicher und historischer Festtag, das Fest der heiligen Justina und der Erinnerung an einen Seesieg gewählt.

Nach Ablauf dieser 8 Tage aber — berichtet MORELLO — fand ein wiederum eingebrachter Vorschlag, diese Contumaz um weitere 8 Tage zu verlängern, keine Mehrheit mehr. Er selbst meint, natürlich habe sich in so wenigen Tagen kein Erfolg zeigen können. Eine längere Fortsetzung dieser großen Sequestration hätte aber doch vielleicht ein gutes Ergebnis haben können. Wegen der Größe der Stadt, wegen ihrer Lage und aus anderen Rücksichten sei aber von einer Verlängerung abgesehen worden.

Inzwischen aber war es auch in Dorsoduro, S. Polo und S. Croce zu einem erneuten Ansteigen der Krankheitsfälle gekommen.

Leider liegen uns keine Protokolle vor von den sicherlich erregten Erörterungen im Senat über diese Verordnungen und ihre Durchführbarkeit. Wahrscheinlich haben die S.u.P.a.s. sie auf das energischste verteidigt und gefordert. Ganz ohne Beweismaterial werden sie nicht gewesen sein, daß die bisherigen Absperrungsmaßnahmen hier oder dort in einzelnen Contrade den Rückgang der Seuche zur Folge gehabt hatten. Die Präsidenten der Sestiere aber werden ebenso wahrscheinlich auf die zahllosen und fast unüberbrückbaren Schwierigkeiten bei der Ausführung hingewiesen haben, auf viele Einzeltatsachen menschlichen Versagens und von offener oder versteckter Resistenz, durch die das System trotz der Schwere der angedrohten Strafen lückenhaft und wirkungslos werden müsse. Daß das ganze öffentliche Leben stagnierte, der Handel lahmgelegt war, daß die Ernährung der Bevölkerung zu einem von Tag zu Tag schwierigerem Problem werden mußte, wird jedem erfahrenen Verwaltungsbeamten klar gewesen sein. Den Beweis dafür hat dann jener Versuch vom 8.—15. 10. erbracht.

Wie auf einen Menschen von tiefem Mitgefühl die Sperrung allen Verkehrs in der Stadt wirkte, davon gibt uns wiederum der Anonymus Bericht. Er als Notar hatte trotz der Sperre, die besonders an der Rialtobrücke mit größter Strenge gehandhabt wurde, die Genehmigung, zwecks Aufnahme von Testamenten durch die Stadt zu gehen. Wenn er so des Nachts durch die ausgestorbenen Straßen, durch die „luoghi eremi e selvaggi", wie durch eine einsame Wildnis wanderte, so seien ihm die Tränen gekommen, wenn er bedachte, wie eine so glänzende und in der ganzen Welt wegen ihres Handels gefeierte Stadt, die sonst von unendlichen Menschenmengen besucht wurde, jetzt so verlassen und aufgegeben sei.

Das Contumazsystem, ins Extrem getrieben, hatte versagt. Ein neuer Weg wurde beschritten.

Die paduanischen Professoren hatten in den letzten Sätzen ihres großen Schlußberichts eine Anregung gegeben, deren Ausführung vielleicht als allzu utopisch angesehen worden war. Das Contumazsystem erschien realer und leichter durchführbar.

Jener Vorschlag ging dahin, einen Teil der Bevölkerung, ihre empfänglichsten und der Ansteckung am stärksten ausgesetzten

Gruppen, die Poveri, aus der Stadt zu evakuieren. Nach Anhörung des S.t.f. wurde am 8. 8. im Collegio beschlossen, nach Unterbringungsmöglichkeiten für größere Menschenmengen außerhalb der Stadt zu suchen. Vorgeschlagen wurde bei Lizzafusina, dem heutigen Fusina, also auf dem Festland, ein Gelände, genannt „il Pomodoro". Dort sollten 10 000 Menschen untergebracht werden können. Der Fluß, die Brenta, liefere gutes Trinkwasser, in ihm könne man alles gut reinigen. Die S.u.P.a.s. sollten alle Vorsorge treffen, um dort diese Zahl von Gesunden unterzubringen, für die das Bedürfnis bestünde, sie zu verteilen (allarger). Zelte und Schutzdächer sollten errichtet werden. Ein Nobile solle die Verpflegung mit Brot, Wein und Gemüse organisieren. Ein Colonello D. Mario Bonello erbietet sich, alles schleunigst auszuführen, auch für Absperrung zu sorgen, damit niemand anderswohin gehen könne. Bei Todesstrafe soll niemand von außerhalb diesen Bezirk betreten dürfen.

Es kam nicht dazu. Auch andere Pläne, Gesunde nach S. Elena und nach der Insel Mazorbo zu bringen, wurden wieder aufgegeben. Zu groß waren die Schwierigkeiten, auch weil die in Betracht gezogenen Bereiche schon bewohnt waren.

Eine Lösung wurde schließlich damit gefunden, daß außer den Baracken auf S. Erasmo, beim Lazaretto nuovo selbst ein Gebäude aus Holz errichtet und mit Decken und Strohsäcken ausgestattet wurde, womit etwa 2000 Menschen untergebracht waren. Außerdem entstand eine schwimmende Stadt rings um das Lazaretto nuovo. Dorthin waren schon im Juli einige ausgediente Galeeren geschickt worden. Alles, was das Arsenal an solchen „Arsili" hergeben konnte, alles was an Barken und Flachbooten in Padua, Este, Marghera, Zafusina und anderen Orten aufzutreiben war, wurde jetzt dort zusammengezogen, um Menschen zu isolieren. Ohnehin wurden die Baracken auf S. Erasmo mit Einbruch der kalten Jahreszeit unbewohnbar. Das war keine schlechte Lösung des Problems für einen Staat, der mit einem seefahrenden Volk zu tun hatte. Glücklicherweise ist uns hierüber der Bericht eines Zeitgenossen erhalten.

SANSOVINO [73] schildert, wie er die Pest als ein ihm auferlegtes schweres Schicksal miterlebt, seine 11jährige Tochter Aurora verloren habe und daß seine Gattin Benedetta Mizzocca schwer krank gewesen sei. Damals seien 8000—10000 Personen in 3000 oder mehr Barken beim Lazaretto nuovo untergebracht gewesen, größtenteils Poveri. Aber auch einige Nobili und Cittadini hätten sich dort auf eigene Kosten aufgehalten. Alle anderen, die ihre Güter verloren oder in Venedig gelassen hatten, seien 22 Tage aus öffentlichen Mitteln unterhalten worden.

„Diese große Zahl von Fahrzeugen, kleine und große, darunter die Arsili (Corpi di Galee disforniti), rings um die Lazarettinsel glichen einer Armada, die eine Seestadt belagert. Es war ein hohes Banner gehißt, das nicht passiert werden durfte und nahe dabei stand der Galgen für Leute, die den Befehl der ,superiori' nicht gehorchten.

Morgens früh zu bestimmter Stunde erschienen die Visitatori, die Kontrolleure, die von Schiff zu Schiff gingen, um festzustellen, ob irgendwo ein Erkrankter läge, der dann zum Lazaretto vecchio geschickt wurde.

Nicht lange hernach kamen Barken mit Brot, mit gekochtem Fleisch, mit Fisch und Wein zur Verteilung an alle im Wert von 14 Soldi je Kopf täglich. Das alles geschah in vollkommener Ordnung und Stillschweigen. Es kamen auch täglich Barken (Burchi), aus denen bestes Wasser vom Sile zum Kochen verteilt wurde.

Des Abends hörte man eine wunderbare Harmonie von Gesängen derer, die das Ave Maria beteten und Gott lobten, indem sie Litaneien und Psalmen sangen.

Es brannte auch eine große Anzahl von Feuern aus Wacholder, um die Luft zu reinigen, wofür täglich unzählige Barken aus Istrien und Dalmatien eintrafen, wo dies Holz an den Flüssen gewonnen wird.

Nachts hörte man kein Wort, es war mäuschenstill. Man hätte denken sollen, hier wäre kein einziger lebender Mensch und nicht 8000—10000 Personen. Kaum aber brach der Tag an, da wurden bereits mindestens 50 Barken voll von Menschen herangefahren, die kamen, um ihre Contumaz durchzumachen. Sie wurden alle mit frohem Applaus empfangen und begrüßt zur Freude eines Jeden, indem den Ankommenden versichert wurde, sie sollten guten Mutes sein, denn hier brauchten sie nicht zu arbeiten, sondern kämen in ein Schlaraffenland (paese di Cucagna). Dann wandte man sich mit Gebeten, die aus tiefstem Herzen kamen, zum Himmel, und bat mit gefalteten Händen für das ewige Bestehen der Republik. Abends hörte man einen Priester die Messe singen im freien Feld.

Es war auch für alle Bedürfnisse gesorgt an Ärzten, an Beichtigern und an Hebammen für gebärende Frauen, kurz für alles, was eine gut versorgte Stadt verlangen kann. Eine wunderbare Schau boten auch die große Anzahl der Barken, die kamen, um ihre Gesellschaften zu besuchen und Erfrischungen mitzubringen.

Nicht wenig staunten auch die Menschen die Holzbaracken an, die an den Rändern der Lidi, an der Marina, für die Unterbringung von Volk errichtet waren. Auf die Dauer schien eine neue Stadt zu entstehen, ein angenehmer und erfreulicher Anblick, da hiermit die von soviel Unheil niedergeschlagenen Seelen nicht mehr bedrückt und von äußerstem Mitleid und Schmerz ergriffen waren."

Die ganze Anpassungsfähigkeit des Italieners an gegebene, noch so schwierige Lebenslagen und seine beneidenswerte Fähigkeit, dem Augenblick sein Recht zu geben und sich alles Guten zu erfreuen, spricht aus diesem Bericht SANSOVINOs.

Zu einer großen Sorge wurde es rasch, die nötige Anzahl von Picegamorti in Dienst zu stellen. Diese Leute hatten, außer dem Abtransport der Leichen, der Kranken und Ansteckungsverdächtigen, die Häuser zu reinigen und das in ihnen befindliche Gut, soweit es als kontagionsbehaftet galt, zusammenzupacken und abzufahren. Die Sterblichkeit unter ihnen wurde groß. Sie waren es, die mit den Toten, den Kranken und den Textilien in erste Berührung kamen. Aus der Perspektive des heutigen epidemiologischen Wissens gesehen, waren sie die ersten warmblütigen Wesen, auf die die ihrer Nahrungsquelle beraubten infizierten Flöhe übergingen.

Alle erdenklichen Wege mußten eingeschlagen werden, Leute für diesen Dienst anzuwerben. Am 14. 7. schon hatte sich der Rat der X, dies hohe Consiglio, bewogen gesehen, sich der Sache anzunehmen, indem er für 80 Gefängnisinsassen und zur Stäupung Verurteilte Straferlaß zusicherte, sobald sie während der ganzen Zeit der Seuche als Picegamorti gedient hätten. Als die übrigen Lohnangebote schon längst versagt hatten, das Ansteigen der Seuche aber immer neue Hilfskräfte forderte, gab ein Werbungsbeschluß des Senats vom 18. 7. den S. u. P. a. s. die Befugnis, auf den Stufen von San Marco, am Rialto und in jedem Sestiere bekanntzumachen, jeder, der als Picegamorti dienen wolle, werde 6 Monate nach Befreiung der Stadt von dem Übel 100 Dukaten erhalten, monatlich 3 Dukaten außer den Spesen. Diese 100 Dukaten sollten sie bekommen, wenn sie nach Beendigung der Seuche dafür eine Trajektbarke kauften mit einer Lizenz für 15 Jahre für die Dauer ihres Lebens.

Auf diese Angebote der gewohnterweise sehr sparsamen Behörde meldete sich niemand zu dieser gefahrvollen Arbeit. Als allein für die Vermittlung eines Bewerbers eine unmittelbar zu zahlende Prämie von 1 Dukaten versprochen wurde, bekam man einige Anmeldungen, aber nur wenige.

Erneut griff der Rat der X am 22. 7. ein, durch das lockende Versprechen, der Befugnis zur Lösung eines Verbannten. Wer einen Picegamorto stellte und auf eigene Kosten unterhielte, sollte einen Verbannten einer bestimmten Klasse dieser Bestraften aus der Verbannung lösen dürfen. Damit wären auch Kosten gespart worden. 200 Picegamorti — so hoch war die Zahl der Benötigten angestiegen — hoffte man auf diese Weise zu gewinnen. Aber auch hiermit wurde nichts erreicht. Zudem war der Beschluß mit allen denkbaren Reservaten umgeben, die einen Mißbrauch verhüten sollten. Er sollte auch nur für 14 Tage gelten. Seine ethische Grundlage war mehr als fragwürdig. Wohlhabende Leute, die rechtens bestraft waren, zum Teil mit hohen Strafen, sollten Leute mieten können und zur Verfügung stellen, mindestens zwei, die als Leichenführer sich in Todesgefahr begeben mußten. Im Erlaß ist keine Rede davon, daß die Bestraften selbst — er wird nur auf höher gestellte Personen Bezug gehabt haben — das lebengefährdende Geschäft übernehmen sollten.

In dieser nicht enden wollenden Kalamität, wandte sich die Regierung an die Rettori der Terra ferma mit dem jetzt sehr weitgehenden Angebot, sie sollten auf jede Weise und allerwegen werben, jeden Sold versprechen, der ihnen gut dünke, nicht mit Geld sparen, so viele Leute wie möglich und schnellstens schicken. So bekam die Stadt schließlich die nötige Anzahl Leute, sogar mehr als man bedurfte, die Löhne aber, die an diese fremden Picegamorti bezahlt werden mußten, stiegen von 10 Dukaten bis zu 20 Dukaten je Monat an. Nun erst war es möglich geworden, große Rückstände in der Reinigung und Entleerung vieler gesperrter Häuser und den Abtransport von ansteckungsverdächtigem Gut durchzuführen.

Und was stand jetzt zur Verfügung, hergelaufenes, gänzlich unzuverlässiges, Tod und Teufel nicht fürchtendes Volk, von dem Behörden und Bevölkerung übelsten Verhaltens gewärtig sein mußten!

Gleich zu Beginn war die wohlbedachte Anordnung undurchführbar geworden, die Entleerung der Häuser und die Transporte nur nachts durchzuführen, um die Bevölkerung nicht zu beunruhigen. Die Picegamorti stahlen — wobei auch ungetreue Unterbeamte mithalfen — oder nahmen Bezahlung für erwünschte Unterlassungen. Die Transporte wurden des Nachts so lässig durchgeführt, daß das so gefürchtete Gut morgens auf der Straße herumlag.

Es wurde besser, als alle Verrichtungen in die Tagesstunden verlegt wurden und als am 13. 8. ein „Capo" für die Picegamorti eingestellt wurde zur Überwachung ihres Dienstes und ihres außerdienstlichen Verhaltens. Denn natürlich war notwendig, diese in höchstem Maße ansteckungsverdächtigen Männer gesondert unterzubringen. Zuerst erfolgte das in Läden bei S. Biagio, nahe dem Ostende der damaligen Stadt, an der Riva dei Schiavoni, später auch in einzelnen Häusern in verschiedenen Sestiere.

Der Klagen über sie war kein Ende. Sie hielten sich, wenn sie unüberwacht waren, stundenlang in den Häusern auf, kochten und tranken darin und verzögerten die Transporte; sie stahlen und verschoben geraubtes Gut. Täglich strömten beim Officio die

Klagen ein über ihre Frechheit und ihre Räubereien. Für jedes Sestiere mußten besondere Inquisitori eingesetzt werden, um sie zum Dienst anzuhalten und zu überwachen.

Daß das schärfste Zupacken der Behörde gegen die „Contrabandi" der Picegamorti nötig wurde, wie es aber um das Menschenmaterial stand, mit dem sie zu tun hatte, illustriert eine Szene aus dem Bericht des Anonymus über die Hinrichtung von vier Picegamorti und eines Mädchens zwischen den Säulen der Piazetta. Das Mädchen hatte die Kerle beherbergt und ihnen beim Verschieben des gestohlenen Gutes geholfen.

Die Hinrichtung wurde zu einer Tragikomödie. Der eine der Kerle verlangte unter dem Galgen mit lauter Stimme einen Becher Wein, bekam ihn auch, trank dem Publikum zu, verbeugte sich höflich, leerte den Becher und sagte zu dem Henker: „Lieber Bruder, tue dein Amt, jetzt sterbe ich zufrieden."

Das Mädchen, eine schöne 22jährige Dirne, führte eine Szene auf, die das Publikum zu Tränen rührte.

„Sie wendete sich mit einer frommen Wendung zum Bilde des Erlösers, was bei den Umstehenden Verwunderung und Tränen zugleich auslöste. Sie sagte, wenn Christus der Erretter der Welt, der die Unschuld selbst war, geduldig einen so harten und schmachvollen Tod ertragen habe und doch damals bei seinem ewigen Vater für seine Kreuziger gebeten habe, warum sollte dann nicht sie selbst, eine elende Sünderin, gern diesen Tod erleiden und seine göttliche Majestät bitten, sie möchte jene Herren begünstigen, die sie gerechterweise so für ihr Vergehen verurteilt hätten, damit sie von rechtens wegen allem Volk zum Beispiel werde.

Und wenn Christus mit geöffneten Armen stünde, um in den Schoß seiner Güte die Sünder aufzunehmen, die sich ihm im Vertrauen zuwendeten, wie er an jenem Tage am Kreuz dem Räuber das Paradies versprach, so werde sie, seine ergebene Dienerin, in diesem Augenblick, wo sie zum Heil gerufen werde, verwirrt und verstört durch ihre Sünden, diese durch das kostbarste Blut des Herrn aufgehoben sehen, und schließlich, daß ihre Seele sich freue und jubiliere in Christo, da sie ja nicht unglücklich sei, indem sie einen traurigen und schmerzhaften Tod erleiden müsse, vielmehr beglückt, berufen zu einem hohen und glücklichen Übergang zu einem anderen herrlichen Leben."

Man müßte wissen, ob bei den damaligen venezianischen Behörden mit der Möglichkeit einer Begnadigung noch unter dem Galgen gerechnet werden konnte, um diese Szene psychologisch analysieren zu können.

Mindestens ebenso schlimm war, daß die Disziplinlosigkeit der Picegamorti ansteckend wirkte auf das übrige Unterpersonal des Officio, das mit ihnen zu tun hatte. Überall lockerte sich die Zucht. Am 9. 11. mußten die S. u. P. a. s. eine Verfügung erlassen über die „grandi et molti importanti disordini introdoti cosi nelle sestiere come nelle contrade die questa città (über die großen und sehr bedeutenden Mißstände, die in den Sestiere und Contraden der Stadt sich eingestellt hätten) dadurch, daß Beamte, Diener und Wächter sich erlaubten, mit den Picegamorti in engen Verkehr zu treten (diese galten als sequestriert, daher jeder Umgang mit ihnen als gefährlich und verboten), mit ihnen in die Läden zu gehen, zu essen, zu trinken und zu spielen, die Boote und Sachen stehen zu lassen, keine Wache zu halten, nicht auf die Leute zu achten, die herumgingen. Die Picegamorti selbst trieben Spiele in den Häusern und in den Kanälen (Rij), hielten sich dadurch auf, vertäten ihre Zeit, führten die ihnen gegebenen Befehle nicht aus. Die Gefahr würde erhöht, die Gelegenheit zur Verbreitung des Übels steige.

Allen Beamten aller Dienstgrade wird öffentlich bekanntgemacht, sie hätten jeglichen Umgang ebengenannter Art mit den Picegamorti zu unterlassen, vielmehr dafür zu sorgen, daß diese nicht in den Rij zum Essen, Trinken und Spiel ihre Zeit vertrödelten. Diese dürften sich bei ihren Mahlzeiten nur im großen Kanal aufhalten. (Bei aller Enge mittelalterlicher Städte, keine wird geeigneter gewesen sein zu unsauberen Geschäften, als Venedig mit den engen Canalazzi.) Sie sollten keinen Lärm machen, ihre Unverschämtheiten unterlassen. Die Beamten müßten Abstand von ihnen halten. Sie sowohl wie jene würden, wenn sie das nicht täten, mit Verbannung, Galeere, Gefängnis, selbst mit dem Tode bestraft, je nachdem das Vergehen es verlange.

Der Abtransport der Sachen und des Schmutzes habe unverweilt zu erfolgen. Die Barken dürften in den Rij nicht anhalten.

Die Beamten sollten alle Frechheiten und Räubereien der Picegamorti melden. Käme heraus, daß sie ihre Komplicen gewesen seien, würden sie sofort aufgehängt.

Um die nötige Trennung aufrechtzuerhalten, wird verfügt, daß die Picegamorti nicht ohne Begleitung eines Wächters (Guardian) durch die Straßen zu gehen hätten. Sie dürften sich in den Straßen nicht allein antreffen lassen, bei Strafe gehängt zu werden. Nur wer von ihnen nachts von einem Guardian begleitet sei, bleibe straflos, dürfe aber nicht an den Türen stehenbleiben und gesperrte Häuser nicht anrühren.

In diesem Beschluß wird auch eine Anordnung erwähnt, die schon bei früheren Epidemien und auch anderer Orten in Pestzeiten zur Anwendung kam. Die Picegamorti waren, wie einstens die Leprösen, dadurch kenntlich gemacht, daß sie Glöckchen an den Beinen zu tragen hatten während der Arbeit oder wenn sie durch die Straßen gingen. Glöckchen trugen auch die Frauen, die zum Reinigen von Häusern angestellt wurden, an den Armen. Strafandrohung natürlich für jeden, der ohne Glöckchen angetroffen wurde. Jedermann sollte imstande sein, sich selbst zu schützen und die Gefahr einer Berührung zu vermeiden.

Glöckchen müssen auch die Barkenführer an den Armen tragen, dazu farbige Armbinden, damit jeder sie erkennen könne. Sie sollen nirgends stoppen, außer, wo sie Personen aufzunehmen haben. Das muß schnell geschehen und es muß sofort abgefahren werden. Für jedes Sestiere wird eine besondere Farbe der Armbinde vorgeschrieben. Wer die Farbe eines anderen Sestiere als des seinen trägt, wird aufgehängt. Anscheinend wurden durch das Tragen falscher Armbinden Diebstähle und Betrügereien begünstigt.

Aufs strengste wird noch einmal die Annahme jeglicher Bezahlung für Transporte oder für das Reinigen der Häuser verboten. Selbst die Annahme der kleinsten Belohnung zieht die schwersten Strafen, Galeere, Todesstrafe, Verbannung nach sich. Nur mitschuldige Denunzianten gehen frei aus.

Nötig war auch geworden, den Picegamorti und Nettezini (Reinigern) das Tragen von Waffen zu verbieten.

Als neue Strafe erscheint zum Schluß der Verfügung, in der noch einmal alle erdenklichen Vergehen aufgeführt werden, das Abschneiden der Nase, eine alte byzantinische Tradition.

Schon längst wird die Androhung immer schärferer Strafen ihre vorbeugende Wirkung verloren haben. Wäre nicht ein Prämiensystem wirkungsvoller gewesen? Einen Affekt der Freude und Genugtuung an die Stelle von Furcht und Schrecken zu setzen aber lag außerhalb des Denkens der Zeit.

Noch mehrere Monate nach dem Ablauf der Epidemie hatte die Behörde sich mit den Folgen des Unwesens der Picegamorti zu befassen. Im März 1577 muß die Wiederherstellung eines Hauses bei S. Fantino, das zu ihrer Unterbringung gedient hatte und das von ihnen vollständig verwüstet worden war, auf Kosten S. Marco angeordnet werden.

Menschliches Denken und menschliches Handeln schien schon Ende August zu versagen. Auch Gebete und Orationen, feierliche Umgänge, zu denen die Regierung immer wieder das Volk ermahnt hatte, ihre reichen Zuwendungen an die Klöster, die Ermahnungen des Papstes und des Patriarchen, die Barmherzigkeit des Allmächtigen anzurufen, hatten keinen Wandel gebracht.

Am 3. 9. hat der Senat eine Verordnung erlassen, für die es eine sittliche Rechtfertigung kaum geben konnte, ein Akt der Verzweiflung. Er nahm Bezug auf ein Beispiel seiner hochweisen Vorfahren vom 18. 12. des Jahres 1528. Die Pest habe damals bei weitem nicht so schwer auf der Stadt gelastet wie jetzt, um wieviel mehr müsse er jetzt mit den durchgreifendsten Vorkehrungen der Zügellosigkeit und dem Ungehorsam entgegentreten, die das Übel vermehrten. Er beschließt, unter der Autorität des Consiglio dürfe jeder ungestraft niedergemacht und getötet werden, der aus einem sequestrierten Hause herauszugehen wage. Genau wird noch einmal definiert, wer die Befugnis habe, zu sequestrieren und wie diese Häuser kenntlich zu machen seien. Wer die Tat ausführe erhalte 600 Lire aus dem Besitz des Delinquenten oder aus den Fonds der S. u. P. a. s.

Wiederholt wird gleichzeitig für Übertreter des Ausgehverbots, sofern es noch zur Aburteilung käme, die Androhung der Strafe ewiger Verbannung aus der Stadt und dem venezianischen Gebiet, sowie von den bewaffneten und unbewaffneten Schiffen des Staates. Ein Übertreter der auf frischer Tat ertappt wäre, würde aufgehängt. Eingeschlossen in die Bestimmungen werden Murano und Malamocco.

Über alle Fälle dieser Art soll ein Pergamentbuch geführt werden bei Off. d. s. und von Zeit zu Zeit dem Officio der Avogadori di Commun vorgelegt werden. Es war eine Zeit, in der längst für den größten Teil des amtlichen Schriftverkehrs Papier benutzt wurde. Die außerordentliche Bedeutung der Verordnung, deren Konsequenzen man klar sieht, wird durch die Anordnung der Verwendung von Pergament betont.

Die in dem Erlaß angeordnete, sorgfältige prozessuale Prüfung jedes solchen Falles durch die Avogadori und durch die Signori di notte „accio s'abbi amministrare giustitia come conveniente" (damit die Gerechtigkeit in angemessener Weise geübt werde), ändert kaum etwas an dem barbarischen Charakter des Beschlusses, eines Eingeständnisses der Hilflosigkeit, noch im Rahmen gesetzlichen Verfahrens Gehorsam erzwingen zu können. Zu solchem Entschluß brachte eine verzweifelte Lage die Lenker eines Staatswesens, dessen strenge aber unbeirrbar gerechte Rechtspflege ganz Italien zum Vorbild diente. Zeugnis dafür gibt die Novelle des Giovanni Fiorentino „Il mercante di Venezia", aus der Shakespeare den Stoff für sein Drama schöpfte.

Würdiger der Ehre des Staates und der Größe seines Unglücks, würdiger der Höhe der Gesittung und der religiösen Haltung der Zeit war, wenn auch unter dem gleichen Zeichen der Hilflosigkeit erwachsen, das am 4. 9. 1576 beschlossene Gelübde der Errichtung der Kirche „Al Redentore".

Es wurde feierlich verkündet an dem Ort, wo das Herz des venezianischen Staates Gott entgegenschlug, in den Basilica von S. Marco. Wie noch heute bei hohen Festtagen der katholischen Kirche war auf den Stufen, die zum Presbyterium hinaufführen, ein Altar errichtet. Wie noch heute wird aus dem geheimnisvollen Dunkel des Chors heraus über den Hochaltar hinweg die Pala d'oro ihre Strahlen über die harrende, kniende und betende Menge hingesandt haben.

Auf den Stufen vor dem Altar stand Alvise Mocenigo, der Doge, baren Hauptes, ohne das Zeichen seines hohen Amtes, das Cornu, und verkündete vor Gott und allem Volk den Beschluß des Senats.

ANDREA MOROSINI [59] hat in seiner Geschichte der Stadt im Stil der Geschichtsschreiber seiner Zeit, anempfunden an die Diktion, in der Thukydides den Perikles und den Alkibiades sprechen ließ, niedergeschrieben, wie der Doge in dieser feierlichen Stunde gesprochen haben müsse.

Verläßlicher ist der Bericht eines Mannes, der sicherlich selbst der Feier im Dom beiwohnte, des Anonymus. Der Doge habe gesprochen von dem Zuge der Juden durch das Rote Meer, vom Manna in der Wüste, von dem Wasser aus dem Felsen. Dann habe er sich umgewendet und zum Bilde des Erretters gewandt mit frommer Ergriffenheit ausgerufen: „Dico domine, sicut dixit David rex, servus tuus sum, qui peccavi, iram tuam in me converti. Parce Domine, parce populo tuo", „Wie König David sage ich, O Herr, ich bin es, der gesündigt hat, wende Deinen Zorn gegen mich und schone, O Herr, Deines Volkes!".

Der schriftliche Wortlaut des Senatbeschlusses vom 4. 9. lautet: „Nachdem, was wir lesen in der Heiligen Schrift und in der Geschichte vergangener Zeiten, ist klar zu erkennen, daß, wenn die Majestät Gottes ein Volk züchtigt, ein Volk sich nur erretten kann, wenn es ihn offen mit allen Zeichen der Ergebung anruft.

Da nun zur Zeit diese Stadt mit der Geißel der Pest geschlagen ist, ist es notwendig, außer daß alles, was bisher geschehen ist, fortgesetzt werde, sich an die unendliche Barmherzigkeit Gottes zu wenden, um sein Mitleid zu erflehen, öffentlich und mit aller Hingabe, daher: ergeht der Beschluß, daß der Serenissimo Principe Nostro mit den Magistrati und allen anderen aus unserem Consiglio in der Kleidung, die sie gewöhnlich tragen, in den nächsten Tagen am Freitag und Samstag sich in unsere Kirche des Heiligen

Marcus begeben soll. Dort soll nach Anhörung der Heiligen Messe an jedem dieser Tage in einer Prozession das Heilige Sakrament getragen werden unter Bitten an seine göttliche Majestät für die Befreiung der Stadt von der gegenwärtigen Geißel. Am Samstag, dem Tag unserer Gottesmutter (Nostra Donna), soll nach Beendigung der Prozession der Serenissimo Principe im Namen der Allgemeinheit (per nome publico) seiner Majestät bekanntgeben, man werde zu Ihrem Lobe und Ruhm eine Kirche errichten, benannt ,Al Redentore', und daß jedes Jahr an dem Tage, an dem diese Stadt für frei von dem gegenwärtigen Contagio erklärt sei, Sua Serenissma und ihre Nachfolger feierlich die genannte Kirche besuchen werden zum ewigen Gedächtnis der empfangenen Gnade.

Von heute ab schon ist beschlossen, es sollen für die Erbauung dieser Kirche an einem Orte, wie ihn dieser Rat gut befinden wird, ausgegeben werden bis zu 100000 Dukaten. Auch sollen 2 Nobili aus diesem Rat ,per scrutinio di esso' (durch Abstimmung) gewählt werden, die die Aufgabe erhalten, die Kirche erbauen zu lassen mit den Mitteln die nötig sind, ohne unnötigen Aufwand und Verwendung von Marmor, aber ein solides Gebäude, wie sich für eine Kirche gehört. Für sie bestimmt werden zwei Capellane, die in ihr den Dienst verrichten und von unserem Consiglio von Zeit zu Zeit dazu gewählt werden sollen, unter Anweisung von 60 Gulden im Jahr für jeden aus den Fonds unseres Consiglio, bis darüber anders beschlossen sein wird."

Auch mit Gott wird sorgfältig Buch geführt und es ist eine Zeit, die Sparsamkeit fordert. Wäre es nicht Palladio gewesen, der der Kirche „Al Redentore" die Schönheit und Harmonie ihrer Formen gegeben hat, wir würden heute nicht so willig über manche Ärmlichkeit ihrer Ausstattung hinwegsehen.

Generöser als der Staat war einer der beiden Nobili, denen der Bau anvertraut wurde, Antonio Bragadin di S. Andrea. Er stiftete 500 Dukaten für den Bau der Kirche und 500 Dukaten für die Unterstützung der Armen. War er wohl ein Sohn des Märtyrers von Famagusta, jenes Antonio Bragadin, dessen abgeschundene Haut in einer Urne in S. Giovanni e Paolo ruht, der die Seele seines Vaters eingeschlossen zu sehen wünschte in den Segen, den man von dem frommen Werk ersehnte? Auch der Patriarch von Aquileja stiftete für den Bau am gleichen Tage eine Summe von 1000 Dukaten. Schon am 5. 9. wurde ein „Proto", ein führender Baumeister, für die Kirche ernannt.

Hätte die Seuche über die Herbstmonate hinaus in gleichem Umfang weiter sich ausgebreitet, so wäre diese Opferwilligkeit unbelohnt geblieben. Die Pest endete wenige Monate später aus einer epidemiologischen Notwendigkeit, wie einstens die „feurigen Schlangen" der Juden, nachdem Moses die eherne Schlange errichtet hatte.

Mit dem raschen weiteren Ansteigen der Pestfälle ist die Regierung gezwungen, immer strenger durchzugreifen, um menschlichem Versagen in allen Rängen des staatlichen Personals zu begegnen. Nicht nur Nobili und Cittadini hatten selbst oder für ihre Familien Zuflucht gesucht auf ihrem Landbesitz außerhalb der Stadt. Auch die Reihen des unteren Beamtenpersonals begannen sich zu lichten. Von den unentbehrlichen Überwachern der Ordnung in den Contraden, den Deputadi, hatten sich schon seit Ende Juli so viele ihren Dienstverpflichtungen entzogen, daß der Senat am 22. 7. die Presidenti der Sestiere beauftragen mußte, genaueste Listen über die Deputadi zu führen, genau festzustellen, ob die ihren Dienst täten oder nicht und darüber zu berichten. Die Deputadi wurden hierauf Sestiere für Sestiere vor den Senat gerufen und beschworen, ihre Pflicht zu erfüllen. Aus der Stadt verzogene Deputadi werden schriftlich zur Rückkehr aufgefordert. Erscheinen sie nicht, haben sie 520 Dukaten, sofort zu erlegen, zu zahlen. Das Geld soll an die Armen der Contrade verteilt werden. (Ein kluger Gedanke, den Denunziationswillen zu ermutigen.) Nobili, die solche Ämter versehen, zahlen im gleichen Falle 100 Dukaten, sofort zu erlegen und an die Armen zu zahlen und werden durch den großen Rat auf 1 Jahr verbannt. Cittadini zahlen ebenfalls 100 Dukaten und werden für 2 Jahre verbannt, ebenso Artesani (Fabrikbesitzer), soweit sie bezahlen können, so nicht, werden sie auf 4 Jahre verbannt. Entschuldigungen können nur durch die Presidenti anerkannt werden.

Bemerkenswerterweise schließt dieser Beschluß mit der Feststellung, die Präsidenten der Sestiere hätten die Superiorität der S. u. P. a. s. anzuerkennen. Zweifellos hat es nach der Einrichtung dieser provisorischen Ämter nicht an Kompetenzschwierigkeiten gefehlt, an Reibereien, wie sie in normalen Zeiten infolge des weisen Ineinandergreifens im venezianischen Verwaltungsapparat fast ausgeschlossen waren.

Immer wieder sind Beschlüsse und Strafandrohungen nötig, um Rückkehr von Beamten zu erzwingen und Wiederabreise zu verhindern. Schließlich kommt das Collegio zu dem endgültigen Entschluß, den Nobili das Verlassen der Stadt ohne Erlaubnis des Collegio überhaupt zu verbieten. Die Tatsache, daß eine Lizenz seitens der S. u. P. a. s. dazu nicht mehr genügt, läßt darauf schließen, daß es infolge der zahlreichen Familienverflechtungen im Adel auch den S. u. P. a. s. nicht immer möglich gewesen war, Verwandten oder Freunden die Lizenz zu verweigern. Dazu wird noch verfügt, die Piovanen müßten bei Strafe von 25 Dukaten Listen einreichen von allen Nobili, die in ihrer Contrada wohnen, unter Angabe, wie weit sie sich in der Stadt oder außerhalb befänden.

Aus diesen Listen heraus wünscht man für 2 Monate hinaus alle Lücken durch Neuwahlen auszufüllen, indem gleichzeitig bestimmt wird, jeder abtretende Beamte habe 8 Tage lang seinen Nachfolger einzuarbeiten, bevor er aus seinem Amt ausscheidet. Ein Versuch der Gewählten, Ersatzleute zu stellen, wird am 8. 10. ein Riegel vorgeschoben: „debbono quelli eletti personalmente esercitar et non per sostituti". Sie müssen das Amt selbst ausüben, nicht durch Ersatzleute.

Die Presidenti haben 3 Monate lang zu dienen. Auch bei ihnen ist am 24. 8. eine Ermahnung zur Erfüllung ihrer Pflichten vonnöten.

Höchst bemerkenswert für das Prestige, daß der Adel beim Volke damals genoß, war, daß das Volk von Venedig darauf bestand, Befehle nur von Nobili empfangen zu wollen. Für Contraden, in denen kein Nobile wohnte, war es notwendig, „non volendo il populo prestar obedientia a quelli loro Deputadi, che non sono Nobili"(da das Volk keinem seiner Deputierten Gehorsam leisten wolle, der kein Nobile sei), einen Nobile aus einem anderen Sestiere als Deputado anzuweisen. Oligarchie und demokratisches Fühlen in enger Nachbarschaft!

Rücksichtnahme auf den Adel wird daher auch beim Volke durchaus verstanden worden sein, so, daß festgelegt wurde, aus jeder „casa" — gemeint einer Adelsfamilie — sei jeweils nur eine Person verpflichtet, ein Amt als Präsident oder Deputado anzunehmen. Das ist „ragionevole".

Inzwischen hatte es sich aber als notwendig erwiesen, am 18. 8. dem Mag. d. s. durch 2 weitere Sopraproveditoren und noch einen Ersatzmann zu ergänzen.

Vom August bis Ende November, wo die Epidemie abklingt, wiederholen und vermehren sich mit einer gewissen Einförmigkeit die Beschlüsse: der Beschluß des Rates der X über die Begünstigung der Denunzianten, Beschlüsse über Erhebung von Sondersteuern, über Beschlagnahme weiterer Klosterinseln, Anstellung von Prioren und Unterbeamten dafür, über Geldverteilungen an Klöster für das Halten von Orationen, Anordnungen über Freigabe von Sachen, deren Contumaz beendet ist, Bestimmungen über Schätzung von Gut und Sicherstellung von herrenlosen Wertsachen und Anstellung weiterer Unterbeamten für das Officio.

Den Ärzten, den Phisici und Chirurgen und den Barbieren wird am 1. 9. eine ernstliche Ermahnung unter Androhung schwerer Strafen bis zur Todesstrafe zuteil, wenn sie Krankheitsfälle, von denen sie Kenntnis erhalten haben, nicht melden oder gar etwas im Geheimen behandeln. Das scheint begreiflicherweise besonders vorgekommen zu sein, wenn es um Familienangehörige ging. Außerdem sollen auch auf Ärzte und Barbiere die gleichen Strafen Anwendung finden, die für Beamte angedroht sind, falls sie nicht binnen 6 Tagen nach Aufruf in die Stadt zurückgekehrt wären. Das ist sicher nicht selten vorgekommen. Ein großer Arzt, MASSARIA [55], gibt in seinem Traktat ohne weiteres zu, daß er während der Pest in Vincenza 1577 in den schlimmsten Monaten mit seiner Familie die Stadt verlassen und sich durch seine Famuli habe vertreten lassen.

Verschärfung der Strafen und Verschärfung der Kontrollen, damit hofft man weiter zu kommen. Den Präsidenten der Sestiere wird genehmigt, als neues Kontrollorgan für jedes Sestiere einen Mann einzustellen, der als eine Art „Schnüffler" überall herumhorchen soll, bei Nachbarn, Freunden und Verwandten Umfrage halten soll, ob irgendwo ein Kranker läge, ob Kleider verlagert und aus den Häusern genommen seien usw. Obwohl dies Amt bei Strafe für 2 Monate übernommen werden mußte, wird es schwerlich viel Ergebnisse geliefert haben, zumal es ohne Bezahlung geübt werden sollte.

Einige Beschlüsse lassen erkennen, wie allmählich die Pest auch in die gehobenen Familien eindringt. Am 15. 9. muß für einen der Sopraproveditoren ein Ersatzmann gewählt werden, weil seine Frau schwer erkrankt ist, am nächsten Tage wird beim Mag.d.s. ein neuer Kassier (ein Nobile) ernannt, weil der andere sequestriert werden muß. Am 24. 9. wählt der Canceliere grande einen Ersatzmann für den verstorbenen Nodaro des Mag.d.s.

Mit diesen Ausfällen höherer Beamter war die dem Staat so teure genaue Führung des Schreibwesens und der Konten gefährdet.

Am 5. 10. ergehen strenge Befehle über die „malissime e senza ordine tenuti et confusi conti", die ganz schlecht und ohne Ordnung geführten und durcheinander gebrachten Konten, besonders bei den Prioren der Lazarette und bei den Apothekern. Am 23. 10., auf dem Höhepunkt der Epidemie hält die Behörde für richtig, eine große Revision der Konten der Apotheken anzuordnen. Konnte wirklich von diesen in einem täglich sich steigernden Dienstbereich tätigen Männern noch die Aufrechterhaltung des Bürowesens erwartet und verlangt werden! Von dieser Forderung abzugehen, erschien aber offenbar der Leitung dieses aufs peinlichste Ordnung eingestellten Staatswesens als eine Unmöglichkeit.

Abgesehen von den täglich steigenden Menschenopfern, die sie forderte, hatte die Zunahme der Pest das am höchsten eingeschätzte System der Abwehr, die strengen Bestimmungen über das „sborrar delle robbe", die Entseuchung der Güter, in den bisherigen Formen seiner Handhabung zum Scheitern gebracht.

Zwar hatte die Einbeziehung fast aller Inselklöster, auch der abgelegensten, die Erweiterung des Lazaretti vecchio durch Nebenstationen auf S. Lazaro und S. Andrea, die Erbauung der Baracken auf S. Erasmo, eines großen Quarantänehauses und die Zusammenziehung einer Armada von Schiffen beim Lazaretto nuovo, Platz geschaffen für die Menschen. Die „robbe" aber stapelten sich auf, für sie war schließlich nirgends mehr Platz, wollte man an dem Prinzip festhalten, sie 40 Tage in Contumaz zu halten und während dieser Zeit in der üblichen Weise durch „sborrar al'aere", dieses mühsame, kostspielige und viele Arbeitskraft fordernde Verfahren, zu entseuchen. Schon fehlte es auch an Barken für den Transport. Bis weither von der terra ferma hatte man sie zusammengeholt und versucht, sie zu mieten. Am 12. 10. wird die ganze Stadt bis in die engsten Kanäle hin noch einmal auf das Vorhandensein versteckter Barken durchgekämmt.

Mehrmals war nötig geworden, kostbare Importwaren aus dem Orient, die in Quarantäne lagen, hin und her zu transportieren, so nach S. Elena, als auch S. Clemente Lazarett wurde. Beim Einbrechen der schlechten Jahreszeit konnten dabei schwere Verluste eintreten.

Die Konzession, die im Frühjahr und noch einmal im Juli den Besitzern von „case commode" gemacht worden waren, ihre „robbe" daheim zu entseuchen, hatte aufgegeben werden müssen, als sich herausgestellt hatte, daß auch aus solchen Häusern die Seuche weitergetragen wurde. Am 15.8. wurde bei Todesstrafe all und jedem verboten, ohne besondere Erlaubnis in seinem Hause Sachen zu entseuchen. Nur wird Wohlhabenden, wie schon früher einmal, gestattet, ihre Sachen nach bestimmten Lagerplätzen zu bringen und sie dort entseuchen zu lassen, womit ihnen eine gewisse, sicher nicht überflüssige Kontrolle ermöglicht war.

Endlich, Mitte August, angesichts der Schwierigkeiten, neue geeignete Örtlichkeiten ausfindig zu machen und „stante il progresso, che ha fatto il male" (angesichts des Fortschreitens der Seuche) wird der Entschluß gefaßt, die Entseuchung beschleunigt innerhalb der Stadt selbst durchzuführen. Ein von den Ärzten angefordertes Gutachten gibt dazu die Zustimmung. Von den Chiovere, umfriedeten, gartenähnlichen Plätzen, die der Tuchweberei für das Trocknen der gefärbten Tuche, wohl auch als Weide dienten, werden 4 für Entseuchungszwecke angewiesen. Die Webereien waren ohnehin schon längst geschlossen. Hierhin soll alles gebracht werden, was nicht aus Zimmern stammte, in denen Todesfälle vorgekommen seien. Solche Sachen sollen nach wie vor aus der Stadt herausgeführt und verbrannt werden, vor allem die Sachen der kleinen Leute, weil man erst dann vor ihnen sicher sei. In den bequemen Häusern der Reichen aber befänden sich „robbe", die seit Monaten, vielleicht seit Jahren nicht benutzt und berührt worden seien. Es würde für die Besitzer viele Kosten machen, sie nach den Entseuchungsplätzen auf den Inseln zu transportieren. Es erscheine genügend sicher, und es könne nichts Böses verursachen, wenn diese Sachen nach den Chiovere gebracht würden. Wieviel zum Teil sehr kostbarer Hausrat und Kleidung in den Häusern der Vornehmen aufgehäuft war, zeigen die von MOLMENTI [58] abgedruckten Inventare.

Mit dieser Konzession für die Wohlhabenden sollte also das Verbot der Entseuchung im Hause ausgeglichen werden. Umsonst aber bekommen die Wohlhabenden die Entseuchung ihrer Sachen nicht. Der Tarif für sie, am 30. 8. festgesetzt, ist $^1/_2$ Dukaten oder 292 Lire für eine Truhe (cassa) oder ein Bündel (fagoto). Die Armen zahlen nichts.

Bei dem Räumen der Häuser und den Transporten nach den Inseln waren wertvolle Sachen sehr gefährdet. Zu den Pflichten der Presidenti, kaum erfüllbar, gehörte es, dafür zu sorgen, daß die Besitzrechte, auch die der Erben, gewahrt blieben. Jedermann hatte binnen 6 Tagen bei ihnen anzumelden, wenn er etwas im Besitz habe, was nicht sein Eigentum sei.

Wichtiger als die Anweisung der Chiovere zu Entseuchungszwecken war ein ergänzender Beschluß vom 9. 10., nach dem die Entseuchung der Güter in einem beschleunigten Verfahren durchgeführt werden sollte.

Auf Grund eines von drei Ärzten erstatteten Gutachtens, dem sich zwei andere Ärzte mit einem Zusatz anschließen, werden sechs große Kochtöpfe angeschafft, wie sie die Färbereien für das Auswaschen der Stoffe verwendeten. Selbstverständlich geschieht auch dies mit gewissenhafter Wahrung der Besitzrechte der Färber an den „Calciere".

Die Ärzte hatten bekundet, Kleider von ansteckungsverdächtigen Poveri könnten mit Sicherheit entseucht werden, so daß sie niemand mehr infizieren könnten, wenn sie mit guter „lissia", Wasser, das durch Asche geflossen und mit ihr gekocht sei, also mit Waschlauge, in den Calcieren gekocht worden seien in derselben Weise, wie es mit den Stoffen in den Färbereien geschähe. Wären sie in der Lissia gekocht, um sie zu entseuchen, so müßten sie in süßem Wasser wieder eingeweicht werden. Die Sachen seien dann ganz frei von Verdacht eines Contagiums, so daß die Poveri mit diesen Sachen sich wieder bekleiden könnten, ohne Gefahr zu laufen. Die Signoria könne sich so sehr hohe Ausgaben ersparen, die sonst gemacht werden müßten, um die Poveri während ihrer Contumaz zu bekleiden.

Die beiden Kollegen aber wollen ganz sicher gehen und empfehlen die ausgekochten Sachen noch 3 Tage in Salzwasser liegenzulassen.

Zur Zentrale dieses Auskochbetriebes wurde die Insel S. Jacomo di palude. Dort wurde für diese Sonderaufgabe als Desinfektor ein gewisser Guidoboni angestellt.

Mit dieser Arbeitsweise war viel gewonnen, Zeit, Raum und Ersparnisse an Arbeitskräften. Noch mehr Erfolg im Großen versprach eine Entseuchungsmethode, die gegen Ende Oktober zur Kenntnis der S. u. P. a. s. kam, und zwar aus Murano. Dort hatte seit Anfang Juli die Pest bedenklich um sich gegriffen. Eine am 6. 7. gewährte finanzielle Hilfe hatte keine wesentliche Auswirkung. Der Podesta wurde der Mißstände nicht Herr. Der Senat beschloß daher am 19. 7. nach dem Beispiel Venedigs auch für Murano drei dort wohnhafte Nobili für den öffentlichen Dienst zu wählen. Diese alsbald ebenfalls als Sopraproveditori alla sanità bezeichneten Männer erwiesen Venedig einen großen Dienst, indem sie ihren Amtsgenossen über eine Entseuchungsmethode berichteten, die auf Murano schon seit längerer Zeit und, wie sie berichteten, mit vollstem Erfolg geübt wurde. Es war dort beobachtet worden, daß infiziertes Gut, das man in Fischnetzen oder Fischkästen (burchielle) in strömendes Salzwasser eingelegt hatte, wenn es dann seinen Besitzern zurückgegeben wurde, frei von Contagium blieb, d. h. daß denen, die damit zu tun gehabt hätten, nichts zugestoßen sei. Außer den Sopraproveditoren von Murano hatten auch Privatleute das gleiche beobachtet und bestätigt.

Beschlossen wurde, jedem Sestiere geeignete Kanäle zuzuweisen, in denen das Salzwasser gut strömte. Dort sollten die Sachen für fünf aufeinanderfolgende Tage unter Bewachung durch je zwei Wächter ins Wasser gelegt und darin gelassen, dann den Besitzern zurückgegeben werden, damit sie sie in den Chiovere oder an anderer Stelle trocknen lassen könnten.

Der Scrivan MORELLO wurde beauftragt, die verschiedenen Plätze zu revidieren, an denen nach dieser Methode gearbeitet wurde. Nach seinem Bericht vom 28. 11. hat er dabei sehr erhebliche Mißstände und Unterlassungen festgestellt, so daß am 4. 12. die Präsidenten darauf hingewiesen werden mußten, es dürfe nur dort gearbeitet werden, wo das Salzwasser guten Zugang habe.

Schließlich lehrte aber die Erfahrung, daß das Einlegen in Salzwasser allein genügte. Es mußte nicht einmal strömendes Wasser sein.

Eine weitere schnelle und billige Methode, wertvolle Textilien und Pelze, sowie Schriftsachen und Bücher zu entseuchen, kurz alle gegen Feuchtigkeit empfindlichen Dinge, wird von einem Graubündner Marco Lanzo, Quadrio aus dem Veltlin, anbefohlen, ein eigenartiges Verfahren des Einlegens der Gegenstände zwischen Sandlagen, das möglicherweise auf uralten Erfahrungen beruhte, übrigens im 1. Weltkrieg in primitiven Verhältnissen bei der Entlausung in Anwendung kam.

Der gleiche Graubündner empfahl außerdem sich und einige seiner Landsleute als Desinfektoren für ganze Häuser. Wie sie die Entseuchung von Häusern dann durchführten, geschah nach fast modern zu nennenden Methoden, nämlich durch Ausgasen mittels Schwefeldämpfen.

Selbstverständlich wurde von den Graubündnern verlangt, daß sie vor Beginn ihrer Arbeit eine Probe ihrer Kunst abzulegen hätten, aber ebenso selbstverständlich sind ihnen auch die Unkosten für den Versuch in Höhe von 286 Lire vergütet worden.

Ihre Arbeit in der Stadt selbst war mit den üblichen strengen Vorsichtsmaßregeln umgeben. Diener des Officio hatten sie zu den zu entseuchenden Häusern hinzuführen, wieder abzuholen und zu begleiten. Jeder, der ihnen begegnete, sollte sich rechtzeitig in Sicherheit bringen können.

So greift der Staat begierig alles auf, was ihm angeboten wird und befiehlt die Ausführung. Und wie sich in Kürze zeigt, alles dies Neue hat Erfolg, denn seit Ende Oktober nimmt die Zahl der Fälle ab. Zwar kommt es noch einmal zu einer kurzen „furia", aber mit Ende November ist die Wut der Seuche gebrochen.

Erfolg mußten diese neuen Methoden haben, weil mit dem Eintritt der kalten Jahreszeit aus dem Wesen der Epidemiologie der Pest in kühlen Ländern die Seuchenkurve absinken mußte. Erfolg hätten sie aber auch früher schon gehabt, den nämlich, die Kleider in Kürze kontagionsfrei, d. h. vom heutigen Stand des Wissens aus gesehen, frei von Flöhen zu machen. Den Gang der Seuche aber hätten sie schwerlich aufgehalten, denn er war an die Infektionen gebunden, die zustande kamen, bevor überhaupt mit dem Entseuchen der „robbe" begonnen wurde.

Mit dem jahreszeitlich bedingten Ausklingen der Seuche endeten mit einer Enttäuschung und möglicherweise mit einem finanziellen Fiasko die Versuche eines findigen Großunternehmers, des Felice Brunello und seiner Genossen, die Lage geschäftlich auszunutzen. Brunello war ganz und gar der Typus eines modernen Unternehmers. Die Verhandlungen mit ihm und den Behörden laufen kaum anders ab, als es heutigen Tages geschehen würde. Daß er die epidemiologische Entwicklung nicht vorauszusehen vermochte, ändert nichts daran, daß er die Situation verstand und dem Staat höchst annehmbare Angebote zu machen hatte.

Als im Juli beschlossen worden war, auf S. Erasmo Baracken zu errichten, bot er dem Senat an, dort mit seinen Genossen auf eigene Kosten Baracken zu errichten für zahlende Contumazgäste. Nur sollte der Staat ihm garantieren, daß von ihnen die vereinbarte Miete auch bezahlt würde. Ende Oktober aber wurden diese leichten Unterkünfte auf den windüberwehten Lidi unbewohnbar, so daß die Quarantäne wieder ganz nach dem Lazaretto nuovo verlegt wurde. Seine Baracken standen leer. Er bot nun, übrigens in wesentlich bescheidenerem Ton als in seinem ersten Angebot,

an, es möge gebilligt werden, daß seine Baracken gegen Entgelt
zur Entseuchung von Sachen verwendet würden.

Schließlich beantragt er unter beweglichen Klagen: „conosco
haver poca fortuna con questo felicissimo imperio havendone fatto
molte prove en conseguitone molta laude de parole, ma di premio
nulla a tal che mi trovo povero et posso con verità dir bisogno"
(ich sehe ein, daß ich nicht viel Glück habe mit diesem gesegneten
Staat, nachdem ich viele Beweise geliefert und auch viel Lob dafür
empfangen habe in Worten, aber an Belohnung nichts, so daß ich
jetzt mich in Armut befinde, um die Wahrheit zu sagen, in Not),
man möchte ihm das Entseuchen der Sachen in Salzwasser
übertragen. Das geschieht dann auch, aber nicht mit allzuviel
Entgegenkommen. Immerhin lag wohl auf der Hand, daß es
zweckmäßiger sei, anstatt die Sachen in Netzen in das Salzwasser
zu legen, die beschwert werden mußten, sie in große durchlöcherte
Kisten, ähnlich den Fischkästen zu legen, durch die das Wasser
hindurchströmen konnte. Solche große Kästen, „cassoni", hat
Brunello, wahrscheinlich aus dem Holz seiner abgebrochenen
Baracken, hergestellt.

Daneben aber ging es um die Anstellung des Personals, das die Kästen
fünf Tage lang zu bewachen hat. Zähe ist darüber verhandelt worden, ob
Brunello die Kosten selbst tragen müsse, oder nur für Leute, die er selbst
anstellen wolle. Schließlich hat er sich damit abzufinden, daß er die Leute
bezahlen muß, die Behörde sie aber auswählt und anstellt. Nur einige
Materialhilfen aus dem Arsenal werden ihm zugestanden. Dafür wird ihm
aber auferlegt, seine „cassoni" hauptsächlich im Canal di Marani nahe dem
Kloster S. Andrea della Certosa anzubringen, wo das Wasser die beste
Strömung hat, um die dort liegenden Güter zu entseuchen. Dort aber war
seine Arbeit bereits am 16. 11. abgeschlossen.

Aus den Akten geht so viel hervor, daß er bis ins Jahr 1577
hinein für diese Methode das von ihm angestrebte Monopol hatte
und so vielleicht doch auf seine Rechnung gekommen ist.

Eine fast beiläufige Bemerkung in einer Verfügung der S.u.P.a.s.
vom 1. 11. kündet den kritischen Abfall der Seuche an. Dort heißt
es, S. Erasmo sei wegen der Jahreszeit unbewohnbar geworden.
Daher müßten die Poveri, die dort ihre Contumaz abwarteten,
nach dem Lazaretto nuovo übergeführt werden. Dort war also
jetzt Platz frei geworden. Ungewöhnlich früh, aber zum Heil
der Stadt hatte die kalte Jahreszeit eingesetzt. Für die Epidemiologie wäre es ein unschätzbares Wissen, besäßen wir eine
Kurve des Temperaturrückgangs seit der Mitte des Oktober,
aus der wir ersehen könnten, wann die Temperatur unter 10° C

absank, die Temperatur, unterhalb derer die Kältestarre der
Flöhe beginnt.

Es fehlt aber nicht an anderen untrüglichen Zeichen, daß, wie
so gut wie immer im europäischen Raum, die Pest dem herein-
brechenden Winter wich. Das sind die sofort mit dem Rückgang
der Erkrankungszahlen einsetzenden Sparmaßnahmen dieses sorgfältig rechnenden Staatswesens.

Eben noch waren neue Methoden der Entseuchung eingeführt
worden, eben noch hatte es in einem Schreiben vom 28. 10. geheißen: „vedendo, che il male del presente contagio va tutta via
continendo" (da, wie zu sehen, das gegenwärtige kontagiöse Übel
noch leider weiterschreitet), eben noch waren 9 weitere Inquisitoren
angestellt und auf die Sestiere verteilt worden, da heißt es am 1. 11.,
nach Saccagnana, nach S. Francesco del Deserto und auf die
Chiovere sollten keine „robbe" mehr gebracht, nur das dort noch
Vorhandene entseucht werden. Am 9. 11. wird das gleiche für
S. Jacomo di palude und S. Segondo und für S. Marco di Lama
verfügt. Auf S. Francesco soll ganz aufgeräumt und der Rest der
Sachen nach S. Segondo gebracht werden. Sofort wird überall das Personal in Contumaz gelegt und bekommt kein Gehalt
mehr.

Zwei Chiovere werden vollständig geräumt und alles nach dem
Chiovere von S. Giobbe, in einem abgelegenen Stadtteil des
Sestiere Canareggio gebracht. Prioren und Wächter der genannten
Plätze werden kassiert. Auf S. Segondo bleibt nur noch ein Wächter
und ein Barkenführer.

Die Picegamorti der Sestiere sind zu entlassen und ihnen aufzugeben, sich „drapi netti", unverdächtige Kleider, zu besorgen,
damit sie ihre Contumaz antreten können. Nach Ablauf von 3 Tagen
gibt es kein Gehalt und keine Spesen mehr. Das gleiche wird den
fremden Picegamorti auferlegt. (So etwas wie Kündigungsfristen
war offenbar unbekannt, und wie um diese Männer hatte geworben
werden müssen, scheint rasch vergessen gewesen sein.) Es geht
sehr geschäftlich zu. Gehalt bekommen sie nicht mehr und wenn
sie sonst keine „drapi netti" finden können, sollen sie sie kaufen
dürfen auf eigene Kosten, vorausgesetzt, daß sie beim Officio
einen Kreditsaldo haben. Alles dies, es sei denn, sie wollten von
jetzt ab für weniger als 10 Dukaten im Monat dienen.

Mitte November erhält die sparsame Behörde aber noch einen
Dämpfer für ihr vorschnelles Handeln und wird noch einmal in

Sorgen gestürzt durch ein Wiederaufflammen der Pest. Es heißt am 12. 11. in einem Senatsbeschluß:

„Obwohl durch die Gnade Gottes eine Besserung eingetreten ist, ist es doch, angesichts dessen, daß das ‚male contagioso' noch anhält, nötig, alles zu tun, um es ganz und gar auszurotten usw." Aber daß es dem Ende zuging, konnte aus der Erfahrung heraus von den vielen früheren Epidemien vermutet und erhofft werden.

Am gleichen 12. 11. wurde der Abbruch der Baracken auf S. Erasmo auf Kosten des Arsenals angeordnet. Am 11. 11. waren die Arbeiten auf S. Andrea della Certosa abgeschlossen worden. Überall wird gespart „senza pero danno della salute universale", jedoch ohne das öffentliche Wohl zu gefährden.

Parallel diesen Einschränkungen und Einsparungen gehen Anordnungen, Ordnung in der Verwaltung und in den Finanzen zu schaffen.

Unklarheiten und Lücken im Schreib- und Rechnungswesen müssen den Leitern dieses Staatswesens als der schlimmste Greuel erschienen sein.

Am 6. 11. wird befohlen, alle Papiere aus dem Lazaretto vecchio nach dem Officio zu schaffen, nachdem sie ausgeräuchert und alle Bindfaden entfernt seien, damit von ihnen kein Contagio ausgehen könne. Sie sollen geordnet und inventarisiert werden. Welch ein Schatz, hätten wir sie noch!

Alles liegt der Regierung daran, Ordnung in die Finanzen zu bringen. Über die Depositen Ansteckungsverdächtiger ergeht am 6. 11. eine Verfügung. Kassenanweisungen gehen heraus. Über Kredite wird abgerechnet, besonders mit den Apotheken der Lazarette. Die Ausgaben beim Lazaretto nuovo werden überprüft, um bei der Ernährung der in Contumaz Befindlichen Einsparungen zu machen. In dem Schlaraffenland soll es bescheidener zugehen. Besonderes Mißbehagen scheint das Finanzgebahren der Piovani und Deputadi verursacht zu haben. Auf ausdrücklichen Befehl des Dogen, wird am 13. 12. von ihnen Rechnungslegung gefordert.

Auf jede Weise soll aus der günstigen Wendung Nutzen gezogen werden, um die überfüllten Lazarette und Contumazeinrichtungen zu entleeren. Sechs der erfahrensten Ärzte werden am 3. 11. zwei Fragen vorgelegt und von ihnen ein eidlich zu bekräftigendes Gutachten angefordert:

1. Können Pestkranke, die nach dem Lazaretto vecchio oder nach S. Lazaro (dem Hilfslazarett) geschickt worden waren, vorausgesetzt, daß ihre Wunden geheilt sind und sie mit sauberen Kleidern versehen werden, ohne Schaden für die Gesundheitslage (sanità) in die Stadt entlassen werden, nachdem sie die infizierten Sachen zurückgelassen haben, ohne sie in der bisher üblichen Weise noch zum Durchhalten einer Contumaz nach dem Lazaretto nuovo zu schicken, um dann in der Stadt noch im eigenen Hause 8 Tage Contumaz zu halten? Könne das geschehen, ohne daß die Nachbarn oder sonst irgendwer in der Stadt dadurch gefährdet werde?

2. Können die aus dem Lazaretto vecchio oder aus S. Lazaro nach dem Lazaretto nuovo oder nach S. Erasmo geschickten Rekonvaleszenten, die dort nach dem bisherigen Usus etwa 30 Tage Contumaz halten müßten, können diese mit ihren im Lazarett getragenen Sachen und nachdem sie auf Betten und mit Wolldecken geschlafen hätten, die aus infizierten Häusern stammten, ohne Wechsel der Kleider, die sie am Leibe trügen, nach Venedig zurückkehren, um dort zu Hause 8 Tage Contumaz zu halten, ohne daß die Gefahr bestünde, daß jemand, der mit ihnen umginge, sich an den mitgebrachten Sachen infiziere?

Die erste Frage wird von den Ärzten bejaht. Sie sind der Überzeugung, daß, wer geheilt sei, auch keinen Gehalt an Contagium mehr in sich habe, sei es, daß aus den Bubonen das Gift durch Reifung oder durch Ausschneiden ausgestoßen worden sei. Die nicht mehr infizierten Körper können dann die neuen Kleider und auch niemanden infizieren, nach der allgemeinen Regel „nemo dat quod non habet" (niemand kann etwas geben, was er nicht besitzt).

Die Ärzte waren also von der endgültigen Heilung bei einem Pestfall überzeugt, fürchteten keine Rückfälle und schlossen mit der Heilung die Möglichkeit einer Weitergabe des Contagiums aus. Von einem Keimträgertum konnten sie keine Vorstellung haben. Übrigens geht auch aus einigen Verfügungen hervor, daß man gern Genesene als Krankenpfleger beschäftigte, somit überzeugt war von dem Bestehen einer Immunität.

Würden die Kleider gewechselt und bestünde Sicherheit, daß die Kranken völlig genesen seien und keine Wunde mehr hätten, so könnten sie in die Stadt entlassen werden. Man habe übrigens aber die Erfahrung gemacht, daß Leute in der Stadt herumgingen, die noch nicht völlig genesen seien und bei denen das Blut noch nicht völlig gereinigt sei. Von solchen könnten noch Infektionen ausgehen. Daher sei anzubefehlen, daß die Leute zuvor gebadet würden, wie man das bei solchen Kranken zu tun pflege.

Diese Bemerkung bezieht sich wohl auf Kranke, die in der Stadt selbst behandelt worden waren, vielleicht vornehmere Leute, bei denen man Übertretungen der Verordnungen übersah.

In der zweiten Frage, meinten sie, ginge man nicht sicher. Vielmehr sei es gefährlich, wenn die Sachen nicht gekocht oder gereinigt worden seien, wie vorgeschrieben sei. Denn weder die Körperwärme, noch die umgebende Luft könnten reinigen und vom Contagium befreien. Durch infizierte Betten und Decken könne das Contagium noch wirksam sein, soviel die Luft auch an sich reinigend wirke. Die Erfahrung habe gezeigt, daß viele Menschen durch ihre Kleider ihr Haus angesteckt hätten, wenn auch andererseits andere frei und sicher geblieben seien. Für sie, die Gutachter, sei es ein sehr schwieriges Problem und die erwähnte Lösung der zweiten Frage erschiene ihnen weniger sicher, es sei denn, die Sachen würden gekocht oder die Kleider gewechselt.

Unterschrieben ist das Gutachten von den Ärzten NICOLO MICHELE TOMASIO, ANTONIO SECCHO, APOLONIO MASSA, ALVISE VENIER, LEON CROTTO und BATTISTA PERANDA.

Dem menschlichen Körper traute man zu, daß er sich mit dem Überstehen der Krankheit vom Contagium gereinigt habe, für die Textilien wird nach wie vor angenommen, daß sie für lange Zeit, selbst für die Dauer von Monaten, Träger des Contagiums bleiben.

So wunderlich diese Auffassung auf den ersten Blick erscheint, sie kann durchaus auf Erfahrung begründet gewesen sein. Denn wenn ein pestinfizierter Floh bei einer Temperatur von unter 10° C, etwa Ende November, in Kältestarre verfiel, so starb er nicht ab und ebensowenig gingen, wie gesicherte Beobachtungen neuerer Zeit erwiesen haben, die Pestkeime in seinem Körper zugrunde. Blieb der Floh in seiner Winterstarre in den Kleidern und erwachte er bei wieder angestiegener Temperatur zu erneuter Aktivität, so waren damit diese Kleider infektiös geblieben.

Vergessen ist aber auch das Gelübde nicht. Am 17. 11. wird eingehend erörtert, wo die Kirche erbaut werden soll. Beschlossen wird, sie bei den Kapuzinern auf der Giudecca zu errichten — wo sie steht — und zwar in einer Länge von 40 Schritten. 3000 Dukaten werden an den Grundbesitzer ausgezahlt.

Erfreulicherweise gibt es auch unerwartete Profite. Die Cataveri, die Vermögenssucher (Steuerbeamte im weitesten Sinne) haben vieler Orten Gut festgestellt, das keinen Eigentümer mehr hat. Das Staat beschlagnahmt es nicht ohne weiteres, es muß entseucht, inventarisiert und ins Depot gelegt werden. Finden sich aber keine Erben und liegen keine Testamente vor, so soll alles dem Off.d.s. für seine Aufwendungen (spesi occorenti) zufallen.

Sehr verantwortungsbewußt wird auch wieder über die Abholung der zur Entseuchung fortgebrachten Sachen von den Entseuchungsplätzen verfügt.

So zuversichtlich wie im Vorjahre, das Schicksal werde noch einmal gnädig mit der Stadt verfahren, sind die Behörden diesmal aber nicht. Es gehen keine Beruhigungsbriefe nach Rom, Neapel und Genua. Für abtretende Sopraproveditoren werden sofort neue gewählt. Selbst die Zahl der Inquisitoren wird am 10. 11. noch um weitere 9 vermehrt. Denn diesmal muß es das Bestreben sein, auch die letzten Reste der Seuche auszutilgen. Wie nötig das war, dafür erteilt das erste Halbjahr des folgenden Jahres die Lehre, daß ein so hochaufloderndes Feuer einer Seuche noch lange eine Glut hinterläßt, die nur langsam erlischt. Die biologischen Gründe dieses Verhaltens werden später zu erörtern sein.

Im Jahre 1576 hatte sich der Fehler schwer gerächt, daß schon im Dezember 1775 die Strenge der Verordnungen gelockert worden war. Diesmal wird am 16. 11. von den S.u.P.a.s. proklamiert, alle Verordnungen des Off.d.s., die zu den verschiedenen Zeitpunkten wegen des Contagio erlassen seien, müßten „inviolabilmente", unangetastet, weiter befolgt werden, um den früheren Gesundheitszustand wiederherzustellen und auch von den Resten (il residuo del male) der Seuche die Stadt zu befreien. Es bleibt bei den gewohnten Abtransporten. Noch am 15. 12. wird dies den Deputadi nochmals eingeschärft. Auch bleibt den Ärzten und Barbieren bei Androhung aller früher genannten Strafen weiter verboten, einen Pestkranken innerhalb der Stadt zu behandeln.

Neue Anordnungen folgen über das Reinigen der Zimmer und des Mobiliars. Nur damit Betraute dürfen es ausführen. Jedem Sestiere werden 200 Dukaten für die Entseuchung der Häuser und der Sachen der Poveri zugewiesen. Der Präsident des Sestiere S. Marco glaubt es umsonst durchführen zu können, darf aber das Geld verwenden, um aus den Lazaretten heimkehrende Poveri zu kleiden.

Die eigentlich Verantwortlichen, die S.u.P.a.s. gehen noch im Dezember sehr weit in ihren Abwehrverfügungen. Sie fürchten, es könne aufs neue zur Einschleppung der Seuche von auswärts kommen. In Padua war es im gleichen Jahr zu einer Pestepidemie gekommen und, wie recht sie hatten, zeigte die Pest in Vicenza, wohin sie erst Ende 1576 gebracht wurde und dann 1577 dort eine schwere Epidemie verursachte (Massaria [55]).

Es heißt: „Jetzt, wo durch die Gnade Gottes die Stadt in einen so guten Gesundheitszustand gekommen ist, daß man hoffen darf, wenn die nötigen Vorbeugungsmaßnahmen nicht unterlassen werden, sie ganz befreit werden wird, muß vorgesorgt werden, daß nicht durch ,robbe' von solchen, die täglich hierher kommen, eine neue Unordnung durch das Übel erzeugt werde (non habbi a causar nove disordine del mal contagioso)." Sie verfügen daher am 5. 12., es dürften für die nächsten 45 Tage keine Güter in die Stadt gebracht werden. Personen dürften nur mit einer „fede di sanità" des Ortes, woher sie kommen, herein und nur mit den Kleidern, die sie am Leibe tragen. Bewohner Venedigs selbst, welche Güter nach Ablauf dieses Termins ausführen wollen, müßten, außer daß bescheinigt sein müsse, daß sie entseucht seien, noch eine „fede" mit sich führen, daß an der Stelle und in dem Hause, woher die Sachen kämen, keine Infektion und kein Verdachtsfall vorgekommen sei. Alle Personen, die von auswärts kommen, bleiben für 10 Tage in ihren Häusern sequestriert. Nobili, die sich hierin vergehen — wahrscheinlich war jetzt der Wunsch zurückzukehren ebenso groß wie zuvor der Trieb, der Stadt zu entfliehen —, sollen vom großen Rat zu 2 Jahren Verbannung verurteilt werden, ebenso die Cittadini. Andere Personen sollen je nach ihrem Stand für 2 Jahre auf die Galeere gesetzt, zu Gefängnis verurteilt oder ihnen eine hohe Geldstrafe auferlegt werden.

Die Contumaz der Einreisenden fängt mit dem Tag ihrer Anmeldung bei den Deputadi der Contrada an. Sie wird erst aufgehoben, wenn sie gesund geblieben sind. Ausgenommen sind Lebensmittelhändler und Briefboten mit Briefen ohne Verpackung, die ein Contagium annehmen könne.

Verständlich nach dem furchtbaren Erleben, das hinter ihnen lag, war, daß die verantwortlichen Männer das taten, was man in moderner Ausdrucksweise „sich decken" nennt. Über eine solche Haltung gehen die Ansichten auseinander. Sie bedeutet in gewissem Sinne ein Ausweichen vor der Verantwortung, indem Forderungen gestellt werden, die jedes Risiko ausschließen. Damit wird die Verantwortung denen zugeschoben, die sie nicht erfüllen.

In hygienischen Fragen begegnen wir einer solchen Haltung häufiger, als der Würde der Wissenschaft und der ärztlichen Ethik entspricht. Aber die hohen Beamten des Mag.d.s. waren keine Ärzte, von ihnen konnte eine kritische Betrachtung der Seuchenlage nicht erwartet werden. Selbst die Ärzte jener Tage werden über Vermutungen hinaus nicht imstande gewesen sein, mit einiger Sicherheit eine epidemiologische Prognose zu stellen. Die S.u.P.a.s. handelten, wie sie es als Wahrer des Gesundheitszustandes für ihre Pflicht hielten.

Der Senat der Republik aber sah über die Grenzen amtlichen Ressortdenkens hinaus. Er bestimmt zwar am 11. 12., daß nach wie vor Feste, auch kirchliche Feste und Bankette, zu unterbleiben hätten, verfügt aber am gleichen Tage, daß bei der finanziellen Lage des Staates eine so weitgehende Behinderung des Handels nicht stattfinden dürfe.

Seit dem Erlaß der S.u.P.a.s. seien zahllose Beschwerden eingelaufen, Handel und Verkehr seien schwer gestört. Das wiege um so schwerer, als gerade Dank der Gnade Gottes von allen Seiten Personen bestrebt seien, die Geschäfte wieder in Gang zu bringen. Das diene zu Genügen und zur Bequemlichkeit der Bewohner und ganz besonders zum Nutzen der Zolleinnahmen. Jeden Tag würde es als Folge jener Verordnung schlimmer und es entstünde großes Unheil für die Stadt.

Der Senat hebt daher zunächst die Verfügung für 3 Tage auf und verpflichtet die S.u.P.a.s., dem Consiglio neue Vorschläge zu machen. Täten sie das nicht, so werde die Verordnung für null und nichtig erklärt.

Sie legen prompt eine neue Verfügung vor. Die Last der Verantwortung ist ihnen zu großem Teil abgenommen. Sie geben zu, die Situation nicht nur in der Stadt, auch in den Städten, Castellen und Ortschaften der terra ferma habe sich zum Guten gewendet. Aber sie verlagern die Verantwortung nun auf die Rettori und Regierer der Städte, Castelle und Vicariate. Diese sollen für jeden, der nach Venedig reisen will, Person für Person und für die Ware nach Koffern und Packen, unter Eid und mit eigenhändiger Unterschrift die „fede di sanità" ausstellen, sollen dabei aber auch den Antragstellern einen Eid abfordern, daß sie wirklich nur aus gesunden Orten und Häusern kommen. Diese „fede" dürfen an den Paß- und Überwachungsstellen nur aczeptiert werden, wenn jene Bedingungen erfüllt sind.

Wer aus verdächtigen Orten kommt, soll nach Anordnungen des Officio beobachtet werden. Wer etwa eine gefälschte „fede" vorweist oder die Rettori oder das Off. d. s. betrogen habe, solle schwer bestraft werden, selbst bis zur „pena capitale". Diese Bestimmung soll allen Rettori der terra ferma, allen Gemeinden und den Überwachungsstellen zugestellt werden mit der Verpflichtung zur Ausführung.

Hierbei bleibt es. Wer eine „fede authentica di sanità" besitzt, ist von aller Bewegungsbeschränkung frei.

Unerschüttert bleibt die Überzeugung von der Gefährlichkeit der Textilien. Bei aller Einschränkung der Entseuchungsstellen bei allem Bestreben, nichts mehr unnötig zu vernichten, wird nichts unterlassen, eine sorgfältige Entseuchung zu sichern. Mitte Dezember taucht eine Gruppe von Nettezini (Desinfektoren) auf unter Führung eines Zorzi della valle, die auf der Giudecca einen Entseuchungsbetrieb eröffnen. Die Behörde ordnet eine regelrechte Desinfektorenprüfung an. Die Prioren der beiden Lazarette haben eine bestimmte Menge von Matratzen, Betten, Decken, Kissen und Kleidungsmitteln an die Deputadi der Giudecca zu schicken „per far di quelle la prova alle Nettezini di esso loco, giusta la forma della nostra termination et ciò esseguite quanto prima con sicurta della sanità" (damit die Reiniger jenes Ortes ihren Beweis führen, so wie wir es angeordnet haben und es soll getan werden so bald wie möglich und unter allen Vorsichtsmaßregeln betreffs der Gesundheit). Die Kompanie erhält darauf die Erlaubnis, auf der Giudecca Lazarettgut zu entseuchen. Es muß aber beachtet werden, daß die Giudecca bewohnt ist.

Eine Verordnung der S. u. P. a. s. läßt auch erkennen, daß für nötig befunden wird, wahrscheinlich auf den oben erwähnten Bericht des Schreibers MORELLO hin, den Betrieb Felice Brunellos genau unter die Lupe zu nehmen.

Der Rückgang in der Zahl der Erkrankungen scheint alsbald wieder zu dem Mißstand geführt zu haben, daß Ärzte sich bereit finden ließen, Krankheitsfälle so viel wie möglich als „di rispetto" zu deklarieren. Dem schiebt ein Erlaß des Senats vom 18. 12. einen Riegel vor. Er bestimmt, daß bezüglich der „robbe" für Häuser „di rispetto" genau so zu verfahren sei, wie für Häuser „di sospetto", auch daß die Kleider von Toten, die als „di rispetto" bezeichnet seien, nach den Entseuchungsstellen zu bringen seien. Der gesunde Menschenverstand lehrte eben, es müsse sich wohl stets um Pest gehandelt haben, auch wenn die Ärzte einen Kranken für „frei" erklärt haben, wenn er in weniger als 5 Tagen gestorben war. Solche Häuser fielen unerbittlich unter die übliche Contumaz von 22 Tagen und müßten entseucht werden.

Im gleichen Senatsbeschluß wird ein Großreinmachen der ganzen Stadt angeordnet. Die Deputadi aller Contraden haben in den nächsten 8 Tagen alle Häuser aufzuräumen und reinigen zu lassen. Weigerung wird bei Nobili und Cittadini mit Verbannung für ein Jahr bestraft. Auch werden dann alle Sachen nach den Entseuchungsplätzen gebracht.

Die Mittel für dieses radikale Vorgehen werden angewiesen und für die Ausführung die nötige Anzahl von Picegamorti zur Verfügung gestellt. Die Presidenti der Sestiere sollen persönlich alle Contrade begehen, die Ausführung überwachen und dem Senat berichten.

Alle diese Maßnahmen müssen, aus dem Wissen jener Zeit betrachtet, als vorbildlich bezeichnet werden. Sind sie wirklich im damaligen Venedig strikt durchgeführt worden?

Heute möchten wir sagen: Litten diese Forderungen, wie so manche hygienischen Vorschriften der modernen Zeit nicht an einem Zuviel und verstießen sie nicht gegen eine Grundregel klugen hygienischen Handelns: „Man befehle nie etwas, was zu überwachen und durchführen zu können, man nicht sicher ist?!"

Eine kleine Erleichterung wird eingeführt. Zwar sollen nach wie vor grundsätzlich die Ansteckungsverdächtigen aus infizierten, suspekten und Häusern „di rispetto" zur Contumaz nach dem Lazaretti nuovo geschickt werden, sind aber Personen bereit, ihre Kleider zu wechseln, in ein reines Haus umzuziehen und darin 22 Tage Contumaz zu halten, so werden sie, falls sie gesund bleiben, am Ende dieser Contumaz lizenziert, für frei erklärt.

Den Deputadi wird nochmals eingeschärft, jede Leiche müsse vor dem Abtransport von einem Arzt geschaut werden und den Ärzten werden Strafen angedroht, falls sie diese Pflicht verweigern oder in ihrem schriftlichen Urteil falsche Angaben machen. Da dennoch nicht mit Sicherheit auf zuverlässige Angaben gerechnet werden kann, erhält der Arzt Apollonio Massa als Ältester und Syndikus des Collegio der Ärzte den Auftrag, das Collegio zu versammeln und drei Ärzte namhaft zu machen, die künftighin gegen

Bezahlung gemeinsam mit dem Arzt des Officio, VENIER, die Leichenschau übernehmen sollen. Ihm selbst wird wegen seiner vielen Arbeit in den Klöstern und weil seine Augen versagen, diese Pflicht nicht auferlegt.

Viel von der skrupelvollen Sorge, die sich die Behörde immer wieder über Besitzrechte macht, spricht aus einer Verfügung vom 26. 12. Auf S. Andrea della Certosa befinden sich viele Truhen (casse) und Bündel, an denen die „boletini", die Namenschilder beim Umpacken der Sachen abhanden gekommen sind. Jetzt sollen die Präsidenten der Sestiere sich darum bemühen, festzustellen, wem die Sachen gehören und darüber schriftlich berichten, auch darüber, ob Konten und Inventare geführt worden seien über die Sachen, die von ihnen weggeschickt worden wären, zum mindesten sollten sie ihre Meinung äußern, wem die Sachen wohl gehören könnten.

Eine andere Frage, die in dieser Verfügung behandelt wird, betrifft eine Registrierung der Häuser in verschiedene Kategorien.

Es hat sich herausgestellt, daß Häuser, die als neu befallen angegeben werden, bereits früher einmal von dem Übel befallen waren. In den täglichen Rapporten soll hiernach unterschieden werden nach: „case nove", solche, wo zuvor nie ein Fall vorgekommen sei, „case nove R", solche, wo zuvor schon einmal das Übel festgestellt worden sei, „case vecchie", solche, die zur Zeit noch sequestriert sind. Alle Presidenti der Sestiere haben das zu beachten.

Mit dem 1. 1. 1576 beginnt für Venedig der 11. Monat dieses Jahres, nach unserer Zeitrechnung der 1. Monat 1577.

Noch bis in den Oktober dieses Jahres hinein haben sich die Behörden mit der Pest und ihren Folgen zu befassen, also bis weit über den Tag hinaus, an dem feierlich die Befreiung der Stadt von der Pest verkündet wurde, dem 13. 7. 1577 und über den hohen Festtag der Grundsteinlegung der Kirche Al Redentore hinaus, dem 22. 7. 1577.

Selbst unser auf die Kenntnis des Erregers und der Epidemiologie der Pest gestütztes Wissen hätte uns nicht befähigt, der Staatsführung, ihren verantwortlichen Organen und dem Volk Venedigs mit einiger Sicherheit eine Voraussage zu machen, was ihr Los sein werde in dem neuen Jahr. Würde die Pest wie im Vorjahr wieder zu neuem Angriff schreiten und die Stadt aufs neue unter ihr furchtbares Joch beugen oder würde die Erfüllung des Gelübdes, wie schon das Gelübde allein selbst in der kurzen Spanne von 2 Monaten sichtbar Erhörung gefunden hatte, dem Allmächtigen genügen, seinem Volke barmherzig zu sein? Solche Gedanken werden die bangenden Seelen der Regierenden und Regierten erfüllt haben.

Wie wirklichkeitsnah aber die Leiter dieses Staates waren, spricht aus den einleitenden Worten vieler Beschlüsse des Senats aus diesen Jahren. Immer steht neben dem Ausdruck des Vertrauens und der Hoffnung auf die Gnade Gottes die nüchterne Erwägung, alles habe zu geschehen, was im Vermögen der Behörden stehe, um dem Übel zu begegnen, um es zu bekämpfen und es bis auf die letzte Wurzel auszurotten. Unter diesem Zeichen praktischer Verpflichtung steht das Handeln der Behörden für das ganze erste Halbjahr des Jahres 1577.

Die Pest war keineswegs, wie im Dezember 1575, völlig erloschen. Sie forderte, wenn auch nur in Einzelfällen, Woche für Woche und Monat für Monat ihre Opfer.

Erst als inmitten des Sommers 1577 kein Pesttodesfall mehr gemeldet wurde, konnten die Menschen jener Zeit, die um die Gewohnheit der Pest wußten, sich gerade auf der Höhe der warmen Jahreszeit auszubreiten, mit Sicherheit die Befreiung der Stadt proklamieren. Morosini schreibt: „Anno praecipue in aestatem labente, quo tempore his regionibus ejusmodi morbi invalescere ac recrudescere solent", „als es schon in den Sommer ging, die Zeit, in der in unseren Gebieten solche Seuchen zuzunehmen oder wiederzukehren pflegen".

Nur sehr langsam und vorsichtig entschließt sich die Regierung zur Lockerung der Verbote. Bälle und Festlichkeiten sind auf den Straßen und in Häusern noch monatelang verboten. Die Zauberkünstler (zarlatani) dürfen noch nicht wieder auftreten. Der Verkauf alter Kleider bleibt nach wie vor strafbar. Alle diese Verbote bleiben bis zur Befreiungserklärung bestehen.

Mit dem Sinken der Gefahr nimmt aber die Amtsmüdigkeit in den fast 1 Jahr angestrengt arbeitenden Behörden zu. Es muß dagegen eingeschritten werden, daß Deputadi der Contrade sich durch Ersatzleute vertreten lassen. Den Präsidenten der Sestiere wird Mitte Januar auferlegt, noch weitere 2 Monate ihr Amt fortzusetzen. Alle ihre Pflichten werden ihnen noch einmal vorgehalten, vor allem die weitere gewissenhafte Durchführung aller Desinfektionsverfahren, des Auskochens, des Einlegens in Salzwasser und der Desinfektion mit Sand. Im März werden noch zwei neue Sopraproveditori an Stelle der abtretenden ernannt, da noch viel im Officio zu geschehen habe, um die vollständige Befreiung der Stadt zu bewirken. Außerdem müßten die bisherigen Inhaber des Amtes noch 6 Monate neben den Neuernannten im Amt bleiben, so lange das Bedürfnis weiter besteht, auch dies unter Bezugnahme auf den Weigerungsbefehl vom Jahre 1536.

Die Bürokratie feiert wieder Orgien der Genauigkeit in der Registrierung, Stempelung und im Ausgeben der Besitztümer an die Berechtigten, besonders wenn es um wertvolle Dinge, Gold, Silber und geprägtes Geld geht. Das ganze Mißtrauen mit dem die Regierung das Tun aller ihrer Beamten, von den höchsten Funktionären bis zum kleinsten Angestellten zu begleiten pflegte, die ängstliche Vorsorge gegen Defraudationen, ist wieder voll erstanden. Es richtet sich selbst gegen den Kassier des Mag. d. s., ein Posten, der stets in der Hand eines der Proveditoren, also eines Nobile lag, zur Zeit des Marco Badoer. Auch er muß sich eine Überwachung durch seine Kollegen gefallen lassen und hat kaum eine andere unabhängige Befugnis, als die festgesetzten Gehälter auszuzahlen. Eine Verfügung vom 17. 11. 1557 wird in Erinnerung gebracht, weil sich die Bestimmungen während der Seuche gelockert hätten.

Mitte Februar wird dringend notwendig die Ergänzung der Geistlichkeit, Ersatz für die nicht geringe Zahl der verstorbenen Piovanen. Die Wahl soll geschehen in vollster Ordnung und ohne daß es darüber zu Tumulten käme.

Das war eine kitzlige Angelegenheit. Um die Investitur hatte Venedig schwere, jahrzehntelange Kämpfe mit dem Heiligen Stuhl geführt.

So begannen zwar mit Zustimmung des Patriarchen in den Parochien die Wahlen, zugleich aber sandte der Senat dem Gesandten in Rom ein hochoffizielles Schreiben. In ihm wird berichtet, viele Piovane seien gestorben. Es sei mit der Wahl von neuen begonnen worden und es werde damit fortgefahren werden, da es nicht anginge, auf die Dauer die notwendige Seelsorge (la debita cura delle anime) in den verwaisten Parochien zu unterlassen. Nun sei es zwar die Gewohnheit, daß die Nuntii des Pontifex bei der Republik den neu gewählten Piovanen die Bulle (bola) überhändigten. Zur Zeit wäre aber kein Nuntius da. Die Wahlergebnisse blieben daher unvollständig und die Parochien ohne

Leitung. Die Bedeutung für Gottesdienst und Seelsorge liege auf der Hand.

Dem Gesandten wird daher aufgetragen, dem Papst hierüber Vortrag zu halten und im Namen des Senats Seine Heiligkeit zu bitten, bis es Ihr gefallen werde, einen neuen Nuntius zu entsenden, zu gestatten, daß der Patriarch den Piovanen die Bullen ausstelle, damit für das Heil der Seelen und zur Ehre Gottes und der Heiligen Religion, wie es immer das Streben Venedigs gewesen sei, und wie es sicherlich der besondere Wunsch Seiner Heiligkeit sei, gesorgt werde. Sollten sich in dieser Frage Schwierigkeiten ergeben, so solle verfahren werden nach einer Anordnung, die Seine Heiligkeit wünsche.

Die Jahreszeit der Entscheidung, ob die Seuche sich aufs neue ausbreiten werde, war herangekommen. Mitte Februar beginnt der Senat sich ernstlich um den Bau von „Al Redentore" zu bekümmern.

Es soll eine Kirche in „forma quadrangulare" erbaut werden. Im einzelnen soll das Collegio darüber beschließen unter Mitwirkung der für den Bau ernannten Proveditoren. Noch einmal schärft der Senat ein, daß der Bau außer dem Fundus und den Dotationen — im ganzen 120 000 Dukaten —, nicht mehr kosten darf.

Gekauft worden war auf der Giudecca nahe dem Sitz der Kapuziner ein Grundstück aus dem Besitz eines Lipomano, erst zu wenig, so daß dazu gekauft werden mußte. Schließlich steht Raum von 40 passi Länge und 16 passi Breite mit umliegendem Platz zur Verfügung. Er kostete 3000 Dukaten.

Am 16. 2. folgt dann „con intervento et ballotatione" der Proveditori der Beschluß für den Bau der Kirche und unter Autorität des Senats der Beschluß, den Bau Palladio zu übertragen:

„Nachdem die Proveditori sopra la chiesa in diesem Rat eine Zeichnung vorgelegt haben, die unser Getreuer Andrea Palladio in ‚forma quadrangulare' angefertigt hat, und nachdem sich gezeigt hat, daß dieser Plan sehr fleißig ausgeführt ist von dem genannten Palladio und dem Getreuen Antonio da Ponte (ersten Baumeister des Staates, dem Erbauer der Rialtobrücke), auch erwiesen ist, daß die Ausführung des Baues nicht mehr als 120 000 Dukaten kosten wird, so wird entsprechend den Beschlüssen des Senats der Plan gebilligt und soll demgemäß im Namen des Heiligen Geistes mit dem Bau der Kirche begonnen werden."

Aufgehört hatte die Pest nicht, immer noch zahlreiche Opfer zu fordern. Ihre Zahl muß auch im Februar nicht gering gewesen sein. Noch einmal ergeht eine scharfe Ermahnung an die Ärzte wegen einer offenbar eingerissenen Unordnung, jeden Fall gewissenhaft zu melden.

Der Mag. d. s. hält aber jetzt den Augenblick für gekommen, einige der erfahrensten und angesehensten Ärzte aufzufordern,

über den bisherigen Verlauf der Seuche eine Epikrise niederzuschreiben, wovon sich der Magistrat auch wohl eine Prognose
versprochen hat. Das waren TIBERIO SUPERCHIO, NICOLO NEGRONI,
ALVISE VENIER, der Arzt des Officio und GIOVANNI AILAN, einer
der Ärzte, die zu den Assistenten der paduanischen Professoren
gehört hatten. Diese Epikrisen werden zugleich mit dem großen
Bericht Mercuriales und Capodivaccas zu erörtern und zu kommen-
tieren sein.

Die Menschenverluste der Stadt waren seit 1348 bei all den
vielen alle 7—8 Jahre aufgetretenen Pesten nie so groß gewesen
wie diesmal. Rund 46000 Menschen waren bis Ende März 1577
der Seuche erlegen, ein Blutverlust, der das geschäftliche Leben
des Staates ernstlich in Frage stellte.

Wie 1348 faßt der Senat am 25. 5. 1577 den Beschluß, durch ein
ungewöhnliches Vorgehen, durch die Lockerung aller Bestimmungen
über die Einbürgerung, die Wiederbevölkerung der eines Viertels
ihrer Einwohner beraubten Stadt zu befördern, ganz besonders
aber zu sorgen für das Wiederaufleben des Handwerks.

Alle Rettori der terra ferma und Istriens werden aufgefordert,
zu veröffentlichen und allen zur Kenntnis zu bringen, der Senat
habe beschlossen, daß 3 Jahre lang jeder, er sei innerhalb der terra
ferma beheimatet oder gehöre sonstwie zu den Untertanen Venedigs, oder er sei es auch nicht, könne in der Stadt sein Handwerk
ausüben, sobald er die üblichen Eintrittsabgaben bezahlt habe.
Die Gastalden (die alte langobardische Amtsbezeichnung, die
sich in Venedig erhalten hatte) der Schulen (scuole) sollten sie
ohne die üblichen Anforderungen aufnehmen. Nur dürften es
nicht mehr werden, als in einem Beschluß des Rates der X für die
beiden „scuole" der Weber festgesetzt sei. Die Ausführung des
Beschlusses obliegt den Magistrati, in deren Amtsbereich sie fällt.

Ende März wagt die Behörde in einem Beschluß von dem
„passato contagio" zu sprechen.

Dieser Beschluß läßt es zweifelhaft erscheinen, daß eine Notiz
in dem Schlußbericht MORELLOs, die auch MOROSINI übernimmt,
richtig sein könne, es seien vom 1. 3. 1577 bis zur Befreiung der
Stadt noch 4000 Menschen gestorben. Er selbst schätzt diese
Zahl auch nur, und schreibt, das Buch darüber sei verlorenge-
gangen. Möglich ist allerdings, daß nach dem März noch einmal
ein Aufflammen der Seuche eintrat, und daß ihr Erlöschen im
Juni vielleicht durch klimatische Einwirkung zustande kam,

19*   — 281 —

nämlich durch Einsetzen einer ungewöhnlich starken, trockenen Hitze. Auch hier beklagen wir, daß uns Berichte über solche Temperaturschwankungen gänzlich fehlen, aus denen wir aus unserer heutigen Kenntnis der Biologie der Flöhe recht zuverlässige Schlüsse ziehen könnten.

Daß von einem Erlöschen der Seuche zunächst noch keine Rede ist, zeigt jedenfalls Ende März die Verfügung, alle Anordnungen für die Ärzte hinsichtlich des Besuchs bei den Kirchen, den Kranken und der Meldungen beim Officio blieben bestehen, die Meldungen seien jetzt sogar unter Eid zu erstatten.

Noch monatelang gehen dem Abbau der Abwehrorganisation, der Entlassung überzähliger Beamter, der Auszahlung rückständiger Gehälter, der Abrechnung über erledigte Angelegenheiten, der Freigabe beschlagnahmter Klöster und Anordnungen über Wiederherstellungsarbeiten an ihnen usw., vorsichtige Anordnungen parallel, die jederzeit ein Wiedereingreifen und erneute Durchführung der Verordnungen erlauben. So hält noch am 18. 4. der Rat der X für angezeigt, seinen Erlaß vom 22. 7. 1576 betreffs der Vergünstigungen für Denunzianten (Lösung von Verbannten) zu erneuern.

Je deutlicher die Anzahl der Fälle sich vermindert, um so nötiger erscheint es, ihrem Vorkommen nachzuspüren. Nicht entlassen werden die Inquisitoren, die Schnüffler. Abend für Abend haben sie noch über die Ergebnisse ihrer Aufspürarbeit Bericht zu erstatten. Mit aller Vorsorge und Kontrolle wird die Entseuchung der „robbe" fortgesetzt. Um auch das Letzte zu erfassen, wird am 23. 4. allen Straflosigkeit zugesichert, die binnen 8 Tagen alle Sachen melden, die bisher versteckt worden waren. Alle schweren Strafen aber bleiben denen angedroht, die auch jetzt noch die Anzeige unterlassen. Den Denunzianten aber winken alle Belohnungen, auch die des Rates der X.

Diese letzte Verfügung hat aber zur Folge — typisch für solche Zeiten —, daß die Zahl der Denunzianten ins Ungemessene steigt. Jene Frist von 8 Tagen wird daher am 1. 5. um 5 Tage verlängert. Sie soll aber unwiderruflich am kommenden Sonntag enden.

Mit großer Gewissenhaftigkeit wird jetzt auch nochmals für alle Nachlassenschaften gesorgt. Die Deputadi der Contraden sollen feststellen, ob noch in Verwahrung bei den Piovanen, bei den Deputadi oder anderen Personen sich Silber, Gold oder andere

Wertsachen befinden, damit jeder wiederbekomme, was ihm gehöre, entsprechend den Rechtsauffassungen (come conviene alle buona giusticia) dieser Republik.

Obwohl sich im Arbeitsbereich des Felicio Brunello viele unbrauchbar gewordenen Sachen befinden, verfaultes Pelzwerk und zerfallene und verkommene Tuche, Sachen, die nicht zurückgegeben werden können, weil sie einen furchtbaren Gestank verbreiten, wird am 12. 5. beschlossen, sie zwar im Beisein eines Beamten des Officio zu verbrennen, nicht aber ohne zuvor ein Inventar aufzunehmen.

Am 20. 5. steht es gut: „Durch die Gnade Gottes ist die Gesundheitsverfassung der Stadt in einem guten Zustand, wie jeder versteht und weiß." Nun soll aber auch gesichert werden, daß auch keine Spur des Samens des „passato contagio" übrig bleibe.

Wie wir es heute nennen würden, eine Schlußdesinfektion aller Häuser wird befohlen, in denen seit dem 1. 3. 1576 bis heute Todes- oder Krankheitsfälle vorgekommen sind. Innerhalb 6 Tagen sind sie zu melden und in den folgenden 8 Tagen sollen noch einmal in den Häusern alle Sachen „all' aere" entseucht werden, ganz gleich, ob sie schon vorher an der Luft, im Salzwasser, durch Kochen, mit Sand, durch Räuchern oder auf irgendeine andere Art und Weise entseucht worden sein sollten. Während dieser 8 Tage darf nichts aus den Häusern herausgebracht werden.

Erst am 9. 7. wird schließlich zur Verminderung der Spesen und da Dank der Gnade Gottes die Stadt frei geworden sei vom „mal contagioso" alles überflüssige Personal entlassen: Inquisitori, Ärzte, Diener, Massere, Coadjutori alle fede, der Capo der Picegamorti, die Guardiani von Marghera und Zafusina.

Eine Belohnung erhält nur Alvise Venier, der Arzt des Off. d. s., in Form einer Gehaltserhöhung und ein Arzt, der sich in der Contrada di Castello durch seinen Fleiß so ausgezeichnet hatte, daß es jedem bekannt sei. Ihm wird ein Kredit eingeräumt. Aber lange hatte sich auch Alvise Venier dieser Vergünstigung nicht zu erfreuen. Ende September wird auch er entlassen. Schließlich werden aber am 19. 9. noch einige Benefizien an Beamte ausgezahlt.

Mit den Picegamorti aber, die seinerzeit aus den Reihen der Bestraften und Verurteilten rekrutiert worden waren, wird sorgfältig abgerechnet. Sie werden zwar Kreditori des Officio mit 3 Dukaten monatlich für die Zeit, die sie gedient haben, gleichzeitig aber auch Debitori in bezug auf das, was sie seinerzeit zu zahlen gehabt hätten im Zusammenhang mit ihrer Strafe. Sie bekommen nur, was ihnen nach Abzug dessen zukäme.

Am 13. 7. 1577 faßt der Senat den feierlichen Beschluß, die Befreiung der Stadt von der Pest zu verkünden:

„Nachdem nunmehr viele Tage vergangen sind, daß Dank der Gnade des Allerhöchsten niemand in dieser unserer Stadt an dem ‚mal contagioso‘ gestorben oder erkrankt ist, und da Dank der Gnade seiner göttlichen Majestät das Lazaretto vecchio ganz leer ist, so dürfen wir nicht zögern, zu allererst unserem Erretter (al Redentore nostro) den schuldigen Dank zu erstatten und zum öffentlichen Heil und allgemeinen Trost zu verkünden, daß unsere Stadt gesund und frei ist von dem Contagio. Es wird beschlossen, daß die Zeremonien der Befreiung am 3. Sonntag dieses Monats stattfinden sollen. In unserer Kirche des Heiligen Markus soll eine feierliche Messe zelebriert werden, der unser Serenissimo Principe mit den Magistrati und allen anderen Senatoren beiwohnen soll. Hiernach soll er in feierlicher Prozession die Votivkirche, genannt ‚Al Redentore‘ besuchen, so wie künftig jedes Jahr jeweils am 3. Sonntag des Juli seine Serenität und Ihre Nachfolger feierlich die genannte Kirche besuchen sollen zum ewigen Gedächtnis der empfangenen Gnade, wie dies gelobt wurde am 4. 9. des vergangenen Jahres. So soll es geschehen für immer zu guter Vorbeugung für die Erhaltung der Gesundheit und besonders, um zu vermeiden, daß nicht von irgendwoher wieder von außerhalb der Stadt das Übel eingeschleppt werde.“

Über die große Zeremonie anläßlich der Befreiung am 22. 7. 1577 liegt eine Schilderung vor in Form eines Berichtes an einen venezianischen Adeligen, der sich außerhalb der Stadt aufhält, vielleicht einen Gesandten der Stadt in Deutschland. Er ist auch in Form eines Flugblattes gedruckt worden, wovon sich ein Exemplar bei den Manuskripten der Bibliothek des Museo Correr befindet:

„Die Befreiung von Venedig.“

An den sehr magnificenten und excellenten Herrn G. F.

Mir ist seit langem die große Anhänglichkeit bekannt, die Euer Excellenz verständlicherweise für Ihr Vaterland haben, daher sende ich Ihnen mit frohem Herzen eine Schilderung dessen, was durch die Illustrissima und Serenissima Signoria getan worden ist an dem Tage, als die Befreiung der Stadt Venedig von dem Contagio verkündet wurde. Und obwohl ich sicher bin, daß Euer Magnificenz von vielen Freunden schon genauere Berichte darüber erhalten haben, habe ich mich doch nicht zurückhalten wollen, niederzuschreiben, was ich gesehen und erfahren habe, weil, obwohl ich solche Gedanken nicht in einem gefälligen und anmutigen Stil vortrage, sie doch erfreulich und angenehm sein werden, da sie in ihrem Schoß tragen Religion, Caritas und Erbarmen des Ewigen Erretters. Jedenfalls weiß ich, daß diese Berichte geschrieben sind mit großer Wärme, so daß ich mir einbilde, daß sie, nach dem kalten Deutschland gelangt, nicht so rasch erstarren werden, daß Ihnen V.I.E. (Euer Illustr. Excellenz) nicht ihre frühere Glut anmerkte.

Euer Excellenz werden wissen, daß seit 1575 am 21. 7. in Venedig die Pest begann und sich unwiderstehlich, schlangenhaft in der Stadt ausgebreitet hatte, derart, daß eine sehr große Zahl von Häusern (gemeint wohl

Adelshäuser) unter der Infektion gelitten haben. Am 4. 9. 1576 haben die allerchristlichsten Väter (der Senat) einmütig das Gelübde getan, eine Kirche bei den „Reverendi Patres Capucini" auf der Giudecca zu erbauen, zu weihen unserem Höchsten Erretter, er möchte dem furchtbaren Übel Halt gebieten. Jetzt, wo wunderbarerweise die Pest ganz aufgehört hat, ein Zeichen, daß die Gabe von Seiner Göttlichen Majestät angenommen worden war, wurde im Illustr. Senat der Beschluß angenommen. die Befreiung der Stadt für den 21. 7. 1577 zu verkünden (womit also die Pest genau 2 Jahre gedauert hat) und die Votivkirche feierlich zu besuchen in den Formen und der Ordnung, die ich Ihnen schildern werde, so kurz wie möglich: und diese feierliche Visitation werden sie jedes Jahr ausführen.

Man muß aber wissen, daß die besuchte Kirche noch kaum begonnen ist, daß aber alle Vorbereitungen mit großer Schnelligkeit durchgeführt worden sind, so daß dieser Ort, der voll ist von abgebrochenen Gebäuden, die vorher dort waren, so hergerichtet worden war, daß weder die Ruinen, noch schlechter Zustand des Bodens irgendwelche Unannehmlichkeiten verursacht haben. Es war dort eine Pforte für diese Kirche errichtet, meisterhaft bedeckt mit zierlich angeordneten Blättern von Bäumen, durch die hindurch eine ziemlich breite Straße führte, überdeckt mit feinen Tüchern von hohem Wert, die ausging auf einen weiten, schön hergerichteten Chor, der ausgeschmückt war mit goldenem Leder und feinsten Arazzi, und in dessen Mitte sich auf vielen Stufen ein hoher Altar erhob mit dem Bilde unseres Erretters, das von erfahrenster Hand geschaffen war, geschmückt mit herrlicher Einrahmung aus Gold, Seide und Silber.

Dort versahen den Dienst beim Allerhöchsten die Kapuziner.

Stieg man auf der anderen Seite des Altars herab, so kam man auf einen anderen Weg, bedeckt wie der erste, auf dem man zu einer anderen Pforte kam, wie die andere aus Blättern gemacht, durch die die Rückkehr stattfand.

Diese Kirche wird geräumig und schön werden. Ich habe Ihnen zuerst von der Kirche gesprochen, weil, indem ich von ihr viel erzähle, Sie am besten erfahren, wie weit es mit ihr ist.

Von der Anordnung und Weise, die bei dieser Liberation und Visitation innegehalten wurde, schreibe ich Ihnen, indem ich dabei manches Bemerkenswerte fortlasse, um nicht zu weitläufig zu werden.

Da nun seine Serenität, der ganze Klerus und die Schulen (scuole) feierlich zur Giudecca gehen sollten, ergab sich die große Schwierigkeit, eine so breite Wasserfläche mit Barken zu passieren. Daher machte man eine Brücke, die die Piazza S. Marco mit S. Giovanni auf der Giudecca verband, eine große und wunderbare Sache. Sie wurde in 4 Tagen hergestellt und dies große Werk vollendet über Erwarten eines Jeden. Diese Brücke ist 2550 Schritte lang und 18 Schritte breit. Sie wurde gemacht über Galeeren und anderen großen Schiffen, deren Zahl 80 überstieg, und hatte an ihrem Anfang gegen die Piazza einen schön hergestellten Bogen. Außerdem wurden alle dort stehenden Läden der Handwerker fortgenommen, so daß die Piazza ganz frei lag. Tücher, die ausgespannt waren über Masten, begannen am Haupttor des Palastes und gingen in einer schönen Biegung bis zur Pforte der Brücke, die übrigens auch bedeckt war. Die Libreria, die dem Palazzo gegenüberliegt, war glänzend ausgeschmückt. Über ihren Arkaden hingen kostbare Arazzi, die alle Läden und Mauern verbargen, und an allen Säulen waren vergoldete Banner und unzählige Girlanden. Über die Modiglioni hin lief ein Fries von Arazzi („Modiglioni" war die in der Renaissance übliche Bezeichnung der in der römischen Architektur aufgekommenen Konsole im Architrav. Palladio), der über alles hinweglief. Alles in allem war nichts unterlassen, um alles ehrenvoll und bewundernswürdig zu machen. Es befanden sich dort außer unzähligen Bannern und Standarten Teppiche und vergoldete Schilde mit den Wappen der Signori alla sanità, alle zierlich verteilt.

Inmitten war ein Gemälde von einem ausgezeichneten Meister, auf dem einige dargestellt waren, die ihre kontagiösen Schwären behandeln ließen, und ein bärtiger Mann, der sie mit tiefer Bestürzung betrachtet, was vielleicht sagen sollte, daß er einen so schrecklichen Anblick noch niemals gehabt habe. Es waren auch einige, die hinschwindend die Seele aufgaben und zwar in den Armen derjenigen, denen sie am teuersten waren. Schließlich, da so viel darauf war, um alles von dem verflossenen Übel zu zeigen, möchte ich sagen, hier war das allgemeine Elend abgebildet.

Es war auch auf diesem Gemälde im Himmel der Ewige Erretter zu sehen, von der einen Seite angebetet von der knienden Doncella (der Heiligen Magd), von der anderen vom Heiligen Rocchus, die eine mit gekreuzten Händen, sich zurückbeugend und mit dem Wunsch, erhört zu werden, der andere mit der Hand an der Brust, mit der anderen auf die unten liegenden Elenden weisend, die geschlagene Herde segnend und bemüht, mit dem Heiligen Banner und seinen heiligen und kostbaren Wunden den Allmächtigen gnädig gegen uns zu stimmen.

Es waren dort 16 Bilder der Päpste (sommi Pontifici) besonders derjenigen, die Wunder getan haben. Und nachdem alle diese Dinge mit Zufriedenheit zusammengestellt waren, wurde alles begleitet von Trompeten, Trommeln und anderen Instrumenten und von beglückenden Strahlen der Sonne und sanftesten Zephyr, der leicht die schönen Standarten bewegte. Alles konnte, obwohl von irdischen Dingen gemacht, gewissermaßen einen schönen Teil des Himmels zeigen.

Da ich Ihnen nun diesen Ort gut beschrieben habe, will ich Ihnen weiter erzählen, daß hier die Preclarissimi Signori alla sanità saßen und daß unter ihrer glücklichen Leitung und ihrer Vorsorge („Dio dator d'ogni bene", „Gott hat alles glücklich gefügt") die Stadt vom Übel befreit wurde. Und zwar sind dies die Clarissimi Giacomo Soranzo, Paolo Tiepolo und Marcantonio Barbaro, Sopraproveditoren und Signoren Proveditoren von S. Marco, sowie die Excellenzen Pietro da Mosto, Nicolo Bernardo, Marco Badoer, Proveditoren und Excellenten Senatoren, indem die Sache so geregelt war, daß hier die Prozession begann, die voll Ergebung durchgeführt wurde.

Zuerst kam die Scuola S. Maria della Carità, die viele, vielmehr unendlich viele brennende Kerzen mit sich führte zur Ehre des höchsten und gütigen Gottes, zu zweit die Scuola di S. Maria della Misericordia, als dritte S. Marco, als vierte S. Giovanni, alle reich an großen Lichtern, als fünfte folgte die Scuola des ruhmreichen Heiligen Rocchus, bei der viele bildliche Darstellungen zu sehen waren, die durch lebende Personen in reicher Kleidung aufgeführt wurden und so glücklich verteilt waren, um zu zeigen, welcher Reichtum und Schönheit der Darbietungen und an Gold und Silber in dieser Scuola sich befindet und in der des Heiligen Theodor, die folgte. Der Kürze halber lasse ich es mit meiner Feder hiermit bewenden; es genüge, daß dies eine ergebene und schöne Prozession war, die die Bewunderung aller erregte. Ihnen folgten die Brüder der meisten Orden unter 14 Standarten und hier sah man viele Reliquien. Dann kamen alle Priester unter 11 Standarten, bedeckt mit unzähligen Reliquien und beladen mit Bergen von Gold und Perlen. Hier war der Rv. Primicerius von S. Marco und gleich darauf der Rv. Patriarch von Armenien, schließlich zum Schluß auch unser Rv. Patriarch, schneeweiß gekleidet. Damit endete der zahlreiche Klerus.

Hierauf erschien der „Savitissimo und Serenissimo" Sebastiano Venier, der Doge, ganz in weiß gekleidet und begleitet von vielen Illustr. Gesandten und einer großen Zahl von „gloriosi" Senatoren, die einen überaus glücklichen Anblick darboten. Nahe der Annäherung seiner Excellenz zur Brücke schien sich beinahe die Welt aufzulösen, weil von der Artillerie, durch Trommeln und Trompeten und die Rufe des Volkes herrlich und immer wieder die Luft erschüttert wurde. Herr! Ich gestehe, hätte ich nicht das Contagio in Venedig erlebt, ich hätte gemeint, daß das Volk nicht etwa gestorben, sondern verdoppelt sei.

Es war ein so großes Gedränge, daß weder der weite Platz, noch die Balkons, noch die Söller ausreichten. Der ganze Canale grande war von Menschen erfüllt. So beglückt waren sie über die Befreiung.

Um schließlich nicht zu übergehen, will ich Ihnen etwas schreiben über die Rose, die am 7. dieses Monats der Rev. Legat gebracht hat, um sie unserem Principe zu überreichen, dem sie von Seiner Heiligkeit geschickt wurde. Man muß wissen, daß Seine Heiligkeit die Gewohnheit hat, am 4. Tage der Quadragesima mit dem Kollegium der Kardinäle darüber zu beraten, welchem Fürsten man eine goldene Rose schicken solle und sie zu segnen unter den schönsten Zeremonien, die zu schildern, hier zu weit führen würde. Ich möchte nur sagen, daß, nachdem das Heilige Kollegium beschlossen hatte, die dem Principe von Venedig zu senden, sie schließlich, wie gesagt, von S. Reverenz hierher gebracht worden ist. Und dies war ein Zeichen großer Liebe und Hochschätzung. Es gehört diese Rose zu den reichsten und berühmtesten Schätzen, von denen es noch zwei andere gibt, die, wie ich erfahren habe, einmal geschickt worden sind an den Serenissimo Sebastiano Ziani und an Pietro Mocenigo, „benemeriti Principi di Venezia". „Gesegnet sei die Rose, Gesegnet seist Du Höchster Vater, der Du mit der Rose uns den Frieden gesandt hast, Gesegnet seiest Du Rev. Legat, der Du sie hergebracht hast, und Gesegnet seist Du Serenissimo Principe, der Du sie ehrfürchtig in Empfang genommen hast. Gesegnet aber seien auch alle, die, der kämpfenden Kirche (chiesa militante) folgend, zur triumphierenden gelangen werden. Dies bedeutet die Rose."

Weitere Neuigkeiten weiß ich nicht. Wenn aber etwas sich ereignen sollte, werde ich Ihnen, wie gewohnt, Bericht erstatten. Der ewige Gott segne und behüte Sie.

Venedig, dem 22. Juli 1577.

Euer Magnificenz ergebenster Diener
MUTIO LUMINA [49].

Selbst nach diesen Tagen der Hochstimmung und Begeisterung bleibt das sachliche Denken des Senats wach. Er unterläßt nicht, eine letzte Sicherung einzuschalten:

„Obwohl die Sopraproveditoren, die sich zur Zeit im Off. d. s. befinden, mit der jetzigen Freierklärung der Stadt ihr Amt beendet haben, wird beschlossen, daß sie desungeachtet ihr Amt noch während des ganzen September fortsetzen sollen, wie sie ja auch auf das Bereiteste, zu tun, sich einverstanden erklärt haben."

Der Schlußsatz des Beschlusses ist ein neuer Beleg dafür, daß die Einsetzung von Sopraproveditoren befristet war.

Wachsam bleiben die Behörden noch nach der großen Feier. Auf der Terra ferma ist die Pest keineswegs überall zum Erlöschen gekommen. In Padua herrschte sie noch und in Vicenza war sie nach einem Bericht MASSARIAS gerade erst auf ihrem Gipfel angelangt.

Um ein erneutes Einschleppen zu verhüten, bleibt das Paßwesen in aller Strenge erhalten, ja wird noch verstärkt. Am 21. August werden drei „honerevoli cittadini" als Sopraintendenti über die Paßstellen von Marghera, Zafusina, Corte und Forseta, alles Einschiffungsorte am westlichen Lagunenrand und an der Brenta ernannt. Sie sollen Tag und Nacht an den Übergangsstellen anwesend sein und dafür sorgen, daß die Bestimmungen innegehalten werden. Gehalt 300 Dukaten im Monat, eine hohe Bezahlung. Die Kontrollstellen dürfen niemals allein sein. Die Wächter sind ihnen unterstellt. Die Schlagbäume müssen geschlossen sein. Niemand darf passieren ohne „fede authentica", es seien denn unverdächtige Personen aus der Nachbarschaft. Jeden Tag ist zu berichten, so nötig Verhandlungen aufzunehmen und einzureichen.

Die Pest hatte Venedig verlassen. Sie war schon 1576 nach Padua gewandert, hatte im gleichen Jahre auch nach Vicenza übergegriffen und forderte dort noch im Herbst 1577 viele Opfer.

Bis zum Jahre 1630 blieb Venedig von Pestausbrüchen verschont.

Wie bei allen Pestepidemien früherer Jahrhunderte berichten sekundäre Quellen über die Pestepidemie von 1575—1577 von übertrieben hohen Sterbezahlen. Eine solche weitaus zu hoch gegriffene Zahl von 80000 Toten hat auch STICKER [81] übernommen. Da die Bevölkerung Venedigs damals auf 160000 geschätzt wurde, hätte das bedeutet, daß jeder zweite Einwohner der Seuche erlegen wäre. Selbst wenn man annimmt, daß ihr ein hoher Hundertsatz der vermögenslosen Einwohner erlag, spricht die ganze Entwicklung der Stadt in den folgenden Jahren dagegen, daß der Aderlaß so groß gewesen sei. Wie hätte auch bei einer solchen Hälftung der Bevölkerung noch das Bekämpfungswesen und der ganze Verwaltungsapparat der Stadt so arbeiten können, wie es die Akten ausweisen.

Bei allen Zahlenangaben über die Menschenverluste in Pestepidemien früherer Jahrhunderte, die zum Teil auch in Veröffentlichungen neuerer Zeit Eingang gefunden haben, wird allzusehr vergessen, was ein kritischer Betrachter schon vor 125 Jahren schrieb, nämlich HECKER [36] in seiner Schrift über den schwarzen Tod in Deutschland: „Die Verheerungen der schwarzen Pest zu beurteilen haben wir keinen sicheren Maßstab, wenn Zahlenverhältnisse verlangt werden, wie in neueren Zeiten" und „Das erste Erfordernis also, um die Menschenverluste zu ermessen, die Kenntnis der Volkszahl, geht uns durchaus ab, und nun wiederum sind die überlieferten Angaben dieser Verluste so ungenau, daß auch von dieser Seite nur Raum bleibt für ungefähre Vermutungen."

Diese Auffassung HECKERs [36] trifft bestimmt z. B. auch zu auf die für 1348 angegebene Zahl von 100000 Toten in Venedig. Irgendwelches brauchbare Zahlenmaterial liegt für den „schwarzen Tod" in Venedig nicht vor. BRUNETTI [11], dem wir eine auf exaktes Studium der Akten gestützte Schilderung dieser Epidemie verdanken, hält diese Zahl für übertrieben.

Im Jahre 1528 liest man in einem Senatsbeschluß, zwischen 1348, seit der „grande peste", sei zwar alle 7—8 Jahre Pest in Venedig vorgekommen, aber keine große Pest mehr. „Micidial", menschenmordend, wie man die Pest von 1485 nannte, die den Anlaß gab zur Errichtung des Mag. d.s., wird man wahrscheinlich jede Pestepidemie genannt haben.

Nach einem sehr beherzigenswerten Urteil von Kisskalt ist es überaus schwierig, über Epidemien verschiedenartigen Charakters, die vor 1850 abliefen, ein gesichertes Urteil über ihre Ätiologie zu gewinnen. Wieviel weniger sind Zahlenverhältnisse aus früheren Jahrhunderten gesichert.

Die Medizingeschichte dürfte in gleichem, wenn nicht in noch höherem Maße zu zahlenmäßiger Gewissenhaftigkeit verpflichtet sein als die politische Geschichte. Aber auch diese hat sich mit wunderlichen Übertreibungen über die Größe mittelalterlicher Heere abzufinden.

Für die Pest von 1575—1577 verfügen wir jedoch über Zahlenangaben, deren Zuverlässigkeit anzuzweifeln kein Anlaß ist. Denn die Organisation des Off.d.s. sah, wie oben berichtet (s. S. 36 ff), eine so genaue Buchführung über Erkrankungs- und Todesfälle, gegliedert nach ihrem Vorkommen in der Stadt und im Lazarett, vor, daß MORELLO, der als Scrivan diese Listen selbst zu führen hatte, für seinen Schlußbericht über von ihm selbst gesammeltes Zahlenmaterial verfügte und stolz darauf gewesen sein wird, es zu verwerten.

Die Einer, Zehner, ja vielleicht die Hunderter seiner Zahlenangaben mögen mit Vorsicht aufgenommen werden. Kaum zu bezweifeln dürfte sein, daß in der Masse der Verstorbenen neben den Pestfällen auch falsch diagnostizierte Todesfälle anderer Ätiologie mitgezählt worden sind. So berichtet auch Morello nichts darüber, ob in der von ihm genannten Gesamtzahl auch diejenigen Todesfälle mit aufgenommen sind, die rechtens oder zu Unrecht als „di rispetto" oder „libero" bezeichnet worden waren.

Bekannt ist aber nichts Sicheres über die Durchschnittssterblichkeit der Stadt Venedig in seuchenfreien Zeiten bei einer durchschnittlichen Volkszahl von 160000 Einwohnern. Und auch diese erscheint nicht vollständig gesichert. Wenigstens spricht der Anonymus davon, es sei während der Epidemie, als man einige Sestiere sperren wollte, eine Volkszählung vorgenommen worden, die eine Zahl von 120000 ergeben habe. Glaubhaft ist diese niedrige Zahl nicht.

Im Archivio di stato befinden sich die sogenannten „necrologi", Bücher, in denen Contrada für Contrada alle Todesfälle eingetragen sind und zwar, nach den geltenden Bestimmungen auf Grund einer durch Ärzte geübten Leichenschau. Es war unter anderem bestimmt, die Ärzte hätten bei Pest anzugeben, an welcher Körperstelle das Übel sich geäußert habe. Eine Überprüfung der Necrologe zeigt aber, daß diese Bestimmung nur in einem Bruchteil der Fälle befolgt wurde. Die Mehrzahl der Diagnosen während der Pestzeit lautet: „da febbre", ebenso häufig „doglie di testa", Kopfschmerzen, und als die Seuche auf ihrem Höhepunkt war, „da mal" oder „dal contagio". Immerhin weisen zahlreiche genauere Angaben auf die Vielfältigkeit des Krankheitsbildes. Die Angabe „tumores", die wohl auf Bubonen zu deuten ist, kommt nicht häufiger vor als die Diagnose „di carbones" oder „petechie negre" oder „macchie negre" oder Kombinationen dieser Symptome. Eigenartig ist, daß die Angabe „bubones" vollständig fehlt, obwohl die zeitgenössischen Autoren in ihren Schriften die Bubonen ausführlich besprechen. Sollte sie als unerwünscht untersagt gewesen sein?

Eine Übersicht über den Gang der Seuche erlauben aber die sonst recht reichlich erhaltenen „necrologi" nicht, denn es fehlen im Archiv alle Bände über das Jahr 1575 und vom Jahr 1576 liegt nur ein Band vor über das Sestiere S. Marco, der zudem nicht eine Totenliste ist, sondern eine Liste der Erkrankungen. Alles andere ist verloren, so daß also über die Verbreitung der Seuche über die

Stadt hin und über den relativen Befall einzelner Sestiere oder Contraden keine Einsicht gewonnen werden konnte.

Erhalten ist schließlich noch eine Necrologliste über Sterbefälle innerhalb des Adels, aber auch hier fehlt der Band von 1575 und der Band über 1577.

Über eine weit später aufgestellte Liste der im Bereich des Adels vorgekommenen Todesfälle wird noch näher zu berichten sein.

Man muß wohl annehmen, daß die fehlenden Bände schon bald nach dem Weichen der Pest viele Zeitgenossen interessiert haben, vielleicht als Grundlage für Erbansprüche, und von ihnen dem Off. d. s. nicht zurückgegeben worden sind. An mehreren Stellen der vorhandenen Bände ist von dem Masser des Officio notiert, die Bände von 1575 und 1577 seien schon bald nach der Epidemie nicht mehr vorhanden gewesen.

Vielleicht ist MORELLO selbst der Schuldige gewesen, als er anfangs der 80er Jahre seine große Kompilation vornahm. Ihm, unter dessen Aufsicht die Listen angefertigt worden waren — die Erkrankungslisten übrigens von sehr verschiedenen Händen und zum Teil in fast unleserlicher Schrift, auch offenbar von wenig gebildetem Unterpersonal —, hatte sie, wie alle anderen Akten des Officio, noch zur Hand. Es muß damals ein wichtiges Anliegen der Staatsführung gewesen sein, über die Höhe der Menschenverluste auf das genaueste orientiert zu werden. Ordnet doch selbst nach Ablauf der Katastrophe das Consiglio der X an, es sollten nicht mehr neue Handwerker eingebürgert werden, als zuvor in der Stadt arbeiteten. Diese Anordnung wäre sinnlos gewesen, wäre man über Bestand und Verlust in Zweifel gewesen. Wenn zu jener Zeit ein Staatswesen auf eine gewissenhafte Buchführung hielt, so war es Venedig.

Der Schlußbericht MORELLOs, dessen Angaben ANDREA MOROSINI [60] ohne Einwand und mit nur geringfügiger Ergänzung übernommen hat, enthält zunächst für die Epidemie des Jahres 1575, d. h. für die Zeit vom Juli 1575 bis zum Februar 1576 (venet. 1575) die Angabe von 3446 Todesfällen.

Für die Zeit vom 1. März 1576 bis Ende Februar 1577 (venet. 1576), d. h. für zwölf Monate, bringt MORELLO folgende Zahlen an Toten:

Aus der Stadt	Männer 11240	Frauen 12925
In den Lazaretten	Männer 10213	Frauen 8647
Zusammen	Männer 21453	Frauen 21572

Zusammen also 43025 Todesfälle. Es starben keineswegs, wie MERCURIALE und CAPODIVACCO auf Grund von Eindrücken geurteilt hatten, mehr Frauen als Männer, womit auch ihre Theorie über die größere Sterblichkeit des weiblichen Geschlechts hinfällig wird.

Bis zum Erlöschen der Epidemie im Juli 1577 starben:

In der Stadt	Männer 12922	Frauen 14624
In den Lazaretten	Männer 10356	Frauen 8819
	Männer 23278	Frauen 23443

Im ganzen also erlagen der Seuche 46721 Personen.

Die zeitliche Aufteilung bis zum und seit dem 1. März 1577 ist bedingt durch die venezianische Zeitrechnung. Jedoch hat diese Einteilung für uns den Vorteil, daß wir aus ihr erfahren, daß vom 1. März 1577 bis zum Ende der Epidemie noch 3696 Personen gestorben sind. Morello spricht von rund 4000, ein anderer Berichterstatter von 3000.

Eine spätere Angabe, die Bevölkerung Venedigs habe beim Einbruch der dritten großen Pest von 1630 nur 140000 Personen betragen, würde leidlich damit in Übereinstimmung sein, daß 1577 ihre Zahl auf etwa 110000 abgesunken war, der Zuwachs wäre auf Einbürgerung von Fremden und die normale Bevölkerungsvermehrung zu beziehen. Sie ist aber nicht vereinbar mit der noch zu erwähnenden Angabe von Morosinis Übersetzer, die Bevölkerungszahl hätte 1575 bei 200000 gelegen.

Stellt man nebeneinander, daß 1575 in sieben Monaten 3446 Menschen, also 492 im Monat, 1576—1577 in 15 Monaten 46721, also 3115 im Monat gestorben sind, so ist der Gegensatz zwischen der Vorepidemie und der Hauptepidemie sehr eindrucksvoll, ist aber statistisch bedeutungslos, da wir infolge des Verlustes der „necrologi" eine Aufgliederung nach Monaten nicht vornehmen können.

Man wird nicht fehlgehen, wenn man sich die Pestausbrüche, die Venedig zwischen 1348 und 1575—1577 heimsuchten, vielleicht mit Ausnahme der etwas umfangreicheren Epidemien von 1528 und 1555, bezüglich ihrer Letalität so vorstellt. wie jene Vorepidemie des Jahres 1575, die Anfang Dezember des Jahres als erloschen erschien.

Die Zahlen, die Morosini [60] und sein Übersetzer geben, weichen so wenig von denen Morellos ab, aus dessen Kompilation sie entnommen sein dürften, daß es unnötig erscheint, sie hier aufzuführen. Bemerkenswert ist nur eine von dem Übersetzer berichtete Aufgliederung der Bevölkerung Venedigs für das Jahr 1576:

    59349 Männer über 20 Jahre
    58412 Kinder beiderlei Geschlechts zwischen 6 und 20 Jahren
    67531 Frauen
     2082 Mönche
     2185 Brüder
   10157 Juden

Zus. 199716 Personen

Aus welchen Quellen diese Zahlen stammen, habe ich nicht feststellen können.

Sollte diese Gesamtzahl zuverlässiger sein, als die erwähnte Angabe einer Bevölkerung von rund 160000 Menschen, so wären der Pest von 1575 bis 1577 etwa $^1/_4$ der Einwohner zum Opfer gefallen, andernfalls fast $^1/_3$ oder, wenn man die von dem Anonymus genannte Zahl annehmen will, weit über $^1/_3$. Gegen die Angabe, die Bevölkerungszahl habe fast 200000 betragen, spricht aber wiederum die obengenannte Zahl von 140000 Menschen im Jahre 1630, denn es kann nicht angenommen werden, daß nach dem großen Aderlaß von 1575—1577 noch eine weitere Abnahme der Bevölkerungszahl stattgefunden habe.

Ganz unannehmbar ist die von STICKER [81] aus ungenannter Quelle entnommene Zahl von 240000 Einwohnern.

Wie hoch die Sterbeziffern in den Monaten Juli bis Oktober über der Durchschnittszahl von 3115 gelegen haben müssen, dafür geben uns wenigstens die ,,lectiones'' MERCURIALEs über die ,,pestilentia'' einen gewissen Anhalt (s. S. 48).

Es konnte der leise Verdacht geäußert werden, MERCURIALE habe die Erkrankungen vor dem Juli 1576 etwas bagatellisiert, um nachträglich zu rechtfertigen, warum er und CAPIVACCIO sie lediglich als ,,febri pestilenti'' und nicht als ,,vera peste'' angesprochen hätten. Die aus dieser Darlegung und übrigens aus den Akten zu konstruierende Kurve des Verlaufs der Seuche stimmt aber so durchaus mit dem Verlauf aller Pestepidemien in Westeuropa überein, von denen exaktes Zahlenmaterial überliefert ist, daß nicht daran zu zweifeln ist, auch diese venezianische Pest habe den für ein gemäßigtes Klima und damit für Europa typischen Verlauf genommen.

Diese Auffassung findet ihre Stütze, wenn wir die Zahlen der oben erwähnten Erkrankungsliste des Sestiere S. Marco (S. 172) auswerten. Wenn man von der Oberflächlichkeit und Unvollständigkeit der eingetragenen Diagnosen absieht, erlaubt diese Liste insofern eine vorsichtige Auswertung, weil in ihr stets die Bemerkung ,,di sospetto'' eingetragen ist, was besagt, daß diese Kranken bestimmt waren, ins Lazarett übergeführt zu werden. Es kann nicht zweifelhaft sein, daß alle diese ,,di sospetto'' bezeichneten Fälle als Pestfälle aufzufassen sind. Zum Teil gilt diese sicherlich auch für die als ,,di rispetto'' eingetragenen Fälle, denn auch bei ihnen finden sich die oben erwähnten Diagnosen ,,doglia di testa'' und ,,da febre'' eingetragen. Ebenso dürfte es sich in den Fällen, bei denen ,,licentia'' eingetragen ist, um Pestfälle gehandelt haben.

Nun enthält die Liste aber auch alle Erkrankungsfälle, die nicht Pest waren. Will man sichergehen, so wird man die beiden letztgenannten Kategorien nicht den Pestfällen zuzählen und in Kauf nehmen, daß dadurch die Zahl der anderweitigen Krankheitsfälle erhöht wird.

Es lassen sich auf diese Weise 3 Kurven aufstellen, die eine aller in der Liste aufgeführten Krankheitsfälle, die zweite der Fälle „di sospetto", die dritte die Differenz beider (s. Abb. 1).

Es ist selbstverständlich, daß die Kurve der „di sospetto"-Fälle mit der Kurve der Gesamtfälle parallel läuft, daß aber auch die Kurve der übrigen Krankheitsfälle eine ähnliche Linienführung haben muß, denn in ihr sind ja alle zweifelhaften und unerkannten Fälle inbegriffen. Nur verläuft sie selbstverständlich in viel geringerer Höhe.

So sehr zu bedauern ist, daß die ersten 4 Monate der Epidemie von 1576 fehlen, so ist doch deutlich, daß erst Mitte Juli der steile Anstieg der Morbidität einsetzt und daß Ende Juli und Anfang August die Seuche ihren Gipfel erreicht. Mit zum Teil nicht geringen Schwankungen — in diesem Sestiere! — dauert sie mit hohen Erkrankungszahlen an bis Anfang Oktober. Dann fällt die Erkrankungsziffer stetig ab. Von der noch einmal wiederkehrenden „furia" Ende Oktober berichten die Akten. Mit Ende November sinkt die Zahl der verdächtigen Fälle unter die Zahl der Gesamtsterbefälle im Sestiere, die wahrscheinlich in normalen Zeiten zwischen 10 und 30 gelegen haben wird.

Man darf annehmen, daß in der Woche vor Anfang Juli die Zahl der Erkrankungen wesentlich geringer war, mit anderen Worten, daß es Mercuriale und Capivaccio an einer Begründung ihrer Auffassung nicht gefehlt hat.

Das Erhaltensein einiger, eine Anzahl von Monaten umfassenden Bruchstücke von „necrologi" des Adels — es wurden Sonderlisten über den Adel geführt — zusammen mit einer in einer Abschrift von 1714 erhaltenen Liste, ließ hoffen, es wäre möglich, eine Kurve der Todesfälle innerhalb des Adels als Paradigma für den Seuchenverlauf in der Stadt aufzustellen. Denn diese Liste umfaßt die Zeit vom 24. Juli 1575 bis zum 4. Januar 1577.

Es ist auch möglich gewesen, die Namen in dieser Liste mit den Namen in den genannten Bruchstücken so gut wie ganz zu identifizieren. Sie enthält aber für die jeweiligen Zeitabschnitte weit mehr Namen als in den Bruchstücken genannt sind.

Zudem ist in der Überschrift gesagt: „In fine una notta di tutti li Nobili Veneti, che morino per la maggior parte per causa

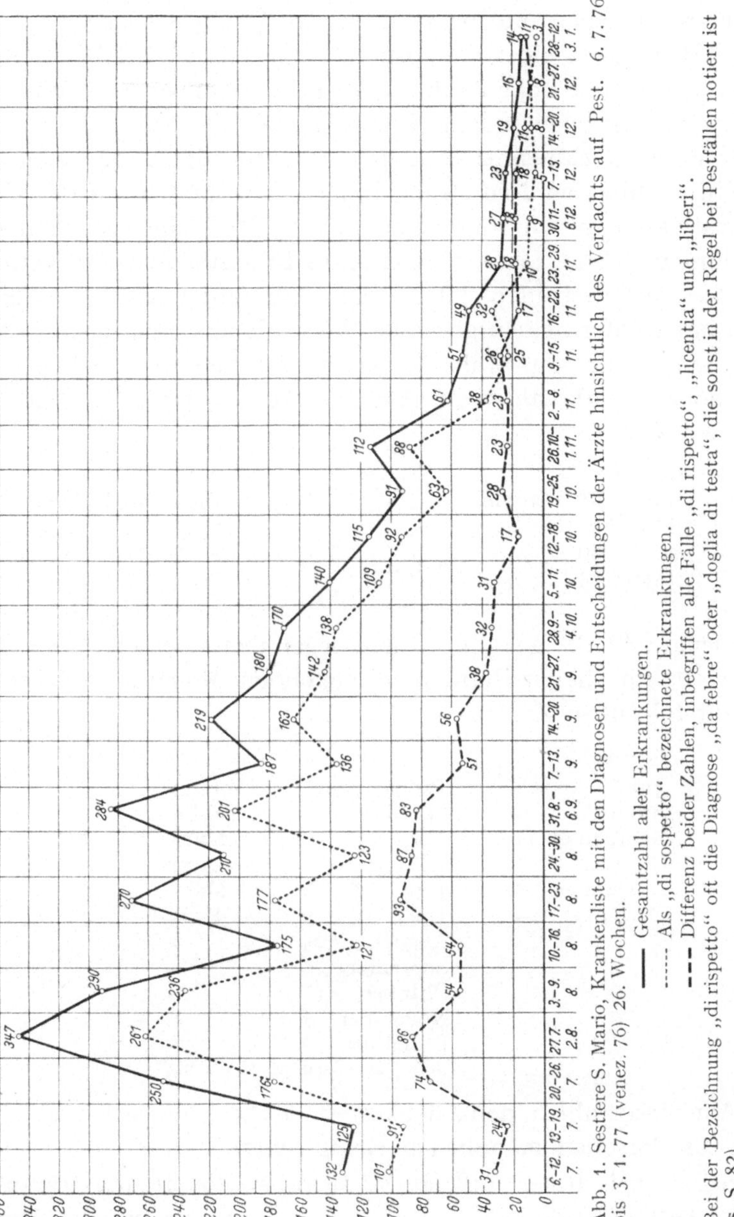

Abb. 1. Sestiere S. Mario, Krankenliste mit den Diagnosen und Entscheidungen der Ärzte hinsichtlich des Verdachts auf Pest. 6. 7. 76 bis 3. 1. 77 (venez. 76) 26. Wochen.

—— Gesamtzahl aller Erkrankungen.
······ Als „di sospetto" bezeichnete Erkrankungen.
– – – Differenz beider Zahlen, inbegriffen alle Fälle „di rispetto", „licentia" und „liberi".

Bei der Bezeichnung „di rispetto" oft die Diagnose „da febre" oder „doglia di testa", die sonst in der Regel bei Pestfällen notiert ist (s. S. 82).

di si crudele infettione." (Schließlich eine Liste aller der veneziani-schen Nobili, die größtenteils an dieser grausamen Infektion gestorben sind.) Die Liste enthält also auch die Todesfälle aus anderen Ursachen und da in ihr keine Diagnosen enthalten und keine Bemerkung über „di sospetto" gegeben sind, gibt sie wahrscheinlich viel zu hohe Zahlen. Sie enthält $2/_3$ mehr Namen als sich in den Bruchstücken finden. Damit kann sie nicht als ein statistisch verwendbares Zahlenmaterial gelten. Entschließt man sich aber zu einer radikalen Reduktion, indem man auf Grund der durch Identifikation gesicherten Namen nur $1/_3$ der Zahlen verwendet, so gewinnt man eine Liste, die ein rohes Bild gibt über die Verluste, die die Pest in beiden Jahren dem Adel auferlegte. Und dieses Bild hat insofern einen gewissen Wert, als aus erhaltenen „necrologi der Nobili" aus früheren Jahren ersehen werden kann, mit wie hohen Sterbezahlen im Adel je Jahr in normalen Zeiten zu rechnen war.

So starben:

1553	55	Nobili			1559	43	Nobili
1554	51	,,			1560	79	,,
1555	69	,,	(Pestjahr)		1561	37	,,
1556	73	,,			1562	37	,,
					1579	50	,,

Dem steht die genannte Liste gegenüber über die Jahre 1575 bis 1577, für die in Betracht kommenden Monate reduziert auf $1/_3$ mit folgenden Zahlen.

1575		1576		1577	
Juli	1	Januar	16	Januar	1
August	1	Februar	4	Februar	4
September	11	April	9	März	2
Oktober	7	Mai	4	April	4
November	4	Juni	3	Mai	2
Dezember	4	Juli	9	Juni	1
		August	25		
		September	28		
		Oktober	13		
		November	5		
		Dezember	2		
			118		

Alle diese Zahlen, den Adel betreffend, beziehen sich ausschließlich auf Personen männlichen Geschlechts.

Selbst bei dieser äußerst vorsichtigen Schätzung wären im Jahre 1576 etwa doppelt so viel Adelige gestorben wie in Normaljahren und diese Erhöhung der Zahlen wäre im wesentlichen auf die Opfer im August, September und Oktober zu beziehen gewesen.

Im Jahre 1575 dürfte die Beteiligung des Adels an den Todesfällen nur gering gewesen sein, was damit übereinstimmt, daß in

jenem Jahr noch jede Verfügung über das Verhalten des Adels
(Flucht aus der Stadt, Vernachlässigung der Ämter) fehlt. STABILIS
begründet geradezu seine Ansicht, daß die Seuche keine echte Pest
sei, damit, daß innerhalb der ersten sieben Monate keine Adeligen
und Greise gestorben seien, die Seuche also keine ,,morbus communis'' gewesen sei.

Es handelt sich hier somit sicherlich nur um die Schätzung
eines Minimums, ja selbst, wenn man die Zahl verdoppeln
wollte, würde die Zahl der Opfer innerhalb des Adels, dessen Mitglieder im großen Rat zu jener Zeit etwa 1500 betrugen, relativ
viel geringer gewesen sei, als in der Gesamtbevölkerung, wahrscheinlich eine Folge der Tatsache ihrer gehobenen Lebenshaltung
in ,,case commode'' und der ihnen gebotenen und oft ergriffenen
Möglichkeit, sich den Seuchen durch Fortgang aufs Land zu entziehen. Davon werden besonders Frauen und Kinder reichlich
Gebrauch gemacht haben.

Bei Fleckfieberepidemien ist es eine bekannte Tatsache, daß
sie immer erst allmählich, mitunter erst im 2. Jahr ihres Herrschens,
erst wenn die Verlausung hohe Grade erreicht hat, auch auf die
gehobenen Schichten der Gesellschaft überzugreifen beginnen.

Man kann hiernach nicht annehmen, daß die Arbeitsfähigkeit
des Senats während der Epidemie durch den Tod vieler Mitglieder
in Frage gestellt wurde. In der Liste findet sich nur fünfmal angegeben, daß der Verstorbene dem Senat angehört hatte. Dreimal
ist notiert, es habe sich um P.a.s. gehandelt. Der dritte allerdings
starb erst im Januar 1577, also vielleicht nicht mehr an der Pest.

Keinesfalls kann man davon sprechen, die Pest habe in die
Reihe der alten Senatoren und Ratsmitglieder ,,furchtbare Lücken
gerissen'' (KRETSCHMAYR). Die Pest wählt nicht nach Generationen
aus. Sie ergreift wahllos jung und alt. Damit entfallen auch die
Schlüsse KRETSCHMAYRs, was den Ämtermachtkampf von 1582
anlangt, den er auf ein Überwiegen der Jugend im großen Rat und
ihren Einfluß auf den Senat als Folge der Pest bezieht.

Unwahrscheinlich ist, daß der letzte in der Liste Genannte,
der Doge Alvise Mocenigo zwischen dem 2. und 7. Juni 1577 der Pest
erlegen sei. Darüber würden sicherlich besondere Nachrichten
überliefert sein.

Nicht ohne weiteres ist eine Erklärung dafür zu geben, warum
im Jahre 1577 vom 1. März bis Ende Juni, also in 4 Monaten, noch

3696, je Monat 924 Personen, an Pest starben, dennoch aber die Seuche Anfang Juli erlosch.

Nirgends findet sich in den Akten irgendeine Erläuterung über die Ursachen der Befreiung der Stadt. Alles wird der Gnade Gottes zugeschrieben, der das Gelübde vom 4. Sept. 1576 gnädig angenommen habe. Nicht ganz zu Unrecht urteilten die Menschen jener Zeit so. Es mußte ihnen als ein Wunder erscheinen, daß die Pest gerade in dem Monat erlosch, in dem man seit Menschengedenken ihr erneutes Aufflammen zu erwarten und zu befürchten hatte.

Eine einzige Notiz über die Witterung, etwa, daß es ein ungewöhnlich heißer und trockener Sommer gewesen sei, würde uns eine zureichende Erklärung geben, die sich auf unser Wissen um die Biologie des Flohs stützen könnte.

3. Das Gutachten der paduanischen Professoren CAPIVACCIO und MERCURIALE und die Epikrisen von vier venezianischen Ärzten.

Übersetzung des großen Berichts der paduanischen Professoren an den Dogen Alvise Mocenigo von Anfang Juli 1576 erstattet von Girolamo CAPIVACCIO und Girolamo MERCURIALE. „segue il tenor della scrittura sopraditta.“

„Serenissimo Principe.

Euer Serenissimo wissen sehr gut (molto bene), daß, als man uns aus Padua hatte kommen lassen, um gemeinsam mit vielen anderen Excellenten Ärzten vor Ihnen uns zu besprechen über den Stand der Übel in Venedig, auseinandergehende Auffassungen vorlagen, indem die einen annahmen, es sei echte Pest, die anderen, es sei keine Pest, und da wir der Meinung waren, es sei nicht echte Pest, wohl aber perniciöse, pestilentialische und ansteckende Krankheiten, boten wir, inspiriert von Gott, Euer Serenissimo an, herzukommen und einfach (semplicamente) 12 Personen je Tag zu behandeln (medicar), nicht aber etwa mit dem Versprechen und der Überzeugung, auf diese Weise die Stadt zu befreien, da es etwas Absurdes gewesen wäre, sich eine solche Kühnheit zuzuschreiben, mit dem Behandeln so weniger Personen etwas so Großes versprechen zu können, vielmehr war es unser Ziel, die Wahrheit aufzufinden über das Wesen des Übels durch Betrachten und Berühren: und dann, um nach Erkennung der Wahrheit auf solche Mittel (rimedij) zu denken, die uns als notwendig erscheinen würden, sie Euer Serenität vorzuschlagen, zugleich mit der guten Absicht, bei dem Werk mitzuhelfen mit jeder Abhilfe (rimedio), die man ergreifen könnte, und in der Hoffnung, daß die anderen Ärzte von dem gleichen Geiste und von Nächstenliebe ergriffen, ihre Hand bieten würden zu einem so ehrenvollen und frommen Unternehmen."

> Ein leiser Ton der Enttäuschung klingt heraus über die venezianischen Kollegen, von denen wahrscheinlich keineswegs alle mit ihrer Auffassung, ihren Vorschlägen und ihrer Arbeitsweise einverstanden waren.

„So haben wir 7 oder besser 8 Tage hintereinander nicht nur die 12 Besuche gemacht, sondern viele mehr und, was man sehen und beweisen konnte, jeweils Euer Serenität wissen lassen, bald durch den Illustr. Sign. Nicolo da Ponte, Dottore, Cavaliere e Procuratore, bald durch die Illustr. Sign. Sopraproveditori et Proveditori alla sanità, bald durch den Illustr. Sign. Nicolo Barbarigo, Ihren Beauftragten, bald durch unmittelbares Schreiben, an Euer Serenität gesandt, so weit es nötig war:

Und dies haben wir getan teils auf Ihren Befehl (oder seinen Befehl, nämlich des Nicolo Barbarigo) teils aus Rücksicht, um nicht stets die Illustr. Herren des Sanitätsdienstes zu belästigen, von denen wir wissen, daß sie äußerst überlastet sind."

> Es wird angesichts der von den beiden Professoren gestellten Forderungen vom ersten Tage ab nicht an Reibungen zwischen ihnen und dem Off. d. s. gefehlt haben, besonders falls sie etwa darauf gedrungen haben sollten, von den Maßnahmen abzuweichen, die seit jeher als unerläßlich angesehen wurden.

„Daher wünschen wir und bitten wir Euer Serenität, uns mit guter Gnade (gnädigst) Erlaubnis zu geben, zurückzukehren nach Padua, da wir schon 1 Monat in Venedig sind und da wir eingesehen haben, nicht mehr von Dienst sein zu können in Hinblick auf Gründe, die Sie verstehen werden.

Wir haben uns entschlossen, bei unserer Abreise unser ausführlich dargelegtes Gutachten (parer) zu hinterlassen über die Umstände und Hilfen gegen die kontagiösen und pestilentialischen Übel, welche diese Stadt quälen.

Zuvor aber flehen wir Sie an, mit ihrer einzigartigen Geduld und Güte die Unbilden (gravame) anzuhören, die wir nach unserer Meinung erfahren haben, wir, die wie jeder weiß, für ein höheres Ziel und ohne irgendwelchen menschlichen Zweck (Vorteil) unser Leben offenbarer Gefahr ausgesetzt haben, um Ihrer Stadt zu helfen:

Euer Serenität werden sich erinnern, daß unter den anderen
Bedingungen für ein solches Vorhaben, die von uns gestellt und
von Ihnen zugestanden wurden, die wichtigste (principale) war,
daß weder wir noch andere Ärzte, Beichtiger, Chirurgen, Barbiere
oder andere Bedienstete jemals, aus welchem Grund auch, sequestriert oder am freien Verkehr behindert werden sollten, und dies
verlangten wir als solche, die sehr wohl wissen, daß in einer zahlreichen Familie (famiglia, der gesamte Haushalt an Personen) sehr
leicht Tod oder Krankheit vorkommen können, wenn man mit
solchen Kranken zu tun hat."

> Sie hatten diese Bedingung als erste gestellt. Eine offizielle An-
> nahme dieser Bedingung aber, wie sie hier angeben, ist, wie erwähnt,
> in den Akten nicht nachweisbar. Wahrscheinlich war diese Zusage sehr
> bewußt nicht gegeben worden.

„Jetzt hat es den Illustr. Sign. Sopraproveditori et Proveditori
alla sanità gefallen, dem Excellentissimo Senato vorzuschlagen,
unsere Sequestration und die unserer ganzen Familie zu verfügen,
mit welcher Begründung wissen wir nicht, da es uns trotz aller
Bemühung niemals gelungen ist, eine vollständige Abschrift jenes
Beschlusses zu erhalten."

> Der Formfehler, ihnen den Beschluß nicht schriftlich zuzustellen,
> wird gerügt. Er widerspricht auch sicherlich dem, was die Herren an
> offiziellem Verhalten ihnen gegenüber erwarten konnten.

„Aber wir glauben, daß Ihre Illustr. Signoria, falsch informiert,
diese falsche Information dem Excellenten, Gerechtesten Senat
übermittelt hat, der, überzeugt, daß sie der Wahrheit entspräche,
unsere Sequestration bestimmt hat gegen die feierlich gegebenen
Versprechen"

> Solche feierlichen Versprechen lagen aber eben schriftlich nicht vor.

„vielmehr gegen alle Notwendigkeit (Verpflichtung, Dovere)",

> Die Informationen über die Erkrankungen in der Umgebung der
> Professoren waren also bei der Signoria vorgebracht worden, mög-
> licherweise vom Off.d.s. aus, das sein Arbeitssystem in Gefahr gebracht
> sah und nicht zugeben konnte, daß für die Professoren weitere Zu-
> geständnisse gemacht werden sollten.

„denn, da niemals in unserem Haus jemand erkrankt oder gestorben
ist, wie Euer Serenität leichtlich aufklären lassen kann, und da
wir damals bereits 6 Tage lang keine Kranken mehr in den Häusern
besucht hatten, so bestand keine Ursache, auf Grund deren es
nötig gewesen wäre, so gegen unsere Personen vorzugehen. Und
obgleich ein Diener und ein Kind (puto) gestorben sind, so hätten
jene Herren (die S.u.P.a.s.) sehr wohl sich überzeugen können,

daß keiner (weder der Diener noch das Kind) von ihnen jemals in unserem Hause in einem Bett gelegen hat, und, als sie begannen, sich lediglich über Kopfschmerzen zu beklagen, jedoch noch auf ihren Füßen und kräftig waren, sie sofort aus dem Haus gesetzt wurden. Wollte Gott, daß es nicht geschehen wäre, sonst wären sie vielleicht noch am Leben. Da es (nämlich) nötig wurde, in Ermangelung eines besseren Platzes sie dorthin zu bringen, wo die beiden erkrankten Barbiere waren, ist der eine „contagiato" (angesteckt) gestorben und das andere an Würmern. Sie wurden aber von uns niemals untersucht, sondern nur von vor dem Hause aus besichtigt",

Man muß sich fragen, ob es diesen erfahrenen Ärzten denn wirklich nicht klar sein mußte, daß zwischen den Erkrankungen der beiden Jesuiten — von denen sie hier ganz schweigen — und den Erkrankungen der beiden Barbiere und ihres Personals notwendigerweise ein Zusammenhang bestehen mußte. Alle diese Menschen waren seit etwa 14 Tagen in engem Konnex miteinander gewesen.

Als ein Mangel an ärztlicher Ethik muß es uns heute erscheinen, daß sie sich sofort zweier Mitglieder ihrer Famiglia entledigen, als diese die ersten Krankheitssymptome zeigen und sich auch nicht scheuen, sie in ein Haus zu schicken, in dem zwei offenbar schon schwer Erkrankte lagen. Daß sie sie dann auch nicht besucht haben, ist erklärlich, nachdem ihnen die Gefahr deutlich geworden war, die mit diesen Besuchen in den Häusern Erkrankter verbunden war.

Aus gleichzeitigen Schriften geht zudem hervor, daß die Tatsache des Vorliegens eines kontagiösen Leidens auch für den Arzt als ausreichende Entschuldigung galt, sich dem Kontakt zu entziehen. Auch MASSARIA verließ Vicenza für mehrere Wochen, als 1577 dort die Pest auf ihrer Höhe war.

Über die Aussage, das Kind sei an Würmern gestorben, wird noch bei Diagnose und Klinik zu sprechen sein.

„so daß, wenn jene (die Sgr. d. s.) aus gewissen Gründen (per qualque rispetto) verlangt hätten, daß wir uns zurückgezogen halten sollten, so hätten sie dies ohne Entscheidung des Senats und ohne so viel Aufhebens (rumore) zu machen, offensichtlich erreichen können, da wir sofort gehorcht hätten, wie wir auch gleich im Beginn, als wir besichtigten, uns selbst davon zurückgehalten haben, uns zu unterhalten (da conversare: gemeint, mit den Menschen sich zu unterhalten) und in der Öffentlichkeit gesehen zu werden, wie Euer Serenität erfahren können."

Von Beginn ab wird es Schwierigkeiten gegeben haben wegen der Besuche in den Häusern und der Wirkung dieses Hineingehens in die Häuser auf das Volk. Das Verhältnis zu dem Officio wird von vornherein belastet gewesen sein durch die allen bisherigen Vorschriften widersprechende aber von der Signoria gebilligte Arbeitsweise der Professoren.

„Aber, da wir sie nicht belästigen wollen, gehen wir jetzt dazu über, kurz über die anderen Dinge zu sprechen, die wir Ihnen versprochen haben, indem wir unseren Dank aussprechen, für Ihre Liebenswürdigkeit (cortesia), mit welcher wir dauernd behandelt wurden und für die Besuche, die uns in Ihrem Auftrag gemacht worden sind. (Gemeint die Höflichkeit, die gelegentlich der amtlichen Besuche ihnen gegenüber beobachtet worden ist.)

Es sind, Serenissimo Principe, die Übel Venedigs, soweit wir sie mit aller Genauigkeit beobachtet haben, Fieber mit Karbunkeln, Tumoren, schwarzen und roten Petechien, Drüsenschwellungen, ‚soni profondi‘, trübem Urin, Würmern, Ausflüssen, Meteorismus (rati di ventra), Schweißen allein am Oberkörper."

Schon diese summarische Aufzählung der wichtigsten klinischen Symptome der Pest, zeigt, daß die Professoren über die Diagnostik nicht in Zweifel waren. Die etwas spöttische Bemerkung Davide Giordanos [28], sie hätten ja dann, nach Padua zurückgekehrt, dort vom Katheder lehren können, wie man die Pest diagnostiziere, trifft daher nicht das Wesentliche. Wie die weiteren Ausführungen ergeben, war ihnen die Diagnostik der „febri pestilentiali" auf das genaueste bekannt. Nur waren eben „febri pestilentiali" zwar in unserem heutigen Sinne Pest, als einer Krankheit sui generis mit einheitlicher Ätiologie, verursacht durch die Pasteurella pestis, für die beiden Professoren aber, wie für viele ihrer Kollegen, wurden „febri pestilentiali" erst wahre Pest, wenn die Seuche einen gewissen Umfang erreichte, viele ergriff und viele tötete. Von einem diagnostischen Irrtum ist keine Rede.

Überschaut man die aufgezählten Symptome, so muß vom Standpunkt unseres heutigen Wissens über die Klinik der Pest sofort auffallen, wie mannigfaltig das Krankheitsbild ist, das hier beschrieben wird. Im Gegensatz zu den Bubonen, die in der heutigen Klinik der Pest, wie wir sie in warmen Ländern beobachten, das hervorstechendste Symptom sind (Simpson), werden hier und auch weiterhin, soweit Lungenpest nicht in Frage kommt, als wichtige Symptome Karbunkel, rote und schwarze Petechien, späterhin auch schwarze Flecken (macchie nere) aufgeführt, Erscheinungen, die in der heutigen Klinik der Pest, wenn man von der seltenen Hautpest absieht, sich selten bei einem Krankheitsfall vereinigt finden.

Für die genannten Petechien kommt auch nicht etwa eine Verwechslung mit Fleckfieber in Frage. Denn hier sind die Petechien nur eines der Symptome, die gleichzeitig mit den anderen auftreten. Die Krankheit, bei der allein Petechien auftreten, wurde schon damals durchaus richtig als eine Krankheit sui generis, als „Petechie", diagnostiziert, womit unzweifelhaft Flecktyphus gemeint war.

Angesichts dieser Hervorhebung einer ganzen Reihe von Symptomen, die schwere Veränderungen der Haut im Gefolge haben, versteht man unmittelbar, wie das Volk dazu kommen konnte, um 1348 von der Seuche als vom „schwarzen Tod" zu sprechen. Diesem Symptomkomplex gegenüber erscheint die vielfach diskutierte Frage, wie das Wort „schwarzer Tod" für Pest habe entstehen können, müßig.

Sofort erhebt sich aber auch die Frage, was die Ursache dessen sei, daß das Krankheitsbild, das hier oben skizziert und in folgendem genau beschrieben wird, so wesentlich abweicht von dem Krankheitsbild der Pest, wie es unsere Lehrbücher der Infektionskrankheiten heute darstellen. Die Antwort auf diese Frage gibt die Epidemiologie der europäischen Pest in ihrem Gegensatz zur Epidemiologie der asiatischen und afrikanischen Pesten (s. S. 235 ff.).

„Von denen die erkranken, sind die meisten arme Leute, Herabgekommene, schlecht, ohne Rücksicht auf Qualität (senza alcuna descentione) Ernährte und unter diesen meistens Sklavinnen, Sklaven, Kinder und Jugendliche.

Die Fieber beginnen mit Schwachheit und Kopfschmerzen, gutem Urin und manchmal gegen den 3. Tag mit Frieren, ähnlich wie bei Dreitagefieber (simiglianza di terzane).

Außen erscheint keine große Hitze, sondern mehr innen. Der Puls ist schnell und hoch (veloci et densi)."

Sie machen also eine bestimmte Aussage über den Puls, eine Angabe, die man bei anderen Autoren vermißt, die den Mut zum Pulsfühlen nicht hatten. In dieser Hinsicht haben sie sich unzweifelhaft bemüht, den Beweis zu führen, daß die Krankheit nicht als Pest anzusehen sei und sie sie daher nicht fürchteten.

„Die Carboni erscheinen manchmal vor den Fiebern (offenbar als unmittelbare Folge von Flohstichen, die zu einer lokalen Infektion Anlaß gaben, ehe es zur Allgemeininfektion kommt) oder sofort mit dem Fieber und sind dann klein. Manchmal erscheinen sie kurz nach den Fiebern und sind größer, besonders wenn diese glühend sind. Manchmal erscheinen sie erst nach dem 4. Tage. Je größer und mehr offen (aufgebrochen) sie sind, um so weniger sind sie lethal, obwohl (auch dann) nur wenige davonkommen."

Es geht hier um eine Beobachtung, die schon von den antiken Ärzten gemacht worden ist und auch heute noch für die Bubonenpest zutrifft, daß die Genesungsaussicht um so günstiger ist, je früher und je ausgiebiger die Infektionsherde aufbrechen oder eröffnet werden.

„Die Körperstellen, an denen sie entstehen, sind verschieden, manchmal am Rücken, manchmal an der Brust, manchmal an den Hypochondrien, manchmal an den Schenkeln und an den Unterschenkeln."

Die angegebenen Lokalisationen Rücken, Brust, Unterschenkel, sind für das heutige Bild der Pest ganz ungewöhnlich.

„Die schwarzen Flecken erscheinen erst, wenn die Kranken ihrem Ende nahe sind und niemanden haben wir gesehen, der entronnen sei, und tatsächlich sind sie, wie Hippokrates gesagt hat, schrecklich anzusehen. Aber andere, die von roter oder livider

Farbe sind, sind sicherlich nicht so schrecklich und tödlich, jedoch auch sie sind schlimm, obwohl sie nicht so schnell töten.

Wenn die Tumoren bei den Kranken erkennbar werden, erscheinen sie bald am ersten, bald am zweiten Tage oder am dritten Tage, meistens an den Leisten oder dort in der Nähe und unter den Armen, einige unter den Ohren. Sie sind klein, mehr oder weniger schmerzhaft, fast alle ohne Veränderung der Farbe. Sehr selten werden sie groß und fast keiner kommt zur Vereiterung. Aber, wenn nicht andere Übel hinzutreten, sind sie an sich weniger tötend als die ‚petechie negre' und die Carboni.‘‘

> Sie beschreiben hier unter der Bezeichnung Tumori die Bubonen mit der Lokalisation, die auch heute noch für die Pest charakteristisch ist. Auffallen muß nur, daß sie selten groß werden und selten vereitern sollen, was beides durchaus zu dem Bilde der Pest unserer Tage gehört. Möglicherweise bedingte die frühe Lokalisation der Infektion an verschiedenen und zahlreichen Stellen der Haut einen abortiveren Verlauf der Infektion im Bereich der regionären Lymphdrüsen.

,,I soni (die Atmung? Röcheln?) sind tief, sie entstehen am dritten Tage, manchmal darnach und fast immer folgen darauf Delirien, wenn die Kranken dem Tode nahe sind.‘‘

> Sehr wahrscheinlich bezieht sich diese Beschreibung auf Fälle mit rasch verlaufender Pestsepsis und Ergriffensein der Lungen unter Lungenödem.

,,Der Urin wird meistens trübe am dritten oder vierten Tage, während zu Beginn des Leidens der Urin gut ist. Daher täuschen sich die Ärzte und die Umgebenden manchmal. Seine Trübung ist bald mehr, bald weniger deutlich. Die Würmer, die man sieht, gehen heraus vor dem Tode und bei Kindern und Jugendlichen. Selten kommen die durch, aus denen sie herauskommen.‘‘

> Eigenartigerweise werden hier die Würmer, unzweifelhaft Askariden, in das klinische Bild der Pest einbezogen. Ihr Auswandern wird bedingt gewesen sein durch hohe Fiebertemperatur. Daß sie am häufigsten bei Kindern und Jugendlichen beobachtet wurden, entspricht unseren heutigen Erfahrungen, daß die Askarisinfektion bei Kindern weitaus häufiger ist als bei Erwachsenen, wahrscheinlich eine Folge von Immunitätsentwicklung gegenüber Superinfektion. Die gleiche Beobachtung wird auch in anderen Beschreibungen der Pest aus jener Zeit berichtet, nur ein Zeichen, daß die Askarisinfektion, wohl infolge der Verwendung menschlicher Fäkalien zu Düngungszwecken, damals bei der Jugend weit verbreitet war.

,,Aus allen diesen Tatsachen (accidenti, Vorgängen?) kann man leicht die wahre Natur dieser Krankheiten entnehmen, daß es pestilentiale Fieber sind, und man könnte sie auch in gewisser Weise Pest nennen, aber noch nicht eigentlich, in Anbetracht dessen, daß die wahre Pest entsteht, wie Hippokrates, Galen und Avicenna lehren, von vergifteter und pestbringender Luft, sie sei als solche in ihrer Substanz gemischt oder durch Beteiligung giftiger Dämpfe (vapori), die kommen und gehen.‘‘

Wie auch bei anderen zeitgenössischen Autoren liegt hier das unbeirrbare Bestreben vor, die Lehre der Alten von dem pestbringenden Einfluß vergifteter Luft unter keinen Umständen anzugreifen. Es wird später zu erörtern sein, wie die verschiedenen Autoren sich bemühen, diese Lehre mit ihren Beobachtungen in Übereinstimmung zu bringen.

Hier halten sich C. und M. an die klassische Lehre, um auch in diesem Augenblick noch zu bezweifeln, es könne sich in Venedig um echte Pest handeln.

,,Daher (wegen der Vergiftung der Luft) müssen notwendigerweise viele Menschen jeder Klasse erkranken und von den Erkrankten viele sterben. Daher geziemt es sich bis zur Zeit, zu sagen, daß es keine wahre und eigentliche Pest in Venedig sei, da man die Luft in keiner Weise vergiftet sieht und auch keineswegs, bei so vielem Volk, viele aus allen Berufen (d'ogni conditione) erkranken, wie es der Fall sein müßte, wenn es von der Luft käme (Text hier nicht ganz klar) (,Quantunque d'all altra‘ oder ,dall'aere‘).‘‘

Sie bringen hier den üblichen Einwand jener Zeit, zu dem Begriff echter Pest gehöre, daß sehr viel Volk erkranken und sterben müsse, eben weil die Erkrankung unter dem allen gemeinsamen Einfluß vergifteter Luft zustande komme.

,,Die gegenwärtigen Übel haben eine sehr schlimme Eigenschaft, indem sie hochgradig kontagiös sind und in kurzer Zeit umbringen, was nicht der Fall war, bei jener hochberühmten Pest von Athen, von der Thukydides berichtet, daß die Menschen starben am 7. oder 9. Tage.‘‘

Daher übersetzte Lucretius diese Sentenz so:

,,Octavoque fere cadenti lumine solis
Aut etiam nono reddebant lampade vitam.‘‘

(Lucrez. Ausgabe H. Diels, Bd. I, S. 380. In Übersetzung:
,,Meistens gaben ihr Leben sie auf, wenn achtmal die Sonne
Leuchtend die Fackel erhoben, bisweilen auch erst bei der neunten.‘‘)

,,Und bei der gegenwärtigen Lage von Venedig sterben nur selten die Menschen am 7. Tage, aber fast alle am 3., 4. oder 5. Tage, einige am zweiten oder ersten Tage.‘‘

Die von Thukydides beschriebene Seuche, die hier zur Stütze der Auffassung dienen soll, es herrsche in Venedig keine echte Pest, weil die Menschen im Gegensatz zu Athen schon am dritten, vierten oder fünften Tage stürben usw., hat zu vielen irrigen Deutungen Anlaß gegeben, wozu der Gebrauch des griechischen Wortes ,,λοιμός‘‘ viel

beigetragen hat. Eine „λοιμός" war im Sinne der Alten eine verheerende
Seuche, ganz gleich welcher Symptomatik oder Ätiologie. Mit dieser
Bezeichnung werden unter anderem auch die Malaria (Diogenes Laertes:
Selinunt), sicherlich auch die Pocken, das Fleckfieber und die Pest
bezeichnet.

Die Beschreibung der Seuche in Athen durch Thukydides erlaubt
keine eindeutige Entscheidung, um welche Seuche es sich damals gehandelt hat, nur ist eines sicher, daß es keine Pest war. Vieles spricht
für eine Pockenepidemie, manches für Fleckfieber, manches für Dysenterie. Nicht auszuschließen ist, daß alle drei Seuchen in der innerhalb
der langen Mauern und in Athen eng zusammengedrängten Bevölkerung von Attika gleichzeitig ihre Opfer fanden.

Im Sinne der Auffassung C.s und M.s, daß Pest jede Seuche sei,
die die Masse des Volkes ergreift und viele tötet, verliert die hier von
ihnen gebrachte Argumentation, die sich auf den Zeitabstand zwischen
Erkrankung und Tod stützt, um die Annahme der Pest in Venedig abzulehnen, durchaus den Charakter des Lächerlichen, den sie auf den
ersten Blick hat.

Es folgt nun ein bemerkenswerter, übrigens sehr autoritativ vor-
getragener Versuch, das Krankheitsbild in seiner Entwicklung und in
seinem Verlauf zu analysieren.

„Da es also pestilentiale und höchst gefährliche Fieber sind,
muß man sagen, daß sie von einem besonderen Gift herkommen,
daß schon dieses Gift allein ein solches ist, das, rasch zum Herzen
dringend und es infizierend, auf das schnellste tötet. Aber da dies
Gift entweder im Körper sich bildet oder von außen eintritt und
jenes, das drinnen sich bildet, entweder ohne irgendeine äußere
Veranlassung oder bei irgendeiner solchen Veranlassung, kann das
Gift außer seiner okkulten Eigenschaft begleitet sein von einer
gewissen manifesten Qualität. Wir sind der Meinung, daß dies
Gift sich bildet im Körper, meistens aber aus irgendeiner äußeren
Veranlassung, und gleichzeitig von außen kommt, und, da es heiß
und fäulniserregend ist, es mit Schnelligkeit tötet in zwei größeren
Fiebern und unter anderen Vorzeichen (accidenti, hinzukommenden
Faktoren?) welche alle verdächtig sind der größten Fäulniserregung
(putrefatione)."

Unter den verschiedenen, nicht allzu klar dargelegten Möglichkeiten
neigen die Verfasser doch zu der durchaus richtigen Auffassung, das
Gift dringe von außen ein und komme im Körper zur Vermehrung.
Nicht deutlich ist, was sie unter dem nebeneinander einer „okkulten
Eigenschaft" und einer „gewissen manifesten Qualität" verstehen.
Und gar nicht verständlich ist, falls hier nicht ein Fehler des Ab-
schreibers vorliegt, was sie unter „zwei größeren Fiebern" verstehen.

„Was die Erzeugung im Innern angeht und die Ursachen, die
dort zusammenwirken, so ist zunächst die geschwächte natürliche
Wärme (die Normaltemperatur) zu nennen und die unnatürliche

Glut, mit einer Materie, gemischt aus gewissermaßen allen Arten
von Säften (humores). Ist es dann durch die brennende Wärme
nicht nur zu dem höchsten Grad von Verbrennung gekommen,
so kommt es auch zu einer spezifischen Qualität von Giftigkeit,
die, je nachdem sie mehr oder weniger giftig ist, um so schneller
oder langsamer umbringt (uccide)."

Schon an dieser Stelle ist angedeutet, wieviel den Verfassern die
Disposition bedeutet, hier in Form einer Schwächung der natürlichen
Wärme. Mit der hohen Einschätzung der Disposition vertreten
die meisten Mediziner jener Zeit eine Auffassung, der erst in den
letzten Jahrzehnten für die Klinik der Infektionskrankheiten der ge-
bührende Anteil eingeräumt worden ist, wie ein bekannter Ausspruch
KISSKALTs andeutet, wir wüßten mehr um das Wesen der Infektion,
wenn wir von der Disposition ebensoviel wüßten, wie von den Infek-
tionserregern.

„Diese der Natur — gemeint, der Konstitution — äußerst
feindliche Materie kann auch nicht, da sie dicker und reichlicher
ist, von derjenigen, die noch schwach ist (debole, wohl gemeint
noch nicht wirksam ergriffen) zu den unedlen Teilen (wohl gemeint den Ausscheidungsorganen) getrieben werden, weshalb sie
schnell und ohne ein Merkmal (sichtbare Symptome) tötet. Wenn
nur ein Teil und ein dicker (qualche parte sola et grossa) verdrängt
wird, tötet sie auch, aber später, und dann macht sie kleine
Carboni und kleine Tumoren ohne Veränderung der Farbe mit
einigem Schmerz, als wenn er in den tiefen Teilen läge (come
che resti nelle parti profondi). Ist aber die Materia, die verdrängt
wird, dünn und die zurückbleibende dicker, so macht sie schwarze
Flecken, die sofort begleitet sind vom Tode und macht zugleich
Delirien, indem die dünnen Säfte und luftigen Dünste zum Kopf
steigen. Wenn die Natura (die Konstitution) bisweilen kräftiger
ist, verdrängt sie genug der schädlichen Materie und macht größere
Carboni und Tumoren, womit viele sich retten. Wir haben beobachtet, was Hippokrates und Galen beobachtet haben, daß
viele von denen gerettet wurden, bei denen reichlich Blut aus
der Nase abgegangen ist, indem die Natura (die Konstitution) auf
diesem Wege eine kräftige Ausstoßung der schädlichen Materia
bewirkt und gleichzeitig der innere Brand zurückgeht. Und weil,
je häufiger die Materia dick ist, sich daraus verständlicherweise
ähnliche Dämpfe entwickeln, verursachen sie ‚soni profondi', die
sich in Delirien verwandeln, wie Hippokrates gesagt hat, daß diese
Dämpfe, wenn sie verdünnt werden, heißer und mörderischer
werden. Daher ist es kein Wunder, daß man wenig Schweiß

sieht, außer am Kopf, weil die schädliche Materia durch ihre
Dicke und Viskosität (?) sich nicht in Schweiß verwandeln kann,
außer an den oberen Teilen, wohin die leichten Teile hingehen
(dove va la piu tenue), die folglich geeigneter sind zu Schweißen.“

> Die dargelegte Theorie legt dem Krankheitsbild die Entstehung
> reichlicher, dicker, das Gift enthaltender Materie zugrunde. Je nach-
> dem es den übrigen Körpersäften und der Konstitution (natura) ge-
> lingt, diese Materia mehr oder minder zu verdrängen, kommt es zu
> leichteren oder schwereren Krankheitserscheinungen. Bemerkenswert
> ist dabei, daß dabei die uralte Volksmeinung zum Ausdruck kommt,
> der Verlauf sei um so günstiger, je mehr es zu einer Ausscheidung des
> Giftes komme in großen Carboni und Bubonen, eine Volksmeinung,
> die gerade für die Bubonenpest eine Bestätigung findet.

„Es tragen bei zur inneren Generation (Entwicklung) dieser
Übel das Geschlecht, das Alter, die Temperatur und der Habitus
des Körpers.“

„So ist es kein Wunder, daß das weibliche Geschlecht mehr
geplagt (betroffen) ist, in Betracht dessen, daß die Frauen durch die
Art ihrer Seele (per struttura de mente), durch die Menge roher
Humori (Säfte) und durch die Schlechtigkeit des menstrualen
Blutes, das nach allen Autoren an sich schon wie ein Gift ist,
besonders empfänglich sind, wie Galen besonders lehrte hinsichtlich
der Witwen, in sich eine giftige Qualität zu bilden, gleich irgendeinem sehr wirksamen Gift.“

> Zum ersten Male wird hier ein psychischer Faktor erwähnt, die
> „struttura de mente“, der später noch ausführlicher behandelt wird.
> Dann erscheint hier die alte Lehre von der Giftigkeit des men-
> strualen Blutes, eine Annahme, die den arabischen Ärzten Anlaß ge-
> geben hatte, die Pocken nicht als eine Krankheit, sondern als einen
> notwendigen Gärungsprozeß aufzufassen, bei dem das während der
> Gravidität zurückgehaltene Menstrualblut herausgären müsse.
> Diese Betrachtung der beiden Autoren ist aber auf recht ober-
> flächliche Eindrücke gestützt. Nach Ausweis der überlieferten Statistik
> sind bei dieser Epidemie annähernd gleich viel Männer wie Frauen
> gestorben.

„Hinsichtlich des Alters betrifft das gleiche die Kinder und
Jugendlichen (giovanetti, Heranwachsenden), da sie wärmer sind
und ihre Körper feuchter und voll von rohen Säften (humori
crudi, unausgegoren?) teils von seiten der wirksamen Ursache,
welche die brennende Wärme ist, die leicht für sie verhängnisvoll
wird, teils von seiten der materiellen Ursachen, die besonders
geeignet machen für die Bildung der giftigen Qualität und infolgedessen jener Übel, die pestilentialisch sind. Nicht anders ist es
auch mit den dichten (densi), feuchten und warmen Körpern, die

disponiert sind zu ähnlicher Entwicklung (generatione), aus welchem
Grunde es verständlich ist, daß die, welche zur Zeit erkranken und
sterben, größtenteils Frauen sind, Kinder, Jugendliche (giovanetti)
oder, wenn es Männer sind, solche mit warmen und feuchten
Körpern, Herabgekommene oder solche, die voll sind von jeder
Art von Obstruktion (ogni obstruzione).‘‘

> Der Irrtum hinsichtlich der Sterblichkeit der Frauen wird hier er-
> neut ausgesprochen. Ungewöhnlich und kaum physiologisch begründet
> ist die Erläuterung zur Frage der Disposition. Immerhin ist bemerkens-
> wert, daß und wie sie erörtert wird.

„Was nun die Ursachen angeht oder, wollen wir sagen, die
äußeren Umstände (occasioni esterne) dieser Übel, so glauben wir,
die hauptsächlichsten seien die Luft, Seelenbewegungen und
Körperbewegungen, das Trinken und das Essen.

Daß die Luft beiträgt, die gegenwärtigen Übel zu erzeugen,
dazu überredet uns, daß wir mit aller Genauigkeit beobachtet
haben, daß unter 50 Häusern, wo anfangs das Übel begonnen hat,
es zu gutem Teil (bona parte) sie ergriffen hat ohne Contagium
oder aus anderer Ursache (occasione), wenn auch dann nach dem
ersten fast unmittelbar viele infiziert wurden. Außerdem sieht
man in Venedig heutzutage in den anderen Häusern keine solche
Varietät (non si vede hoggidi nelle altre case alc'a varietà tale)
derart, daß man ihr die Entstehung der Übel zuschreiben könnte.‘‘

> Gemeint ist, man fände keine andere Erklärung. In der Sache
> irren die Autoren zuliebe einer vorgefaßten Meinung. Die Infektions-
> kette von Trient her bis zu den drei Infektionszentren in der Stadt war
> bekannt (STABILIS und MORELLO).

„Daher muß man sich sagen, daß es sich um eine gewisse
göttliche (gottgesandte) Ursache handelt, wie Hippokrates gesagt
hat, und daß dies nichts anderes sei als die Luft, wie es von Galen
interpretiert wurde. Von dieser Überzeugung bringt uns auch
nicht ab, daß einige sagen können, es sei in der Luft nichts Störendes
(distemperato) bemerkt worden, das geeignet sei, eine so schwere
Lage zu erzeugen (a produr costitutione cosi grave) und daß, wenn
es von der Luft käme, nicht nur in Venedig das Übel viel allgemeiner sein, sich aber auch über die Nachbargebiete ausdehnen
würde. Denn es bieten nach Galen alle Störungen (distemperamenti)
der Luft Möglichkeiten, pestilente Krankheiten zu erzeugen, wenn
auch die Störung des Warmen und Feuchten (quello del caldo
e dell'humido), wie Hippokrates von Cranon schreibt, wirksamer
ist als andere. Da nun bereits seit zwei Jahren die Jahreszeiten

(Witterung) in ungünstiger Weise (malamente) ihr natürliches Verhalten geändert haben, ist es sehr wahrscheinlich, daß die Luft in irgendeiner Weise sich zersetzt (stemperato) habe, nicht gerade giftig und in ihrer Substanz (secondo la sostanza), auch nicht so wirksam, daß sie eine echte Pest verursachte, sondern nur so weit, daß sie solche Körper schädigen kann (puo alterare), die, weil sie von schlechten Säften erfüllt sind und infolgedessen für andere äußere schlechte Einflüsse (errori esterni) disponiert sind, zu empfangen, und, falls sie empfangen haben, jede noch so kleine und schlechte Einwirkung zu vermehren, zumal man berücksichtigen muß, daß, wie Hippokrates von dem sagt, was in Cranon vorgekommen ist, die gegenwärtige Witterung nicht verschieden ist von jener damaligen, insofern, als man oft südliche Winde verspürt (Shirocco) und oft Regen kommen, begleitet von sommerlicher Wärme, so daß man diese Witterung als warm und feucht[1] bezeichnen kann, durch welche, wenn sie anfängt und weiterbesteht, bewirkt wird, daß die Übel anwachsen in Qualität und Quantität.

Da nun außerdem schon die gleichen Übel aufgetreten sind in Trient, Verona, Mantua, Sizilien und aufzutreten beginnen in Padua und anderen benachbarten Städten, ist es gewissermaßen notwendig, zu glauben, daß die Luft zum wenigsten einen gewissen Anteil hat an der Entstehung (generatione) ähnlicher Übel. Diese Luft, indem sie nicht sehr warm (non esser grandemente calda)[1] und feucht ist, ist nicht in bezug auf ihre einfache und nährende Substanz verdorben, die nach Aristoteles niemals verdirbt, auch nicht in ihrer Mischung verdorben (nella mista corrotto) und wirkt so nicht auf alle Körper ein, sondern nur auf die mehr Disponierten, wie sie hier genannt sind.

Es sagt Hippokrates über die pestilentialische Konstitution, daß nicht alle erkranken, weil nicht alle disponiert sind, von der Luft zu leiden.‘‘

Sieht man von dem Sichflüchten in das Übernatürliche ab, so stehen wir hier vor einer höchst modernen Betrachtungsweise. Erst seit dem 1. Jahrzehnt unseres Jahrhunderts sind Witterungseinflüsse (SIMPSON), in Indien besonders der hemmende Einfluß trockener Hitze, auf den Ablauf von Pestepidemien erkannt worden, und erst seit einigen Jahrzehnten ist der Einfluß jahreszeitlicher und meteorischer Faktoren überhaupt auf das Seuchengeschehen Gegenstand der Forschung geworden.

---

[1] Vom Verfasser gesperrt.

C. und M. bringen unter Berufung auf Hippokrates und Galen das Verhältnis zwischen Temperatur und Luftfeuchtigkeit in Beziehung zu dem Krankheitsgeschehen. Und wenn auch ihre Vorstellung von einer Zersetzung der Luft abwegig ist, so ist ihre Theorie insofern bemerkenswert, als sie die Möglichkeit erörtern, auch sehr geringfügige Änderungen in der Zusammensetzung der Luft könnten bei Disponierten Schädigungen verursachen. Wie verwandt sind diese Gedankengänge unseren Vorstellungen über die Ursachen von Wetterfühligkeit und den Einfluß von Wetterfronten!

Eine sommerliche Wärme (südliche Winde) kombiniert mit hoher Luftfeuchtigkeit, also eine feuchtwarme Luft, könne, führen sie aus, wenn sie beginne und andauere, solche Übel verursachen und vermehren. Als Beweis, daß diese Verfassung der Luft wirksam sei, dient ihnen das gleichzeitige Auftreten der Seuche in den Städten der Terra ferma und auf Sizilien.

Wichtiger noch ist, daß sie mitteilen, diese feuchtwarme Luft sei nicht sehr heiß (non esser grandemente calda) und feucht gewesen.

Kaum eine Beobachtung der Autoren ist für uns aufschlußreicher für die Epidemiologie der Seuche, als diese. Eine feuchtwarme Luft von einer nicht höheren Temperatur als 28° C ist es, die dem Floh die günstigsten Vermehrungsbedingungen schafft. So wird diese Beobachtung der beiden Professoren für uns zu einem wertvollen Schlüssel für die Analyse der Epidemie des Jahres 1576.

„Daß Seelenbewegungen und besonders die Furcht eine mächtige Wirkung bei den Krankheiten haben und besonders bei den pestilenten, da dann die natürliche Wärme abnimmt, so daß die schlechten Säfte, von ihr verlassen, sofort ergriffen werden von der fäulnishaften Wärme und infolgedessen verbrannt und faulig werden, erkennt man deutlich aus den antiken Pesten und besonders aus der, die Thukydides beschrieben hat, dessen Sentenz Lucrez in elegante lateinische Verse übertragen und gesagt hat:"

„Illud in his rebus miserandum est magnopere unum"

„Aerumnabile erat, quod ubi se quisque videbat"

„Implicitum morbo, morti damnnatus ut esset"

„Deficiens animo maesto cum corde jacebat"

„Funera respectans animam ammitebat ibidem"

„Idque vel in primis cumulabat funere funus"

(Diels Bd. II, S. 309. In Übersetzung:
„Hierbei war nun vor allem die jammervolle Erscheinung",
„Und die kläglichste die, daß jeder, sobald die Krankheit"
„Ihm sich bemerkbar macht, als wär' er zum Tode verurteilt",
„Jegliche Hoffnung verlor, und während er traurigen Herzens"
„Seines Endes nur harrte, alsbald die Seele verhauchte",
„Dies vor allem der Grund, daß Leichen auf Leichen sich häuften.")

„Und dies ist auch beobachtet worden und wird beobachtet in Venedig, wo Adelige und andere, die Angst hatten, ganz besonders (straordinariamente) dem Übel unterlegen sind und noch

täglich unterliegen und sterben; daher kommt es denn auch,
daß die Frauen, die von Natur furchtsam sind, mehr leiden als die
Männer."

Auch hier treffen wir auf eine sehr modern anmutende Einsicht in
die Bedeutung der seelischen Komponente im Bereich der Disposition.
Die Frauen werden aber auch hier zu Unrecht für die Beweisführung
herangezogen.

„In gleicher Weise tragen körperliche Bewegungen bei zur
Erzeugung der gegenwärtigen Übel, weil sie die Körper, die voll
sind von schlechten Säften, erhitzen, in ihnen eine äußere Wärme
hervorrufen, die dann, leicht und plötzlich entstehend, in der Art
eines Funkens aus einem Ofen, wenn er in trockenes Holz fällt,
das vom Winde bewegt wird, einen Brand erzeugt und eine sehr
große Fäulnis verursacht: Das will Hippokrates andeuten, als er
schrieb, daß in Tätigkeit, d. h. in kräftiger Bewegung, unreine
Körper Gelegenheit bieten zur Entwicklung von Schwären (Ulceri).
Daher kommt es, daß Sklaven und Sklavinnen und andere Personen,
die mit viel Arbeit und Stehen belastet sind, mehr erkranken und
sterben als andere.

Das gleiche ist zu sagen vom Trinken und von den Speisen.
Hierauf beruht es, wie wir gesehen haben, daß viele nach dem
Trinken von Malvasier und Romania (Griechenwein) plötzlich
vom Übel befallen wurden und daß ebenso solche gestorben sind,
die schlechte Speisen genossen haben, wie denn auch der größere
Teil der Infizierten niedriges, schlecht ernährtes Volk war, zwar
nicht in der Vergangenheit, aber um so mehr gegenwärtig, wo so
viele Poveri, die nicht erkrankt sein würden oder vielleicht geheilt
sein würden, starben, weil sie nicht ein Essen hatten gemäß ihrem
Bedürfnis und daher gezwungen waren, während dieses Übels
Früchte zu essen und andere schädliche Nahrung."

Eigenartig ist die hier und auch bei anderen Autoren der Zeit zu
findende Ablehnung des Genusses von Früchten. Übrigens ist auch in
diesen Abschnitten die große Bedeutung disponierender Faktoren in
den Vordergrund gestellt.

„Galen erzählt in bezug hierauf, zu seiner Zeit sei eine Pest
vorgekommen, als wegen großen Hungers die Menschen das Gras
gegessen hätten, das sie auf den Straßen fanden und die fauligen
Knochen von Kadavern. Hiermit wollen wir nicht sagen, daß
unsere Übel und Zeitumstände die gleichen seien, sondern nur,
um darzulegen, wieviel Nahrungsmittel dazu beitragen, die Pesti-
lenzen zu verursachen."

Sie drücken sich sehr vorsichtig aus. Denn die gewissenhafte Fürsorge der Regierung für die Poveri mußte ihnen wohlbekannt sein.

„Im vergangenen Jahre bei der großen Dürre waren viele wegen der Spärlichkeit guten Wassers gezwungen, trübes Wasser zu trinken, wie es aus nicht guten Wasserläufen herbeigetragen wurde. Wir glauben, daß dies eine große Möglichkeit geschaffen habe, für die Vermehrung schlechter Säfte in den Körpern des Volkes, gemäß dem, was Hippokrates und Aristoteles schreiben, eine Veränderung des Wassers habe eine starke Wirkung, die Körper zu schwächen und krank zu machen, worüber auch Vitruv schreibt, daß die Alten, wenn sie Städte oder Villen erbauen wollten, mit großer Sorgfalt lange auszusuchen gewohnt waren, wo keine schlechten Wasser waren. Und dies erkannten sie aus den Opfertieren. Wenn sie diese opferten und fanden die Eingeweide entzündet (contaminate), so urteilten sie, das hinge von der schlechten Qualität des Wassers ab, und daß das Wasser gut sei, wenn die Eingeweide heil und fleckenlos waren."

Ein Bedürfnis, gemischt aus dem Gefühl der Verpflichtung, gewissenhaft zu zitieren und gleichzeitig den Umfang ihrer humanistischen Bildung wirkungsvoll darzulegen, kommt an dieser Stelle besonders stark zum Ausdruck, beherrscht aber überhaupt die Darstellung. Ihm unterliegen alle zeitgenössischen Autoren, zugleich aber auch der festen Überzeugung von der Unfehlbarkeit der antiken Ärzte, eine dogmatische Bindung der Wissenschaft, der sich nur wenige und auch diese beiden Männer nur unter allen vorsichtigen Vorbehalten entziehen, wenn sie sich nicht dem Vorwurf der Ketzerei in kaum weniger kompromittierender Weise aussetzen wollten als ein Heretiker.

„Soviel über das pestilente Gift, das in den Körpern entsteht. Betreffs nun des Giftes, das von außen in die Körper eintritt, so kann dies auf viele Weise geschehen. Wir sind der Meinung, es komme zur Zeit allein vom Contagium oder kontagiösem Samen, wiewohl wir gut wissen, daß nicht notwendig bei Pesten ein Contagium vorhanden sein muß, da Procop von der großen Pest in Konstantinopel unter Justinian schreibt, es sei kein Contagium gewesen."

Mit größter Bestimmtheit betonen sie, daß sie selbstverständlich in den Schriften des Procop zu Hause sind.

Übrigens würde es wichtig sein, die betreffende Stelle bei Procop darüber zu überprüfen, ob sie wirklich richtig gedeutet worden ist.

„Bei jener Pest starben oft 10000 Menschen am Tage, und weil ein Contagium nicht vorhanden war, spricht er davon, daß eine giftige Ausdünstung in den infizierten Körpern entstanden und von dort anderen Körpern mitgeteilt worden sei, sowohl lebenden, wie nicht lebenden. Man muß sagen, wenn eine solche Ausdünstung übertragen wird, sei es durch die Atmung (respiratione) oder durch Transpiration und all'hora? (alsbald, alsdann?) entweder unmittelbar oder mittels der Luft oder von Kleidern oder ähnlichen Gegenständen (corpi), auf denen diese giftigen Dämpfe sich niederschlagen, so werden sie immer, wenn die Kleider berührt oder kräftig geschüttelt werden, sich anheften an die berührenden oder nahe befindlichen Körper und sie so infizieren."

„Was die Respiration angeht, so ist bezüglich dieses Contagiums gegenwärtig niemand, der daran zweifelt, daß, wenn eine Phthisis vorliegt, sie in dieser Weise kontagiös ist, wie darüber Aristoteles lehrt und Galen. Um so mehr müssen es die pestilentialen Fieber sein, bei denen die Atemluft (i spiriti) wie faulig und stinkend ist. Anderes kann man auch nicht von der Transpiration sagen, da, wie Aristoteles sagte, die Ausdünstungen der Augen der Augenkranken, herangetragen an andere Augen, ihnen das gleiche Übel induzieren, am meisten aber die Dünste, die immer aus krankheitbefallenen Körpern herausströmen, sie seien lebend oder tot, indem sie in gesunde Körper eindringen, sie mehr oder weniger vergiften, je nach ihrer Wirkungskraft und der Disposition der Körper, was, wie man glauben muß, um so leichter vorkommen wird in Venedig, wo die infizierten Gruppen (Gesellschaften, brigate) in großer Zahl mit den Gesunden unter gleichen Schicksalsumständen (augurij), um in der Weise des Thukydides zu sprechen, erstickend (um Atem ringend, suffocanti) beisammen sind und wo mitunter die Toten 2 oder 3 Tage in den Häusern bleiben, bevor sie begraben oder nach den Lazaretten geschickt werden: etwas, worüber Zosimos schrieb von der Pest in Rom unter Honorius, daß die pestilenten Dünste, die an den Kleidern oder anderen Sachen haften, an sich schon geeignet seien, jede große Pest zu verursachen, und von dort, auf Menschen übertragen, diese kontagiösen Übel zu unterstützen (ajutar). Dies ist etwas, was von der größeren Hälfte der Menschen geglaubt wird. Es gibt aber auch in Venedig einige, die ohne jeden vernünftigen Grund behaupten, es gebe keine irgendwelche andere Möglichkeit (cagione) für die ‚mali pestiferi', außer durch Vermittlung der Kleider und der Sachen (robbe). Wir aber, die wir beobachtet und auf das genaueste es untersucht haben, daß sehr viele ohne jede Vermittlung von Kleidern oder anderen Sachen (ohne Gelegenheit, mit Kleidern oder anderen Sachen in Berührung zu kommen) dennoch infiziert wurden und gestorben sind, wir meinen, diese Weise der Kontagion habe dort nur einen Anteil (haver vi la sua parte)."

Es wäre irrig, anzunehmen, die Autoren hätten irgendeine konkrete Vorstellung von der materiellen Art des Contagiums gehabt. Das Contagium ist für sie ebensogut nur ein Einfluß körperloser Art, der in rätselhafter Weise von Körpern ausgeht und an Körpern haftet und gleichzeitig Träger des krankmachenden Prinzips ist.

Immerhin ist jener Zeit die Infektiosität der Phthise und des Trachoms bereits selbstverständlich, auch daß die Gefahr der Kontagion um so größer ist, je enger die Menschen beieinander leben.

Sie können an dieser Stelle übrigens nicht unterlassen, auf einen Mangel in der Organisation des Gesundheitsdienstes zu weisen, daß die Beerdigung der Toten oder wenigstens ihre Entfernung aus der Stadt zu langsam vor sich gehe.

Die Tatsache der Kontagion geben sie zu, lehnen aber mit Bestimmtheit ab, daß es, wie einige in Venedig meinen — die Bemerkung zielt unzweifelhaft auf die Organe des Gesundheitsdienstes —, keine andere Möglichkeit der Erkrankung gebe.

Sie versteigen sich zu der Behauptung, sie hätten beobachtet und genau untersucht, daß sehr viele erkrankt seien, die überhaupt nicht mit infizierten Sachen in Berührung gekommen seien. Das Contagium habe also nur einen Anteil an der Entstehung der Übel.

Sehr viel vorsichtiger drückt sich später in seiner Epikrise der Arzt AILAN, einer ihrer Assistenten, aus. Er sagt, er könne nicht leugnen, daß er auch einige Fälle gesehen habe, bei denen ein Kontakt mit infizierten Gütern nicht nachweisbar gewesen sei.

Von der Beobachtung und Untersuchung von „moltissimi" kann schon bei der kurzen Zeit ihrer Tätigkeit keine Rede sein.

Daß in einigen Fällen der Beweis der unmittelbaren Übertragung nicht zu führen ist, ist uns heute in der Epidemiologie der Infektionskrankheiten etwas Selbstverständliches und erschüttert nicht unsere Überzeugung, daß eine Übertragung stattgefunden habe. Bei der Pest ist infolge der Beweglichkeit des übertragenden Insektes nicht zu bezweifeln, daß solche Fälle gelegentlich vorkamen. Es wird glaubhaft berichtet, daß Übertragung beobachtet wurde auf Menschen, die nur die Tür zum Zimmer eines Pestkranken geöffnet und hineingesehen hatten.

„All dies haben die antiken Ärzte nicht gekannt oder haben es als eine wenig begründete Sache mißbilligt (abgelehnt).

Wir glauben bestimmt, es sei eine Übertreibung und eine abergläubische Leichtgläubigkeit, zu behaupten, daß die Kleider auch aus der Entfernung die Fähigkeit haben, zu infizieren, da ja die Dämpfe klebrig und zähe sind und so anhaftend, daß sie sich an andere Körper nicht nähern können, es sei denn bei Bewegung und erheblicher Berührung."

Die sehr bestimmte Ablehnung einer Übertragung „ad distans" richtet sich möglicherweise gegen Fracastoro, der diese Möglichkeit angenommen hatte.

„Dies Serenissimo Principe sind nach unserer Meinung alle die Ursachen der ‚mali pestiferi‘ in Venedig, die ohne Zweifel erlöschen würden und zwar rasch, wenn es möglich wäre, die Gesunden, die empfänglich sind, sich zu infizieren, davor zu bewahren, und wenn man mit allem Eifer vermiede, daß die ersten Erkrankten in einem Hause nicht das Übel anderen übermitteln, und sie rechtzeitig und vernünftig behandelt werden.‘‘

> Was hier vorgetragen wird, ist eine Binsenweisheit und entsprach zudem der seit langem geübten Arbeitsweise des Off. d. s. Die Kühnheit, vorauszusagen, die Seuche würde rasch erlöschen, wenn man diese Arbeitsweise konsequent durchführe, ist erstaunlich — ähnlich wie die gleiche Behauptung in ihrer Antwort vom 27. 6. an den Dogen — und nur damit zu erklären, daß die Zahl der Fälle sich noch immer in bescheidenen Grenzen hielt, gerade der Tatbestand, der ihnen bisher als ausreichend erschienen war, das Bestehen echter Pest zu bestreiten.

„Da es keine kräftigen und spezifischen (principale) Heilmittel gibt, man vielmehr mit gewisser Einschränkung zugeben muß, daß sie in Wahrheit von so geringer Wirkung sind bei einem so schweren Übel und eher Raum geben zur Vermehrung (Verschlechterung), ist zu fürchten, daß das Übel noch immer zunehme und eine wahre und echte Pest entstehe, indem dabei die verderbte Jahreszeit (das Wetter) mithilft, was, wie wir hoffen, die unendliche Barmherzigkeit Gottes nicht behindern wird, dessen Vorsehung wir mit aller Unterwerfung und wahrem Herzensgefühl anflehen.

> Mit diesen Worten geben sie nunmehr die Möglichkeit zu, daß es zur Entstehung echter Pest kommen könne und nehmen damit ihre Zuflucht zur Barmherzigkeit Gottes.

„Und um ganz und gar alle Versprechen zu erfüllen, erörtern wir hiermit in dem verbleibenden Raum in Kürze die hauptsächlichen Hilfsmittel, von denen wir reiflich überlegt haben, daß sie notwendig seien, die Stadt von den gegenwärtigen Übeln zu befreien und von jeder zukünftigen Gefahr, so haben wir unterfunden, daß die üblichen Heilmittel wenig Wirksamkeit haben gegen den Angriff eines so schweren Giftes. Daher glauben wir, daß sicher die Befreiung nicht allein gestützt werden kann auf die Isolierung (in einem anderen Text: Behandlung) der Infizierten, von denen wahrlich nicht viele, sondern vielmehr nur wenige entrinnen, sondern, wie wir oben sagten, auf die Vorsorge für die Gesunden, damit sie nicht erkranken, indem man verhindert, daß die Ersterkrankten nicht Sachen und andere Personen infizieren und schließlich, indem man die Kranken von Beginn ab gut behandelt, bevor das Leiden unheilbar wird (wie es oft geschehen ist).‘‘

Vorschläge, die nichts enthalten, was nicht bereits seitens der Gesundheitsbehörden längst geschehen wäre. Dazu die reichlich optimistische Meinung, man könne bei einer Pesterkrankung durch gute Behandlung verhindern, daß das Leiden unheilbar würde.

„Um aber dies alles zu erreichen, würde es zunächst nötig sein, daß alle jene Poveri, die wegen der Enge ihrer Behausungen und wegen ihrer notwendigen Nahrungsbedürfnisse in offenbarer Gefahr sich befinden, zu erkranken und damit das Contagio weithin zu verstreuen, sofort aus der Stadt entfernt werden und, nur mit den nötigsten Sachen, irgendwohin aufs Land in Holzbaracken untergebracht werden oder in anderen Unterkünften: dort werden sie bei guter Ernährung bis zur Austilgung des Übels leicht bleiben und gleichzeitig werden die übrigen Sachen in ihren Häusern bleiben können, ohne Gefahr für die Stadt und ohne das Durcheinander (confusione), das man täglich sieht beim Transport der infizierten und verdächtigen Sachen.

Wenn jemand dort erkranken sollte, so könnte er dort von den dafür angestellten Ärzten behandelt werden und, wäre es das ‚mal contagioso‘, zu dem Lazarett geschickt werden.“

Mit dem Vorschlag, die ärmere Bevölkerung aus der Stadt zu evakuieren, bevor es zu Erkrankungen gekommen ist, machen sie einen an sich richtigen Vorschlag. Die Behörden tun in der Tat in den nächsten Wochen Schritte, diesen Gedanken zu verwirklichen. Die rasche Ausbreitung der Seuche erschöpft aber alle Unterbringungsmöglichkeiten, so in Baracken auf dem Lido, schon allein für die Ansteckungsverdächtigen. Auch die Absicht, bei Fusina ein Quarantänelager im Sinne des obigen Vorschlags für 10000 Menschen zu errichten, wurde aufgegeben [s. S. 130].

Ganz und gar aber richtig gesehen ist, wieviel Schaden das Abtransportieren der Güter zu den Entseuchungsplätzen anrichten mußte. Ihr Vorschlag, die Sachen in den Häusern zu belassen, hätte, wäre er sofort ausgeführt worden, vielleicht eine Einschränkung der Seuche herbeiführen können. Da sie aber nichts darüber verlauten lassen, wie sie sich das Entseuchen der Sachen innerhalb der Häuser vorstellten, wird die Gesundheitsbehörde ihren Vorschlag als unannehmbar angesehen haben. Es kam zu spät, als dann Ende Oktober damit begonnen wurde, mit Hilfe der Graubündener die Entseuchung ganzer Häuser zusammen mit ihrem Inhalt durchzuführen oder die Sachen ohne größeren Transport in Salzwasser zu entseuchen.

„Es ist auch wichtig zu sagen, daß dieses Tun (gemeint das, was bisher geschehen ist, der Antransport der Sachen usw.) außer den großen Ausgaben, die es mit sich bringt, zugleich großes Unheil (danno) für die Stadt verursacht, die beraubt wird von Arbeitern.

Was die Ausgaben anlangt (zielt hier auf die Ausgaben für die vorgeschlagene Evakuierung), so darf Euer Serenität dies nicht berücksichtigen, da niemals die Republik von Venedig, wenn man alles betrachtet, ein größeres Bedürfnis gehabt hat, Aufwendungen zu machen, als dies, wenn die Sachen, der Zustand (i stati) und das Leben eines jeden in Gefahr sind.

Was schließlich die Arbeiter angeht (die ja dann auch aus der Stadt entfernt werden müßten, wenn ihr Vorschlag durchgeführt würde), so würde das Nützlichste sein, zur Zeit sich zu entschließen, sich nicht so sehr um die Geschäfte und den Handel zu kümmern, die schon an sich jeden Tag weniger werden, in der großen Hoffnung, jedes Haus (gemeint hier wohl Handelshaus) in kurzer Zeit wiederherzustellen, anstatt abzuwarten und gezwungen zu sein, alles aufzugeben mit größtem Verlust und Ruin.

Außer diesen entschlossenen Vorbeugungsmaßnahmen, ist es nach unserer Meinung, um die übrige Stadt zu schützen, sowohl die Gesunden, wie die Kranken, zunächst notwendig, für die allgemeine Belüftung der Häuser zu sorgen, damit die bösen Samen (mal seminarii) zugrunde gehen und die pesttragenden Dünste, die sich sicherlich darin befinden, zumindest in der Zeit, wo die Kontagion stattfindet (si fa il contagio). Und für das Allgemeine (gemeint die Stadt als Ganzes) würde das Mittel von Accrone Agrigentino und Hippokrates genügen, daß nämlich nachts in allen Contraden Feuer angemacht werden von riechenden Hölzern, wie Wacholder, Buche, Myrrhe oder anderen ähnlichen, von denen man eine ausreichende Menge bekommen kann. Ebenso würde man bezüglich der Luft in den Häusern vorbeugen, indem man sie gut sauberhält, ausräuchert und mit Essig oder Wein auswäscht.

Es erzählt Lukian, eine gewisse Stadt sei von der Pest befreit worden durch das Sprengen der Straßen mit Wein.

Vor allem anderen würde nötig sein, daß, wenn irgendein Infizierter oder ein anderer gestorben ist, nicht die Körper in der Stadt verbrannt werden, sondern alle Kontagiösen begraben werden in tiefen Gruben auf den Lidi des Meeres, wenn die Wasser zurückgegangen sind, so daß auf diese Weise jede Gefahr der Infektion der Luft durch die Leichen vermieden wird.

Die gleiche Sorge sollte man beachten bezüglich des Trinkens und Essens, besonders, daß in die Stadt nur gutes Wasser und gute Lebensmittel gebracht werden. Man verbiete alle verfaulten und verdorbenen Früchte, besonders aber das Fleisch (gemeint verdorbenes Fleisch), etwas, was eine so große Bedeutung hat, wie Dionysius von Halicarnass schrieb, es sei in Rom unter Tarquinius eine große Pest unter den Frauen gewesen, nur weil man Fleisch eines ? Stieres verkauft hatte (ein unleserliches Wort: vielleicht ‚verdorben‘. In einer anderen Handschrift fehlt hier ein Wort ganz).

Was diejenigen angeht, die in irgendeiner Straße erkranken, so müssen sie sich enthalten, das Contagium auf andere zu übertragen und behandeln lassen. Hierüber haben wir andermalen schriftlich Euer Serenität unsere Meinung mitgeteilt: daß alle Parochianen und Ärzte darauf hinarbeiten müssen, daß, wenn jemand in irgendeiner Weise krank wird, er sich von den anderen im Hause in einem leeren Zimmer sequestriert, wohin andere nicht zufällig kommen, es sei denn die Bedienten und daß diese daraus nicht herausgehen, so daß, wenn das Übel sich als nicht kontagiös erweist, man ihn nach dem vierten und siebenten Tag zum Umgang wieder zulassen kann. Kommt es aber auf eine kontagiöse Krankheit heraus, so muß man dazu übergehen, den Diener und den Kranken zu behandeln mit einer gewissen Art von Heilweise, indem wir schon viele Arten von Medikamenten festgestellt und versucht haben, durch die auch viele geheilt worden sind (vorher las man's anders), wie von mehreren Parochianen Euer Serenität versichert worden ist. Wir haben aber keine Methode als zweckmäßiger gefunden als, wenn der Körper sanguinisch ist, sofort Blut auf irgendeine Art abzulassen, und, wenn er voll ist von bösen Säften, ihm irgendeine Purgation zu geben, dann ihn mit Tüchern zuzudecken (attender con pani) und ihm irgendein Medikament zu geben, um ihn reichlich schwitzen zu lassen, zugleich mit Gegengiften von außen und von innen, um dem Gift zu widerstehen.“

Somit bestehen die Empfehlungen zweier berühmter Ärzte wiederum in nichts anderem zur Kur, als die ewige Wiederholung der drei seit Jahrhunderten vorher und noch mehrere Jahrhunderte nachher empfohlenen Methoden, Aderlassen, Purgieren und Schwitzenlassen. Es gab aber zu dieser Zeit doch schon kritisch denkende Ärzte, wie z. B. MASSARIA [55], die vom Aderlassen abrieten, weil es schwäche.

„Falls Euer Serenität sich nicht entschließen sollten, die Poveri und Schlechtbehausten aus der Stadt zu schicken, und dann viele Häuser sein werden, wo nicht die Möglichkeit besteht, die Kranken zu sequestrieren, so halten wir es für das Richtigste, um die Sachen und die Personen vor dem Kontagium zu bewahren, daß man in jeder Parochie leere Häuser suchen muß, in die, wenn jemand an irgendeinem Übel erkrankt, er sofort aus seinem Hause hineingetragen und dort behandelt und gepflegt werde, entweder von irgendeinem seiner Angehörigen, der nicht mit anderen umgeht,

oder durch öffentliche Diener (ministri), die dafür ausgewählt werden. Wird dann bei ihm kein ‚mal contagioso' gefunden, so kann
er, geheilt, wieder in ein Haus geschickt werden, oder, wenn es gefunden wird, nach dem Lazarett mit den gleichen Sachen, die er
berührt hatte, die wenige sein werden."

> Zwar enthalten alle diese Vorschläge nichts wesentlich Neues,
> denn es war von jeher das Hauptbestreben, sofort die Gesunden von
> den Kranken zu trennen. Was die Paduaner hier vorschlagen, hätte
> aber ein Vermeiden unnötiger Transporte bedeuten können, wenn es
> durchführbar gewesen wäre. Bei der raschen Ausbreitung der Seuche
> würde es aber, wenn man auf das Ganze sieht, wenig bedeutet haben,
> wenn wirklich dadurch, daß man Kranke, die an anderen Krankheiten
> litten, und ihre Angehörigen nicht abzutransportieren brauchte, in
> einzelnen Fällen dieser Aufwand vermieden worden wäre. Wahrschein-
> lich hätte die Überwachung neue Mühe bereitet und vor allem wäre
> aufs neue allen Verschleierungsversuchen die Tür geöffnet worden.

„Da nun vor allen anderen Dingen man der Ärzte, der Medizinen und der Nahrung bedarf, folgendes: Was die Ärzte angeht:
da Venedig geteilt ist in 6 Sestiere und jedes Sestier in Parochien,
die alle sehr bevölkert sind, ist es nötig, für jedes Sestiere wenigstens
6 Ärzte zu bestellen oder mehr, je nach Bedürfnis, die nicht nur
täglich selbst, wenigstens vor dem Hause, die Kranken besuchen
und andere kranke Poveri, sich aber auch jede Woche wenigstens
dreimal gemeinsam zu den Cl. Proveditori der Parochien begeben
müssen, wo man über den Zustand in jedem Sestier berichten und
die Bedürfnisse erörtern muß und andere auftauchende Neuigkeiten.

Betreffs der Medizinen wäre gut, für jede Contrada eine besondere Ausstattung aus bestem Material (speciale fornito de robbe
ottime) zu bestimmen und ‚Garzoni' (Lehrlinge, Gehilfen), von
denen einer immer mit dem Arzt sein muß, wenn er Besuche macht,
um die Ordination zu erfahren, und ein zweiter oder zwei, die die
Medizinen oder andere angeordnete Dinge nach den Häusern
der Kranken tragen. Das gleiche sagen wir von den Chirurgen
und Barbieren, daß für jede Contrada solche bestimmt werden, die
für alle Inanspruchnahme durch die Ärzte bereit sind.

Um das Bedürfnis nach Lebensmitteln zu befriedigen ist vor
allem nötig, für diejenigen gesunden Poveri zu sorgen, die in der
äußersten Notwendigkeit sich befinden, schlechte Sachen zu essen
und daher in großer Gefahr sind, sich zu infizieren.

Das gleiche sagen wir für die Kranken (gemeint für die nicht
an Pest Erkrankten), für die es gut befunden werden möchte, in

jeder Contrada eine Verteilungsstelle zu schaffen und eine Küche, wo fortdauernd die nötigen Dinge zubereitet werden, gemäß der Zahl der Kranken, sowohl gekocht, wie roh, damit diejenigen, die keine Möglichkeit haben, zu kochen, für jedes Bedürfnis ihre notwendige Speise haben. Und die, welche es wollen und imstande sind, ohne Gefahr in ihren Häusern zu kochen, sollten sofort mit denjenigen Speisen versehen werden, die von den Ärzten für sie empfohlen wären.

Das ist unser ganzes Gutachten, das wir als Zeichen des Eifers, der uns für diese Stadt beseelt und aus unserer Devotion gegenüber der Republik Euer Serenität haben zurücklassen wollen, die wir von neuem aus ganzer Seele anflehen, uns die Gnade der Lizenz zu erweisen, uns wieder nach Padua begeben zu dürfen, wo wir uns anstrengen werden, mit den wärmsten Gebeten Gott für die Erhaltung Ihrer Stadt und Ihres Volkes anzuflehen und wo wir immer bereit sein werden, auf jeden Befehl von Ihnen zurückzukommen und Ihnen zu dienen, obwohl wir der Meinung sind, Sie hätten keinen Bedarf für unsere Personen, da man ja so viele andere excellente Ärzte hat."

Die obengenannten Vorschläge, was die Ärzte, Medikamente und die Verpflegung der Bevölkerung anlangt, waren längst verwirklicht. Die Notwendigkeit, die Unbemittelten reichlich und wenigstens ausreichend mit Lebensmitteln zu versehen, war eine der Grundeinsichten des venezianischen Gesundheitsdienstes. Zahlreiche Erlasse beschäftigen sich gerade mit dieser Frage. Neu und vernünftig ist der Vorschlag, in jeder Contrada öffentliche Küchen einzurichten.

Der Satz, mit dem das Gutachten schließt, man bedürfe ihrer ja nicht mehr, weil so viele ausgezeichnete Ärzte vorhanden seien, kann wohl kaum anders als ein Ausdruck bitterer Ironie bewertet werden.

Von der Parteien Gunst und Haß verzerrt — und Partei nahmen sowohl die Historiker, wie die Medizinhistoriker — schwankt das Bild der beiden Männer, die diesen Bericht dem Dogen überreichen ließen.

Sie waren genötigt gewesen, eine Rolle zu spielen und eine Aufgabe zu übernehmen, deren Wesen sie verkannten, die sie aber auch, als sie nach Venedig kamen, aus dem Wissen und Können und aus den Auffassungen ihrer Zeit heraus verkennen mußten und die bereits unlösbar geworden war.

Will man eine Schuldfrage überhaupt aufwerfen, dann wäre auch die hohe Staatsbehörde, die Signoria, vor das Tribunal zu laden. Sie war ganz und gar von dem Wunsch beherrscht, jede

Schädigung von Handel und Verkehr zu vermeiden, sofern es nur möglich war, das Herrschen von Pest in Venedig zu bestreiten. Alle städtischen Behörden jener Jahrhunderte kannten keinen anderen Wunsch, wenn die Pest in ihren Mauern wieder das Haupt erhob, als es abzuleugnen. Alle Nachbargemeinden und Staaten verhängten alsbald den Bann über die Betroffenen und der Handel stand still. Auch Venedig war bereits von den Fürsten Italiens gebannt, die ihre Gesandten abberufen hatten, unter ihnen der päpstliche Legat.

Nur aus diesem Wunsch heraus wurde der These der beiden Professoren zugestimmt (laudato) und blieben die Warnungen ihrer Opponenten, erfahrener venezianischer Praktiker, unbeachtet.

Man darf daran erinnern, daß England 1840 sich weigerte, sich internationalen Vereinbarungen über die Abwehr der Cholera anzuschließen und noch 1884 beim französischen Ministerium darüber Klage führte, daß englische Handelsschiffe durch die Maßregeln behindert würden, die von französischen Hafenbehörden gegen die Cholera ergriffen worden seien. Wer ein überseeisches Handelsimperium zu beherrschen hat, denkt anders als ein Kontinentalstaat. So auch Venedig.

Wir stehen hier vor einer der vielen Parallelen in der Haltung der mittelalterlichen Seegroßmacht, wenn man sie mit der der modernen vergleicht, die ebenso naive wie konsequente Einstellung auf das zentrale eigene Handelsinteresse und die Uninteressiertheit am Geschehen und Schicksal des nahe gelegenen Festlandes, wie dies ja auch in den oben (s. S. 97) erwähnten Befehlen an die Untertanenstädte zum Ausdruck kam.

Diese einseitige, begrenzte Einstellung im Denken und Tun sonst so weitsichtiger, fürstlicher Kaufleute gibt den Hintergrund ab für die tragische Episode des Juli 1576, als deren handelnde Personen CAPIVACCIO und MERCURIALE erscheinen.

Dennoch ist es verkehrt, die furchtbare Katastrophe von 1576 auf ein schuldhaftes Verschleiern der Lage und unzureichendes, unverständiges Handeln der venezianischen Behörden zu beziehen, wie das unter anderem auch KRETSCHMAYR [45], wohl auf Grund zeitgenössischer Kurzschlußurteile, tut. Sinnlos aber wäre es, Menschen für den Geist ihrer Zeit verantwortlich zu machen. CAPPIVACCIO und MERCURIALE waren als Ärzte Kinder einer Zeit, in der nach einem Wort Jakob Burckhardts die Bewunderung der antiken Größe alles absorbierte.

Die beiden Professoren, mit denen der Senat verhandelt hatte und die er bat, nach Venedig zu kommen, waren nicht dieser und jener.

Girolamo CAPIVACCIO, mit seinem Gelehrtennamen Capo di Vacca genannt, ein gebürtiger Paduaner, verdankte einen großen Ruf seiner ungewöhnlichen Sprachenkenntnis und Beredsamkeit. 27 Jahre lehrte er in Padua. Noch 2 Jahre vor seinem Tode lehnte er einen Ruf des gelehrten Großherzogs Franz I. von Toskana an die Universität Pisa ab. Seine zahlreichen Schriften, später mehrfach neu herausgegeben, waren überwiegend Kompilationen und Extrakte aus antiken Autoren, besonders galenischen Schriften, so eine Anatomie. Er war als gesuchter Syphilidologe ein reicher Mann geworden [3].

An Bedeutung, an Können und Ruf stand weit über ihm Girolamo MERCURIALE aus Forli. — Ihn, der in seiner Heimatstadt ein gesuchter und erfahrener Praktiker war, etwas, was sich auch in seinen Berichten in Venedig dokumentiert, führten philologische Interessen in die Hochschullaufbahn. — Seine Vaterstadt hatte sich des geachteten Arztes zu einer politischen Mission bedient, zu Pius IV Medici (Medichino), nach Rom. Der Papst und der Kardinal Alexander Farnese, ein Urenkel Karls V., bewogen ihn, dort zu bleiben. Zur „famiglia" des Kardinals gehörend, studierte er dort 7 Jahre lang die antiken Autoren, schrieb ein großes Werk „de arte gymnastica veterum" und begann tiefgehende Studien über die hippokratischen Schriften, die er neu herausgab und kritisch bearbeitete. Sie wurden zum Ausgangspunkt von Studien anderer Autoren über Hippokrates, brachten ihm aber auch Vorwürfe des Hochmuts und der Rechthaberei ein.

Von Padua, wohin ihn der Venezianische Senat 1561 berufen hatte, kam er als Leibarzt Maximilians II. nach Österreich. Gerühmt und hochgeehrt, auch mit reicher Belohnung, kehrte er als Pfalzgraf nach Padua zurück. Dort übte er in diesem Range das vom Kaiser verliehene Recht, Doktoren zu promovieren, die weltliche Form der Promotion, die sonst nur im Namen des Papstes erfolgen konnte.

So ehrlich und kritisch die Medizinhistoriker des 17. und 18. Jahrhunderts, die das Leben des berühmten Mannes schildern, von dem Mißerfolg seiner venezianischen Mission berichten, sein Ruf als „$\iota\alpha\tau\varrho\grave{o}\varsigma$ $\varphi\iota\lambda\acute{o}\sigma o\varphi o\varsigma$" blieb unerschüttert.

Nach wie vor als einer der ersten Hochschullehrer der Medizin anerkannt, siedelte er 1588 nach Bologna über und nicht lange vor seinem Tode 1598 ging er nach Pisa, jedesmal veranlaßt durch für jene Zeit ungewöhnlich hohe finanzielle Angebote.

Sein diagnostisches Können und seinen Forschungstrieb kommentiert nichts besser, als daß er auf seinem Sterbebett die Öffnung seiner Leiche anordnete. Es sollte festgestellt werden, ob er bei sich selbst zwei Nierensteine als Ursache seines tödlichen Leidens richtig diagnostiziert habe. Die Sektion bestätigte seine Diagnose.

Obwohl sein Leben lang ein großer Wohltäter der Armen und seiner Schüler, hinterließ er ein riesiges Vermögen [3], [63].

Was uns in den Auffassungen der beiden Männer von der Loimologie der Pest als das Befremdendste, als ein mit unserem Wissen um den Erreger gar nicht zu Vereinbarendes erscheint, ist die schon

S. 108 erläuterte quantitative Auffassung vom Wesen Seuche. Unbegreiflich oder gar unentschuldbar aber ist die keineswegs.

Die Pest war seit 1348 in Europa einheimisch, verwurzelt, endemisch geworden. SUDHOFF [82] äußert dazu: „Die Pest klopfte jahrein, jahraus, wenn auch in wechselnder Stärke, regelmäßig an fast allen Städten an. Die Pestnot war nicht größer in Ulm und in Augsburg als am Rhein. Aber ihr Charakter hatte sich geändert im Laufe der Dezennien, die seit dem ersten katastrophalen Einbruch von 1348 verstrichen waren. Aus einer foudroyanten Epidemie war eine Endemie geworden, deren gelegentliche, selbst heftige Exazerbationen nicht mehr wie früher als Katastrophen imponierten und daher in den Archiven oft nur geringe Spuren hinterließen. Im Leben gewöhnt man sich eben an alles, selbst ans Sterben."

Hiermit stimmt eine Äußerung von TRINCAVALLI [88] überein, es sei kaum nötig, das Krankheitsbild der Pest zu beschreiben, da es ja jedem bekannt sei. Andere Autoren aus dem 16. Jahrhundert sprechen davon, daß pestilentiale Fieber jederzeit auftreten könnten.

Über die Diagnose, über die Symptome der febri pestilentiali, hatten also diese Männer genaueste Erfahrung. Sie sahen sie Jahr für Jahr.

Mußte den Ärzten jener Jahrhunderte, die weder den Erreger noch den Überträger kannten, bei der Gleichheit des Krankheitsbildes vereinzelter Pestfälle mit denen gehäufter Erkrankungen, sich nicht die Auffassung aufdrängen, zu den im Lauf der Jahre immer wieder beobachteten „febri pestilentiales" müsse etwas Besonderes hinzutreten, um die Krankheit zu seuchenhafter Verbreitung zu bringen, sie zu einer „morbus communis" zu machen, die viele Menschen töte.

Bei aller Einsicht in die Kontagiosität der Krankheit — die für Einzelfälle, selbst innerhalb einer Epidemie nicht immer vollständig gesichert schien (s. die Epikrise Ailans) — mußte doch ein zusätzlicher Faktor vorhanden sein, der dem „Contagio" die Möglichkeit weiter Verbreitung gab.

Die beiden Paduaner und viele ihrer Zeitgenossen haben diesen Faktor in der Luft gesucht und haben ihn bei allem vorsichtigen Lavieren um die antike Tradition, ganz richtig bezogen auf das Zusammentreffen einer bestimmten Korrelation von Temperatur und Luftfeuchtigkeit, auf eine „stagione calda et humida, ma non grandemente calda".

Mehr kann billigerweise von Männern jener Zeit an Beobachtungsschärfe und Schärfe der Deutung der Zusammenhänge nicht gefordert werden. Die Schuld an der Ausbreitung der Seuche ihrem Auftreten und Handeln zuzuschreiben, wäre verfehlt. Verkehrt aber wäre auch, jedes überhebliche Belächeln ihrer Darlegungen als kurzsichtiger Irrtümer.

Auch wir verfahren mit einer gewissen Willkür, d. h. wir verfügen nicht über zahlenmäßige Normen, von wann ab wir bei einer endemischen Seuche von einem epidemischen Ausbruch, von einer Propfepidemie sprechen wollen. Entscheidend wird in den meisten Fällen, wenn ein tierischer Überträger in die Infektkette eingeschaltet ist, seine Dichtigkeit sein. Das ist so bei der Malaria, beim Flecktyphus, bei der Dengue, beim Papatacifieber, bei denen vielfach die klimatische Situation des Jahres und des Ortes wesentlich darüber entscheiden, ob eine gefahrvolle Dichtigkeit des Überträgers erreicht wird. Die Dichtigkeit vieler Insekten schwankt erheblich im Laufe der Jahre und unter dem Einfluß meteorischer oder lokaler Umstände.

Sollte das für die Pest nicht gelten, deren Überträger — wenn Lungenpest nicht im Spiele ist — unzweifelhaft ebenfalls solchen Schwankungen ihrer Dichtigkeit unterworfen sind!

Damit wären auch die großen örtlichen und zeitlichen Unterschiede im Auftreten einer ganze Länder überziehenden Pestepidemie erklärt. Denn für jede Örtlichkeit werden die lokalen Witterungsverhältnisse die Dichtigkeit des Überträgers verschieden stark beeinflussen. So erlagen 1575 der Pest in Verona nur 2000 Menschen auf 90000 Einwohner, nicht ganz 2%, in Venedig 1575 auf 160000 Einwohner etwa 3400, ebenfalls etwa 2%, im Jahre 1576 aber auf die gleiche Einwohnerzahl über 43000 Menschen, d. h. über 25% und im gleichen Jahr war auch in Padua die Sterblichkeit höher als in Verona und in Venedig 1575, erreichte aber bei weitem nicht die Höhe wie in Venedig 1576.

Will man an den Auffassungen CAPODIVACCAs und MERCURIALEs eine Kritik ausüben, so wohl allein an dem kaum gerechtfertigten Optimismus, durch eine möglichst frühzeitige Isolierung aller Kranken von ihrer familiären Umgebung könne eine sichere Sonderung der Pestkranken von anderen Kranken erreicht werden mit dem Erfolg eines raschen Erlöschens der Seuche. So viel mußte aus dem Gang der Seuche und der ganzen Lage in der Stadt schon erkennbar sein, daß ein solches Verfahren undurchführbar war,

selbst wenn die Ärzte ausgereicht, furchtlos die Häuser betreten
und die Kranken untersucht hätten. Aber das wagten sie selbst
ja bereits nicht mehr zu tun.

Dafür muß ihnen zugute gehalten werden, daß ihr Vorschlag,
möglichst viel armes, aber noch gesundes Volk aus der Stadt herauszubringen, durchaus zweckmäßig gedacht war. Die Regierung hat
es ja dann auch verwirklichen wollen und zum Teil durchgeführt.
Auch waren sie es, die zuerst auf das Unzweckmäßige und Gefahrvolle des Abtransportierens und Herumschleppens von infizierten
Gütern hingewiesen haben, eine Ansicht, die wir aus unserem
heutigen Wissen nur voll bejahen können, die sich der Gesundheitsdienst aber erst sehr spät, im Oktober zu eigen machte, indem
er die Entseuchung in den Häusern selbst durch die Grisoni durchführen ließ.

Wiedergegeben seien hier ferner die Epikrisen von 4 venezianischen Ärzten, deren Autorität dem Mag. d. s. Anlaß gab, sie im
Februar 1577 zur Niederschrift ihrer Auffassungen über die Seuche
und zu einer Prognose aufzufordern. Diese Berichte geben eine Einsicht in das Denken des hochstehenden Praktikers jener Zeit und
seine allgemeine menschliche Haltung nicht nur, sondern auch
gegenüber der auftraggebenden Behörde.

Epikrise: Gio. Ailan.

„Um dem zu genügen, worum Eure Illustr. Sgr. uns ersucht
haben betreffend des Contagio, welches Ende es nehmen werde und
wo wir zur Zeit stehen und was nötig sein würde, um es ganz auszutilgen, würde ich mehr Zeit nötig haben, um mich darüber zu bedenken und mehr Möglichkeit (comodita), zu schreiben, da wir sehr
beschäftigt sind für den öffentlichen Dienst (per il publico) und für
die Gesunden (gemeint die nicht kontagiösen Kranken) den ganzen
Tag, als daß ich auch nur eine Stunde hergeben könnte, um gemächlich alles im besonderen und offen mit den Sgr. Nostr. Illustr. zu
besprechen, so will ich doch, da es ihnen so gefällt, in wenigen
„impositione“ sagen, was mir einfällt ohne Beweise (quanto mi
occorrera senza prova), indem ich mich erbiete, später alles ausführlich zu beweisen, wie es meinem Beruf entspricht.

1. Erstens hoffe ich von der Güte des Ewigen, daß wir bald
befreit sein werden, da es zur Zeit sehr wenige Kranke gibt und
die Krankheit nicht mehr so bösartig auftritt, wie sie zuvor
herrschte.“

(Der Bericht stammt vom Ende Februar 1577. Die Pest war zwar wieder aufgetreten, aber offenbar zunächst nur mit wenigen Fällen, wie anfangs 1576. Später muß sie nach den Zahlenangaben MORELLOs, im März und April wieder erheblich zugenommen haben. Ob die Angabe Ailans, die Bösartigkeit der Krankheit habe nachgelassen, auf mehr beruht als auf einem allgemeinen Eindruck, ist schwer zu beurteilen. Er selbst betont, daß er keine Beweise für seine Darlegungen vorbringen könne.)

„2. Das Übel, welches herrscht, ist nicht rein kontagiös, vielmehr ist es aufgetreten bei einigen (die paduanischen Professoren hatten von ‚moltissimi‘ gesprochen), die niemals aus ihrem Hause herausgegangen sind, noch jemals mit anderen verkehrt haben.‘‘

(Daß bei den angewendeten Bekämpfungsmethoden, vor allem infolge des Abtransportes der Güter auch Pestflöhe auf der Straße Menschen befallen konnten, ist sehr wahrscheinlich.)

„3. Nicht alle Tumoren sind bösartig, vielmehr lösen sich viele leicht auf (erweichen sich), wie ich oft während dieses furchtbaren Unglücks beobachtet habe in der Contrada S. Marsiliano, S. Fosca und S. Maddalena und einigen Orten, wie man beweisen kann, nicht allein bei denen, die nicht bösartig sind, wie auch bei den malignen.‘‘

(Ailan betont hier die alte und bis heute geltende Erfahrung, daß frühzeitige Vereiterung der Bubonen prognostisch günstig zu beurteilen ist.)

„4. Die wahren Heilmittel sind die Gnade und das Mitleid des gesegneten Gottes, die Kranken zu genesen und zwar frei, ohne dem Arzte Mühe aufzuerlegen, zu sequestrieren (oder sequestriert zu werden), und Essen und Habe den Armseligen zu geben und besonders denjenigen, die entblößt (nudi) und elend (crudi) aus den Lazaretten zurückkommen und sterben vor Hunger, Kälte und Durst.

5. Das Sequestrieren auf so lange Zeit ist nach meiner Meinung prinzipiell schädlich, vom Übel für die ganze Stadt (scandalo) und kommt auf die ärgste Schädigung der armen Eingesperrten heraus.

6. Das Verbrennen der Sachen gefällt mir nicht, wenn nicht zuvor der Wert der Dinge an diejenigen bezahlt wird, denen die Sachen gehören.

7. Es ist nicht notwendig alle, welche Tumoren haben, nach dem Lazarett zu schicken, vielmehr sind viele, die hier ausheilen können

ohne Unheil (spavento) für die Nachbarn und ohne Schaden für die Kranken und ohne Gefahr für die Umgebung und die Dienerschaft.

8. Wenn Eure Sgr. Illustr. fortfahren, die Toten oder Kranken an schwarzen Petechien (petechie negre) fortzuschicken, wie es zur Zeit immer in dieser Stadt geschehen ist, dieser Arche von Noa, wird es hier immer Pestverdacht geben, und zwar, weil, wie ich aus diesem Grunde sagen will, es niemals eine Zeit bei einer so großen Menge von Volk gibt, daß nicht einige da wären, die Petechien, Warzen (vatiij), bolloni (Karbunkel) hätten, bald mehr, bald weniger.

9. Nicht alle kontagiösen Kranken müssen nach dem Lazarett geschickt werden, anders würde es stets im Frühjahr und im Sommer jedes Jahres nötig sein, das Lazarett zu öffnen (das Lazaretto vecchio war also nur in Seuchenzeiten für Kranke geöffnet), da ja in solchen Jahreszeiten immer Petechien (Fleckfieber), maligne und pestilente Fieber herrschen, nicht zu sprechen von Phthisikern, Ohrenkranken, von Pockenkranken, bösartigen Ausflüssen und ähnlichen kontagiösen und totbringenden Krankheiten.

10. Sofort, wenn jemand gestorben ist, müßten, falls jemand an einem verdächtigen Übel gestorben ist, die Sachen seines Zimmers oder Raumes entseucht werden, ohne jedoch den ganzen Rest des Mobiliars zu gefährden (offenbar gemeint die Gefährdung durch die Abtransporte) und es wird sich zeigen, daß dies richtig ist.

11. Wichtig ist, daß vor allem für die Poveri gesorgt wird, die vom Lazarett zurückkommen, damit sie nicht noch alle Tage sequestriert bleiben mit vier Soldi und auf der Erde schlafen müssen, wie sie es meistens tun, und an Hunger, Kälte und Durst sterben.

12. Illustr. Sgr., das sind meine wenigen Vorschläge, die ich, um nicht zu unterlassen, ihren Befehl zu befolgen, habe aufzählen wollen, indem ich mir vornehme, alles eines für eines zu beweisen mit klaren und gesunden Gründen, und mich aussprechen werde über das Contagio und die Unbequemlichkeiten der Sequestration, falls sie mir die Gnade erweisen, mich etwa eine halbe Stunde anzuhören.

Euer Illustr. Signori (Di V. S. Illustr.)

ergebenster und getreuester

Gio. Ailan.“

Dieser Ailan war Assistent von Capivaccio und Mercuriale gewesen. Daß er sich so energisch gegen die Aufrechterhaltung der Sequestrationen ausspricht, könnte auf die Erfahrungen zurückgehen, die jene zu machen hatten.

Der Bericht zeigt übrigens einen unabhängig denkenden Mann, der sich nicht scheut, offen seine Meinung auszusprechen über Maßnahmen, die er für verkehrt hält. Offenbar ist er für die Entseuchung in den Häusern und das Vermeiden der Transporte eingenommen.

Sehr treffend sind seine Bemerkungen, daß man nicht kritiklos alle Menschen nach den Lazaretten schicken dürfe, die irgendwelche Hauterscheinungen und geschwollene Drüsen hätten. So mancher wird mit irriger Diagnose nach dem Lazarett gebracht worden und erst dort infiziert worden sein.

Sein Bericht steht in erfreulichem Gegensatz zu den Epikrisen seiner Kollegen, die kaum etwas anderes vorbringen, als was längst durchgeführt und von den Behörden angeordnet war.

Epikrise: Tiberio superchio.

„Illustr. Sgr. Sopra Prov. et Prov. alla sanità.

Da Eure Illustr. Magnificenzen zu erfahren wünschen. mit welchem Mittel diese Pestilenz dieser unserer erlauchten Stadt ausgerottet werden könne, erstatte ich, um nicht meine Pflicht zu versäumen und Euren Magnificenzen Illustr. zu genügen, folgendes Gutachten zu dieser Frage:

Hippokrates in dem Buch über die menschliche Natur und auch Galen in der Methode sagen an mehreren Stellen, daß man die Indikation zum Behandeln einer Krankheit suchen muß in der Materie dieser Krankheit (ihrem Wesen), wie auch Avicenna sagt, daß die Gesundheit bewahrt wird von einem ihr Ähnlichem, so geschieht auch jede Krankheit oder jede Behandlung der Krankheit aus dem Gegenteil, jedoch muß man zuerst wissen, welche Krankheit es ist, die schweifend durch diese Stadt geht und aus welcher Ursache sie fortschreitet, damit wir zuerst mit Hilfe des Herrn Gott (Sr. Iddio) und der sehr klugen Leitung durch Eure Magnificenzen zum Schluß kommen, daß wirklich die Krankheit, die hier umgeht, eine wahre Pest ist, die verursacht wird vom Contagio, das heißt von infizierten Sachen und nicht verursacht wird durch Verderbnis der Luft, denn, wenn die Luft verdorben wäre, so müßte eine viel größere Zahl von Personen gestorben sein und auch eine große Menge von Tieren, sowohl auf der Erde wie fliegende, und dies ist die Meinung aller Schriftsteller bezüglich dieser Materia, aber man sieht auch wirklich, daß gute Luft herrscht, aber nicht nur gute Luft, sondern daß auch sehr wenige Menschen krank werden (gemeint die gute Luft von Venedig in normalen Zeiten, die von vielen Schriftstellern gerühmt wurde), was die Güte der Luft bestätigt. Daher müssen wir als Wahrheit erklären, daß diese Pestilenz entstehe durch Kontakt und Umgang und nicht auf andere Weise.

Da wir nun diese Krankheit kennen, ist es notwendig, sie herauszubringen auf diese Weise, d. h. indem man die Ursachen behebt, welche sind die Sachen (robbe) dieses großen Contagio, und ich werde sagen, daß die Hilfsmittel (rimedij), die anzuwenden sind, diese sind. Indem ich mich immer auf besseres Urteil als das meinige beziehe, da, wo die Sachen die Ursache sind, wünschte ich, daß, wenn die Sachen infiziert sind, sie gut gekocht und nach dem Kochen wenigstens 30 Tage der Luft ausgesetzt werden, damit, falls sie noch nicht ganz gesäubert sind durch das Kochen, sie vollständig gereinigt werden durch die Luft, da in der Tat, wenn es nur kurze Zeit geschieht, die Personen, die mit solchen Sachen sich beschäftigt hatten, die nicht gründlich gekocht waren, ,tornate à intricarse‘ (erkrankt sind, sich verwickelt haben) während, wenn die Sachen dreißig Tage an der Luft waren, die Menschen sicher sind, ihre Sachen rein zu haben und sich so nicht zu infizieren.

Was die angeht, die infiziert sind, stimme ich ganz und gar zu (laudo sommamente), daß sie sofort zum Lazaretto vecchio geschickt werden und die Gesunden (sani) aus dem gleichen Hause nach dem Lazaretto nuovo und ganz besonders die, welche in engen Häusern leben, auch sei Eueren Mag. Illustr. empfohlen, daß sofort diejenigen, die von den Lazaretten kommen, in einige Klöster der Brüderschaften geschickt werden, die ein wenig entfernt sind von der Stadt oder ,in capo della città‘, wo sie 25 Tage bleiben mögen oder dreißig mit dem Zweck, daß sie dort sich ein wenig kräftigen, weil sie, wenn sie aus den Lazaretten kommen, so geschwächt und heruntergekommen sind von solcher Krankheit, an der sie gelitten haben. Wenn sie in jene engen Häuser wieder hineinkommen, die vielleicht nicht sehr gut gesäubert wurden und deren Luft noch nicht gut gereinigt ist, können sie leicht wieder krank werden, und wenn sie dann sofort mit anderen umgehen, auch diese infizieren, etwas, was in den vergangenen Tagen mehr und mehr vorgekommen ist, daher wünschte ich, daß diese Häuser gut gereinigt und geweißt werden und aller Schmutz daraus entfernt werde, sowie daß die Luft dieser Häuser gereinigt werde mit dem üblichen Räucherwerk und daß auch ein Feuer gemacht werde aus Juniperus (Wacholder) und anderen Dingen, wie man zu tun pflegt und daß weiter befohlen werde, was Euere Mag. Illustr. gut befinden werden.

Was die Sequestration angeht, so stimme ich durchaus zu (laudo grandemente) dem Befehl des Senats, daß diejenigen Häuser, die weniger als 5 Tage notiert sind (gemeint, wenn Leute darin in weniger als 5 Tagen gestorben sind) 22 Tage sequestriert bleiben. Die Besitzer von denen, die als suspekt angegeben sind, wenn sie große und bequeme Häuser haben und Erlaubnis haben, darin zu bleiben, müssen nicht weniger als 40 Tage sequestriert bleiben und alle ihre Sachen müssen zum Entseuchen fortgebracht werden, aber die Betten, Matratzen und anderen Sachen müssen so behandelt werden wie verdächtiges Waschgut, was verbrannt werden soll.

Wenn Euere Mag. Illustr. all dies mit ihrem gewohnten Fleiß und mit Klugheit ausführen lassen, hoffe ich, daß mit Hilfe Gottes diese unsere Stadt Venedig sich befreien wird von diesem Contagio und ich als ihr niedrigster Diener, in dieser Hinsicht hoffend, soll es an mir nicht fehlen lassen, soweit ich glaube, mein Leben geben zu müssen (a me non son per mancar quando bene credere certo lassarli la vita) und das wenige, was ich weiß, dieser Stadt zu geben zum Beneficio ihrer Republik.

Di V.M.Cl. niedriger Diener
Tiberio superchio D, fisico.''

Während Ailan, wenn auch mit Einschränkung noch als ein Anhänger der paduanischen Professoren erscheint, bringt Tiberio sehr bestimmt seine Ansicht zum Ausdruck, daß die Seuche nichts mit der Luft zu tun habe. Daher befürwortet er auch die langdauernde Sequestration. Übrigens bringt er nichts Neues vor und erscheint als ein serviler Lobredner der Behörde.

Epikrise: Alvise Venier.

,,In dem Wunsch, soweit ich die an uns Ärzte gerichteten Worte zu verstehen vermochte, man wolle von uns gemeinsam und von jedem von uns im besonderen erfahren, auf welche Art und Weise diese erlauchte Stadt erlöst werden könne von dem gegenwärtigen Contagio, welches bald in diesem, bald in jenem Teil dieser Stadt sich manifestiert, indem es so viel Mühsal verursacht, wie es tut, und außerdem V. S. Illustr. zu wissen wünschen, in welchem Stadium (termine) sich das Übel befindet, d. h. ob es sich in Vermehrung, in Stillstand oder in Abnahme befindet, sage ich, höchst begierig, diesem Wunsch zu willfahren, soweit meine Kräfte und mein Wissen es zulassen und soweit mir die Kürze der Zeit erlaubt, die mir hierfür zugestanden ist, mit größter Kürze, die möglich ist:

Daß es nunmehr nicht mehr als eine Schwierigkeit anzusehen ist (‚che non e ormai piu da meter in difficultà‘, gemeint dürfte sein, daß jetzt kein Zweifel mehr besteht über das Wesen der Seuche), ob diese Seuche allein von einem Contagio abhängt oder ob sie aus der Luft kommt oder von einem ‚Influssu‘ und einer Konstellation (aus kosmischen Einflüssen), nachdem sich V.S. Illustr. sich schon von dem riesenhaften Unheil ihrer Stadt überzeugt haben und es immer schlimmer geworden ist, soweit, daß wir in den Zustand gekommen sind, in dem wir uns jetzt befinden, einer nicht abzuschätzenden Sterblichkeit, wie sie vormals niemand je gesehen hat, und schließlich dahin gebracht wurden, wie es jetzt mit uns steht, wo es nicht einmal gelungen ist, das genannte Contagio auszutilgen, dank der Bübereien und der mangelhaften Fürsorge, die jeder persönlich für sich selbst und für seine Sachen erfahren hat (havuto), (es könnte auch gemeint sein, die Fürsorge, die jeder für sich selbst betrachtet habe) oder wegen der Nachlässigkeit oder vielleicht auch der Erkrankung derer, denen aufgetragen war, die Sachen anderer zu entseuchen, etwas, was aus den Verhandlungen (processi), die darüber aufgenommen wurden, den Sgr. Illustr. V. bekannt ist. Deshalb sage ich, daß es nötig ist, daß die Sachen gut entseucht werden, und, was mich persönlich angeht, würde ich der Meinung sein, daß von jetzt an, wenn, was Gott nicht wolle, etwas vorkommt in irgendeinem armseligen Hause (casa bassa), wo nichts als Dreck sich befindet, wäre das Sicherste, alles zu verbrennen, als anderes zu tun, jedoch jedem den Wert seiner Sachen zu ersetzen, indem man dies tut auf solche Art und Weise, daß man dies Verfahren nicht verdirbt und daß niemand etwas darüber weiß, jedoch unter dem Vorwand, die Sachen würde zum Wasser (Salzwasser) geschickt. (Er empfiehlt also für armselige Häuser das Verbrennen aller Sachen und Entschädigung, aber ein Verfahren, bei dem die Besitzer darüber in Unkenntnis bleiben, daß ihre Sachen verbrannt werden.) Ich würde sie verbrennen wollen, indem ich diese meine Meinung aber besserem Urteil unterwerfe. (Venier hatte als Arzt des Officio den genauesten Einblick in den wirklichen Ablauf der Dinge.)

Dann erscheint dies mir gut, es sei nicht außerhalb des Vernünftigen (proposito), die Kloaken und Gruben in der Stadt zu beaufsichtigen und zwar in erster Linie die, welche nicht in Salzwasser ausmünden, sondern stagnieren (sono morte), weil in diese viel Zeug (robette) und infizierter Dreck geworfen worden sind, die dann darin verfaulen und zusammen mit den übrigen Naturalien, die schon verfault sind und so schon sehr gut viele Unannehmlichkeiten verursachen können, wie die Erfahrung gelehrt hat und noch weiter Lehrerin darin ist, und wie auch von vielen sehr unterrichteten Männern bestätigt wird, die über das Wesen der Pest geschrieben haben. Daher würde ich dieser Meinung sein, es wäre auf jede Weise dafür zu sorgen, daß die Kloaken sehr gut gereinigt werden und daß ordnungsmäßig alles nachts nach weit abgelegenen Orten am Meer gebracht wird, von wo der Gestank nicht zur Stadt kommen kann. Man muß auch wohl darauf achten, daß die Häuser gut gereinigt, ausgeräuchert und geweißt werden, weil, wenn dort auch nur ein Bindfaden sich befindet, der in einem Hause zurückgeblieben ist, schon dieser ausreichend ist, größte Mühsal zu verursachen, wie jeder von uns hat erfahren können von unseren Älteren (ha potuto sentir dalli suoi Maggiori).

Mir gefällt es vor allem, daß niemand von den Lazaretten nach der Stadt geführt werde, der nicht vollständig wiederhergestellt und wohl versehen ist (ben guardati), worüber ich schon früher berichtet habe in einer gewissen Schrift. Man muß auch Mittel und Wege finden, daß nicht viel Umgang unter den Gesellschaftsgruppen (brigate) stattfindet. Daher würde es mir auch nicht mißfallen, wenn alle Gesunden weggebracht würden, die gewohnt sind mit vielen Personen jedes Standes zu verkehren, und in diesem Fall habe ich auch gewagt, für diese nächste Quadragesima die Predigten zu verbieten, damit nicht viele Menschen auf einmal erkranken. Denn wenn unter ihnen auch nur ein einziger Infizierter wäre, würde das genügen, zu schwerster Mühsal zu führen, da ja meine erste Konklusion ist, daß dies ganz allein von dem Contagium abhängt.

Deshalb muß man jede Gelegenheit dazu aufheben. Aber in dieser Materia behalte ich mir vor, auch noch eine andere Meinung zu äußern, als ich es jetzt tue. (Hat also die Absicht, sich noch ausführlicher über die Kontagionstheorie auszusprechen.)

Ich wollte schließlich V.S. Illustr. berichten hinsichtlich des Begräbnis so vieler Särge in den Kirchhöfen, wie es geschieht, daß dies mir nicht gefällt; zur Zeit ist es nach Ansicht Eurer V.M.Cl. die nützlichste und einfachste Weise für diese Stadt.

Was nun den zweiten Teil der Frage angeht, was wir von dem gegenwärtigen Übel zu erhoffen haben, so gebe ich Ihnen eine allgemeine Darlegung (universale propositione) und das ist, daß die

Krankheiten noch nicht ermüdet sind (defatigantur), weil sie
‚accidenti‘ sind und nicht ‚sustantie‘ und weil ich dies beweisen
könnte mit Gründen. Es genüge allein, daß zur Zeit die Kranken
genau so akut, schnell und hastig sterben, wie auch im letzten
Sommer, obwohl wir augenblicklich im Winter sind, und daß so
die Körper wohl auch in Zukunft empfänglich sein können, das
Contagium aufzunehmen, wie sie es auch gewesen sind in der
Vergangenheit, deshalb muß man große Befürchtungen haben und
ist nötig, die Entschlüsse zur Vorbeugung mit größerem Fleiß
als jemals zu ergreifen, sowohl im allgemeinen wie im besonderen.

Das war, was ich bei der Kürze der Zeit, die V. S. Illustr. mir
zugebilligt haben und bei meinem geringen Wissen in dieser Frage
sagen konnte, die mir unerwartet gestellt wurde von V. S. Illustr.,
denen ich mich hiermit humiliter empfehle als V. S. Illustr.

ergebenster

Alvise Venier."

Der Bericht Veniers ist die vorsichtige Darlegung eines beamteten Arztes,
der übrigens durchaus mit Recht betont, eine günstige Prognose ließe sich
zur Zeit noch nicht stellen. Bemerkenswert ist, daß er im Gegensatz zu
seinem Kollegen Ailan mitteilt, die Krankheit verliefe genau so schwer
wie im Sommer zuvor. Für die für das Enden einer Seuche heute so beliebte
Annahme einer Virulenzabschwächung des Erregers sprach also im Februar
1577 nach Veniers Mitteilung noch nichts.

Epikrise: Nicolo Negroni.

„Um dem Wunsche der Excellenten Sgr., N. Illustr. S. u. P. a. s.
zu entsprechen, mit welcher Art und Mitteln man sich vor diesem
Contagio bewahren und ihm ein Ende setzen könne, das bald hier,
bald dort in dieser erlauchten Stadt umgeht (va vagando) mit
unsäglichem Mühsal und Gefahr für jeden, antworte ich unter-
tänigst (humiliter), indem ich beiseite lasse, anzunehmen, ob es
sei von der Luft oder vom ‚influssu‘ (kosmischen Einwirkungen),
vielmehr als sicher annehme, daß diese schleichende Seuche ganz
allein aus dem Kontakt kommt und daß ganz offenbar klar sei,
daß eines wahr ist, daß jede Sache, die einen Anfang hat, auch endet,
und daß je bösartiger sie sich fortpflanzt, sie übrigens dann nicht
mehr so maligne und mehr heilbar ist, wie man durch Erfahrung
sieht und erkennt, wie wir sagen können von den pestiferi und
mortiferi petechie von 1528 und 1571, (eigenartigerweise 1555
nicht erwähnt, während von 1571 sonst nichts von Pest berichtet
wird. Damals herrschten vielleicht wirklich nur ‚Petechie‘, d. h.

Fleckfieber), die bei so großem Contagio und Verwirrung vieler Personen schließlich doch ein Ende nahmen. Außerdem haben wir in dem vergangenen Jahr nicht mehr so viele pestiferi varuole (Pocken) bei den Kindern gesehen, die jedoch ein Ende nahmen, wie auch Hippokrates, der Fürst der Medizin, in dem Buch über die Volkskrankheiten erklärt von anderen Krankheiten, die allein abhängen von einer Indisposition der Körper oder der Luft oder von Winden oder irgendeiner anderen Ursache, die uns unbekannt ist, wie Avicenna sagt.

Daher, Excellente Sr. ziehe ich den Schluß, daß dies ein Ende haben wird und zwar schnell. Daher muß man zusehen mit unserer Einsicht (soweit Gott es zuläßt), ob es einige Empfehlungen gibt betreffs der Exstirpation dieser Seuche.

Dies ist ein Contagio, das entsteht aus der Vereinigung von wenigstens zwei Dingen (cose, Elemente), und entweder vermittels der Luft und der Ausdünstung den trifft, der berührt, oder es ist eine infizierte Sache oder eine Ausdünstung oder infizierter Dampf (vapor). Daher muß man zu allererst diesen Kontakt verhindern, indem man die Infizierten von den Gesunden trennt.

Erstens empfehle ich, es sollten sofort alle Kranken, Quartier für Quartier, notiert werden, damit sie separiert werden.

Zweitens, daß sofort, wenn die Infizierten von uns gefunden sind, man alles tun muß, daß sie sofort fortgeschickt werden, aber durch getreue Deputadi und Ministri (das scheint also nicht immer der Fall gewesen zu sein), indem man die Sachen zur Entseuchung fortschickt, zum Waschen, Kochen oder zum Verbrennen, wenn es um Gut geringen Wertes geht aus dem Besitz von armseligen Menschen (miserabile persone), und die Gesunden zum Lazarett, oder daß man sie das Haus wechseln läßt durch getreue Beamte, ohne Betrug (senza fraude).

Drittens sei gesorgt für die Armseligen, indem man sie nach dem Lazarett schickt oder, wenn sie das Haus gewechselt haben, mit Lebensmitteln versorgt, damit sie sich aufrecht erhalten und nicht Speisen essen von schlechter Beschaffenheit, weil vielleicht auch diese mithelfen zur Entstehung dieser Kantagion, „quoniam agens agit in passum bene dispositum!" (weil das Agens den wohl bereiteten Weg einschlägt! Klare Erkenntnis der Bedeutung der Disposition!)

Viertens würde es vielleicht nicht unnützlich sein, daß, da nunmehr die Unglücklichen und Armen zu größtem Teil durch dies

Contagio hingerafft sind und da der Rest, die noch gesund sind, sich in ihren so engen Häuschen befinden, daß man einen luftigen Ort finden müßte für 40 Tage mit Versorgung ihrer Nahrung, und das ist für Euch leicht, denn es wäre das klügste, daß sie untergebracht werden könnten außerhalb der Gefahr, so daß sich gute Säfte bilden und sie nicht mehr an einem so engen Ort bleiben.

Fünftens muß genaue Untersuchung angestellt werden und Eifer angewendet werden, .diese Häuser zu reinigen und auch andere Plätze dieser Häuschen und sie aufs neue ausweißen.

Sechstens: Man muß für Lebensmittel sorgen für die, die vom Lazaretto nuovo zurückkommen, sie bekleiden, weil bei ihnen viel fehlt und gleich nach der Abfahrt, weil sie sich sonst leicht wieder infizieren.

Siebentens, daß wohl bewacht werden die Häuser der Gestorbenen, damit man nicht in gewisse Irrtümer verfällt.

Das sind die wenigen Empfehlungen, die ich, Nicolo Negroni, Arzt, Ihr untertänigster Diener, jetzt Ihnen unterbreite. Ich bitte Gott, daß er mir erlaube, bei der Befreiung dieser erlauchten Stadt mitzuwirken und mich würdig mache, ihr treu zu dienen, indem ich mich den Mag. Vostr. Illustr. empfehle und anbiete.

12. Februar 1576(77) di V. S. Illustr. getreuester Diener

Nicolo Negroni

Deputado al sestier Dorsoduro et Mezo S. Pollo.‘‘

Der Bericht enthält, was die Maßnahmen angeht, nichts, was nicht in praxi bereits geschehen wäre. Der Verfasser ist überzeugter Kontagionist. Er sieht scharf die Mißstände, durch die oft die Durchführung der Maßnahmen illusorisch gemacht wird.

4. Die Infektkette der Pest bei ihren westeuropäischen Epidemien.

Als KITASATO [44] und YERSIN [95] 1894 den Erreger der Pest, die Pasteurella pestis, entdeckten, hatte diese seit Jahrtausenden gefürchtete Weltseuche längst für das westliche Europa ihre Schrecken verloren. Seit Ende des 17. Jahrhunderts war es zu seuchenhafter Verbreitung der Pest in Westeuropa nicht mehr gekommen. Die letzten endemischen Herde erloschen in der ersten Hälfte des 18. Jahrhunderts. Aber auch weite Gebiete der warmen Zone, die in früheren Zeiten Schauplatz ihres Wütens gewesen waren, waren seit Jahrhunderten nicht mehr von menschenmordenden Pestzügen heimgesucht worden. Vorderindien, heute einer der

Hauptherde der Pest, war fast zwei Jahrhunderte hindurch pestfrei geblieben. Die Seuche hatte sich auf ihre beiden Urherde in Zentralafrika und Hochasien zurückgezogen, die einstigen Ausgangspunkte der justinianischen Pest des 6. Jahrhunderts und des „schwarzen Todes" im 14. Jahrhundert.

Bald nach der Entdeckung des Erregers aber nistete sie sich, von China kommend, in Vorderindien wieder ein und ist seitdem von dort nicht mehr gewichen. Alljährlich raffte sie in der ihrer Verbreitung günstigen Jahreszeit Hekatomben von Menschen hin. Jetzt aber gab die neu gewonnene Erkenntnis des Erregers die Möglichkeit, die Infektkette der Erkrankungen und damit die Zusammenhänge des epidemiologischen Geschehens im Bereich dieses neuen, großen, endemisch gewordenen Herdes zu erforschen.

Dieses Forschungsziel, wofür die Kulturstaaten Europas mit Pestkommissionen ihre befugtesten Epidemiologen entsandten, erbrachte Ergebnisse, deren wissenschaftliche Grundlagen bis heute nicht in Zweifel gezogen worden sind und für warme Länder, aber auch für weite Gebiete kühlerer Zonen, nicht bezweifelbar sind, die Ratten-Rattenfloh-Menschtheorie, in weitestem Sinne die Nager-Nagerfloh-Menschtheorie der Infektionskette der Pest.

Für die warmen Länder der Erde hat diese Theorie stets neue Bestätigung gefunden. Ein fast unübersehbares, noch dauernd zunehmendes Tatsachenmaterial, gestützt auf sorgfältigste Untersuchungen über Morphologie und Biologie der Nager und ihrer Flöhe, hat für so gut wie alle größeren und kleineren Pestausbrüche und Pestepidemien der warmen Länder, aber auch für Pestausbrüche in einigen Gebieten gemäßigten Klimas den Beweis geliefert, daß in der Regel eine Infektkette der Menschenpest von Nagerpest ihren Ausgang nimmt und vom Nager über dessen Floh zum Menschen führt.

Daran ändert es auch nichts, daß die Pest sich von diesem Infektionsweg innerhalb menschlicher Populationen emanzipieren kann, indem sie zur Lungenpest wird. Sie hat die Emanzipation von jener Infektionskette — wohl zu beachten — am häufigsten in Bereichen gemäßigten Klimas vollzogen, mehrfach gerade auch bis in die neueste Zeit in den nördlichen Gebieten Asiens. Auch an der großen Pest des 14. Jahrhunderts, dem „schwarzen Tod" hatte die Pestpneumonie, wenn man auf Schätzungen vertrauen will, — zuverlässige Zahlenangaben fehlen — einen erheblichen, wenn auch kaum überwiegenden Anteil. Denn eine reine Lungenpestepidemie war der „schwarze Tod" nicht; das bezeugen zahlreiche Berichte und Dokumente. Auch hätte sonst das Volk der Seuche nicht diesen Namen gegeben, wie später zu erörtern sein wird.

Seitdem YERSIN [95] 1897 die Rattenflohtheorie aufgestellt hatte, seitdem L. SIMOND [77] sie 1898 mit der ganzen Autorität eines erfahrenen Pestepidemiologen mit epidemiologischem Tatsachenmaterial gestützt hatte, seit den Berichten der indischen Pestkommissionen und mit den Ergebnissen aller weiteren Bearbeitungen des Pestproblems gewann die Auffassung eine dogmatisch zu nennende Bedeutung, die Pest sei ihrem eigentlichen Wesen nach eine Nagerzoonose, die nur unter für sie günstigen Umweltumständen auf den Menschen übergehe. Kurz gefaßt lautet das Dogma: „Ohne Nagerpest keine Menschenpest."

Nach dieser zum Dogma gewordenen Theorie kommt es zu einer Menschenpest nur, wenn die Möglichkeit gegeben ist, daß die Flöhe der Nager auf den Menschen übergehen, sei es, daß ein Massensterben der Nager ihre Flöhe zwingt, beim Menschen neue Nahrung zu suchen, sei es, daß ein allzu enges Zusammenleben von Nager und Mensch ein Überwandern der an sich dem Menschen nicht angepaßten Nagerflöhe begünstigt.

Die Lungenpestepidemien, bei denen die Infektion von Mensch zu Mensch weitergegeben wird, sind daher gewissermaßen nur seitlich angeschlossen an die von Nagerepizootien ausgehenden Infektionen. Nur in den Nagerpopulationen haftet die Pest auf die Dauer, nur in ihnen erbt sie sich fort.

Wo bei lokalen Pestausbrüchen oder bei Einzelfällen in Hafenplätzen Europas ein unmittelbarer Nachweis des Zusammenhangs zwischen Nagerpest und Menschenpest nicht zu erbringen war, erschien der Nachweis gelegentlicher Befunde von pestinfizierten Ratten auf Schiffen oder in einem Hafenbereich oder auch nur die Feststellung des Vorkommens von „Pestflöhen", von Xenopsylla cheopis oder X. astia, auf Ratten der örtlichen Rattenpopulation als ausreichend, um einen Analogieschluß im Sinne des Dogmas zu rechtfertigen. Man ist sogar so weit gegangen, für einen Teil solcher sporadischen Pestfälle den Nachweis voraufgegangenen Kontaktes mit Ratten überhaupt, auch wenn sich bei ihnen keine Pest nachweisen ließ, als ausreichend für einen solchen Analogieschluß anzusehen und konnte sich darauf berufen, daß ja auch bei den Untersuchungen der Pestkommissionen stets nur ein nicht allzu hoher Bruchteil der zur Untersuchung gelangenden Ratten sich als pestinfiziert erwies. Wo es an Rattenschlupfplätzen in der unmittelbaren Umgebung des Menschen fehlte, wie wir sie aus den warmen Ländern kennen, — etwa die Röhren des in die Hütten verbauten Bambus — dachte man an primitive Einrichtungsgegenstände menschlicher Behausungen, Strohsäcke usw., auch wenn es an Beweisen für das Nisten der Ratten darin fehlte.

Die Überträgerrolle des Flohs ist experimentell seit über 40 Jahren erwiesen. Für fast alle Pestepidemien neuerer Zeit mit Ausnahme der Lungenpestepidemien ist der Zusammenhang von Nagerpest und Menschenpest durch Vermittlung des Flohs durch ein unanfechtbares Beobachtungsmaterial belegt, auch dadurch, daß die Vernichtung der Nager und, wo es möglich ist, ihrer Flöhe oder die Aufhebung des Kontaktes zwischen Nager und Mensch eine Pestepidemie zum Erlöschen bringen kann. Das ist möglich durch Änderungen in den örtlichen Gewohnheiten des Wohnungsbaues, in Hafenplätzen durch den Bau von rattensicheren Speichern und Entseuchung des Ladegutes oder der Schiffe.

In Geschichtsschreibung und Literatur ist mit großem Fleiß alles zusammengetragen worden, was den Zusammenhang zwischen Menschenpest und massenhaftem Auftreten von Nagern und Seuchen unter ihnen belegt, von dem Bericht der Bibel von der Pest der Philister — heute wohl mit Recht anders gedeutet (NEUSTÄTTER [64] nach POLLITZER [67]) — bis zu dem Roman von CAMUS [12], der die Pest in Oran behandelt.

Für warme Länder scheint jeder Zweifel unberechtigt. Die Pest Äquatorialafrikas ist mit Recht von KOCH auf die Rattenpest jener Gebiete bezogen worden. Die Pest auf Java breitete sich seit 1911 erst aus, als die Rattenpopulationen der Insel zum Pestreservoir geworden waren und hält sich in ihnen bis heute.

Alljährlich erscheinen ausführliche Arbeiten über die Pestherde in Süd- und Ostasien, die die Rattenflohtheorie stützen. Das neueste große Referat von POLLITZER [67] berichtet darüber.

Bald nach der Entdeckung der Pest im Westen der USA wurde ihr Zusammenhang mit Nagerpest nachgewiesen.

Die letzte große Pestepidemie des europäischen Raumes, die Pest unter den Kalmücken westlich des Kaspisees, war unzweifelhaft mittelbar oder unmittelbar zu beziehen auf die pestkranken

Ziesel der Steppe oder von ihnen infizierte andere Nager oder Räuber. Sie wurde bezwungen durch die seitens der UdSSR-Regierung durchgeführte, planmäßige Einengung der Zieselpopulation.

Ausnahmslos aber sind die Beweise für die Rattenflohtheorie nicht. Der Pestepidemie von Porto 1899 ging kein Rattensterben voraus. Bei einer Pestepidemie in Djiddah wurde 1906 vergeblich nach pestkranken Ratten gefahndet. Besonders bemerkenswert ist, daß bei einer Pestepidemie in Bolivia 1937/38, also in einem kühlen Hochland, ein Zusammenhang der Seuche mit Ratten auszuschließen war und daß das gleiche für die Pest im Hochland von Peru angenommen wurde (ALVARADO MARCHIAVELLO [51] und RAMOS DIAZ [71] nach POLLITZER [67]).

Für die Jahrhunderte nach der großen Pest von 1348 und für diese selbst fehlt es im Bereich Europas an einem eindeutigen Beweis für das Zusammentreffen von Rattensterben mit dem Ausbruch von Pestepidemien.

Zunächst kann es aber nicht verwundern, daß angesichts des überwältigend großen, sie bestätigenden Tatsachenmaterials die Rattenflohtheorie dogmatisch vertreten würde.

Aber war das immer so?

Geht wirklich immer, ging wirklich immer einem Menschenpestausbruch eine Nagerpest voraus? Bestehen nicht doch Möglichkeiten, daß — auch wenn wir die Lungenpest außer Betracht lassen — die Pest von Mensch zu Mensch übertragen wird im Sinne des „contagio" der italienischen Autoren des Mittelalters und seiner Spätzeit, auch wenn die Nager des Gebietes ganz frei sind von Pest oder wenn sie vielleicht erst sekundär vom Menschen aus zu Pestreservoiren gemacht werden?

Moderne Darstellungen der Epidemiologie, unbeschwert von Zweifeln, fassen sich kurz über diese Frage. „Ohne Nagerpest keine Menschenpest!" so steht es in allen modernen Lehrbüchern, damit schließen alle modernen Beschreibungen von Pestepidemien, unter anderem auch ein Bericht von G. GIRARD [29] über die Pest auf Madagaskar 1951. Es gibt aber zu denken, daß POLLITZER [67] andeutet, er werde in weiteren Abschnitten seines großen Pestreferats auch diese Frage auf Grund von Einwänden aus neuerer Zeit diskutieren.

Es sollte nicht vergessen werden, daß die Pestforscher im ersten Jahrzehnt unseres Jahrhunderts keineswegs so dogmatisch

eingestellt waren. Sie haben zwar die Rattenflohtheorie als den
Regelfall in den Vordergrund gestellt, haben aber nicht nur die
Möglichkeit einer anderen Infektkette, der Infektkette „Mensch—
Menschenfloh—Mensch", erwogen, sondern auch Beweise für
das Vorkommen einer solchen Infektkette erbracht, mögen sie sie
auch als wenig belangreich, gewissermaßen als ein zufälliges Geschehen, als eine seltene Ausnahme angesehen haben.

1910 schreibt STICKER [81]: „Heute ist die Seuchenformel
„Ratte — Floh — Mensch" allgemein angenommen." Er nennt als
Orte und Gebiete, für die das gilt: Bombay, Pentschab, Cochin-
china, Java, Südmandschurei, Australien, Sumatra, Madagaskar,
Ägypten, Algier, Oran, Tunis, Goldküste, Brasilien, den Westen
der USA. Es ließen sich viele weitere Gebiete hinzufügen. Und es
wäre widersinnig, die Ergebnisse der Pestforschung in den genannten Gebieten anzuzweifeln. Europäische Gebiete aber finden
sich in dieser Liste nicht, so auch nicht die oben erwähnte Epidemie in Porto 1891. Auch über die Pestepidemie in Paris 1920
ist wahrscheinlich das letzte Wort noch nicht gesprochen.

Derselbe STICKER [81] aber meint 1910, man kenne bisher bestimmt eine gewisse Art von Rattenflöhen und die Hauptformel
für die Pest sei: „Ratte — Pulex cheopis — Mensch." Damit ließe
sich aber nur ein Teil der Erscheinungen in der Geschichte der Pest
erklären und es sei daher gut, vorläufig als Zwischenträger und Vermittler der Pest ganz allgemein blutsaugendes Ungeziefer zu bezeichnen, das am Menschen schmarotzt oder von pestkranken
Tieren gelegentlich auf den Menschen übergeht. Er erörtert auch
an anderer Stelle die Möglichkeit zweier Typen von Pestepidemien,
einer rattenentstammenden und einer menschengetra-
genen, schließt aber, es sei durch die Forschungen in Indien wahrscheinlich gemacht, daß die Pestformel „Ratte — Rattenfloh —
Mensch" in vielen, wahrscheinlich in allen vergangenen
Pestseuchen mit im Spiel war.

Vorsichtig drückt sich auch W. J. SIMPSON [79] (A tractat on
plague, Cambridge 1915) aus, indem er meint, der Standpunkt,
nur die Ratten könnten — mit Ausnahme der Lungenpest —
Träger der Pest sein, sei vielleicht für den größten Teil der Pestfälle
korrekt, würde aber nicht allem gerecht (not represent the
whole truth). Die Hauptrolle aber, betont auch er, spielen die
Ratten. Eine andere Annahme hätte nach den Untersuchungen
der Pestkommissionen und bei der überwältigenden Fülle des ge-

sammelten und experimentell erworbenen Materials allen Erfahrungen widersprochen.

Daß der Menschenfloh, der Pulex irritans, sich mit Pest infizieren und die Keime übertragen kann, ist experimentell von den indischen Pestkommissionen in einigen Versuchen (Ratte auf Meerschweinchen) bewiesen worden. Der Vergleich dieser Versuche aber mit gleichen Versuchen mit dem Rattenfloh schien zu erweisen, daß die Infizierbarkeit des P. irritans weitaus geringer sei als die der Xenopsylla cheopis und daß die Lebensdauer der Keime im Körper des P. irritans nur kurz sei.

Gegen eine wirklich in die Waagschale fallende Rolle des P. irritans sprach in Indien auch, daß dort selten die Übertragung der Pest innerhalb der gleichen Lebensgemeinschaft beobachtet wurde, eine Beobachtung, die in den letzten Jahrzehnten für die Pest in warmen Ländern immer wieder bestätigt worden ist. Dies letzte aber hat für die Pesten früherer Jahrhunderte in Europa nicht gegolten. Hier gehörte die Übertragung innerhalb des gleichen Hauses und der gleichen Familie zur Regel und auf diese Regel gründeten sich die Lehre von der Kontagiosität der Pest im Mittelalter und in seiner Spätzeit und die damaligen Bekämpfungsmaßnahmen.

Übrigens lag die Erörterung einer häufiger vorkommenden Übertragung der Pest durch P. irritans insofern außerhalb des Blickfeldes der indischen Pestkommissionen, als dieser Floh zwar ein Kosmopolit, aber in Indien, wie in vielen anderen warmen Ländern, selten ist, jedenfalls wesentlich seltener als X. cheopis. Es ist der Floh, der, wie HYLKEMA [42] richtig bemerkt, gerade in Europa das geeignete feuchte, tropische — vielleicht besser feuchtwarme — Klima in den Kleidern findet, die der Mensch trägt. Umgekehrt ist ein gehäuftes Auftreten von X. cheopis in Europa bisher erst selten beobachtet worden. Die häufigsten Befunde seines Vorkommens sind in den Hafenstädten Europas erhoben worden.

Man glaubte aber, eine wesentliche Beteiligung des P. irritans an der Pestübertragung auch darum ausschließen zu können, als er, der fast ausschließlich ein Ektoparasit des Menschen — und des Schweins — ist, wenig geeignet erschien, als Kettenglied der Infektion zwischen Nager und Mensch dienen zu können. Man hatte ihn nur selten auf Ratten und anderen Nagern gefunden und die Befunde von P. irritans auf Hunden und Katzen können auf den engen Kontakt dieser Haustiere mit dem Menschen bezogen werden. Aber sie gehören nicht zur Regel.

Darf man sich darüber wundern, daß jene vorsichtigen Formulierungen der befugtesten Mitglieder der Pestkommissionen in Vergessenheit gerieten, als alle Beobachtungen bei Pestepidemien der nächsten Jahrzehnte in warmen Ländern immer wieder die Nagerflohtheorie bestätigten und daß die Theorie dogmatischen Wert bekam?

Erst seit Beginn des dritten Jahrzehnts unseres Jahrhunderts haben kritische Beobachter es gewagt, die Bedingungslosigkeit der zum Dogma gewordenen Theorie in Frage zu ziehen. Zuerst und äußerst freimütig scheint mir das HYLKEMA [42] 1922 getan zu haben, indem er zunächst die Gültigkeit der Theorie für den Pestausbruch von 1920 in Paris bezweifelte, zugleich aber auch für warme Länder die Beweiskraft einiger Statistiken einer Kritik unterzog.

Dort in Paris war der Beweis für die Gültigkeit der Rattenflohtheorie, die damals auch von den Gesundheitsbehörden nicht angezweifelt wurde, nur ein recht schwacher Indizienbeweis. Pestinfizierte Ratten waren nicht gefunden worden. War das nicht der Fall, so fehlte für die Auffassung (VAN LOGHEM [47]), die Pest habe doch wohl unter der Decumanuspopulation geherrscht, der Beweis. Der Nachweis für den Kontakt mit Ratten war keineswegs in allen Fällen erbracht, in einem Falle ganz auszuschließen. Unter Bezugnahme auf in Ostasien gemachte Erfahrungen wurde für diesen Fall der Transport infizierter Rattenflöhe auf großen Abstand angenommen, eine Möglichkeit, die zwar für Ostasien durch Beobachtungen gesichert, deren epidemiologische Bedeutung aber nicht unbestritten geblieben ist.

Eine solche Möglichkeit wird in bejahendem Sinne unter anderem von SWELLENGREBEL [85] erörtert im Hinblick auf eine Pestepidemie in Aumale (Algier) 1921, die durch eine Person von der Stadt Algier her eingeschleppt wurde. GRENOILLEAU [32] berichtet von dieser Epidemie, es konnten weder tote noch kranke Ratten gefunden werden, wohl aber waren die Menschen des Ortes reichlich mit Ektoparasiten besetzt, unter denen sich aber keine X. cheopis befand.

Allerdings macht SWELLENGREBEL [85] sich selbst die Einschränkung, die Erklärung des Ausbruchs der Epidemie in Aumale durch Flohtransport versage, da X. cheopis nach neueren Untersuchungen in Nordafrika streng artspezifisch sei, d. h. den Menschen überhaupt nicht befalle. In Ostasien fehlt der X. cheopis die Artspezifität. Gerade dies Fehlen macht sie dort zum Pestüberträger.

Daß diese Artspezifität in Nordafrika den Befall des Menschen völlig ausschließe, wird aber auch von den Vertretern dieser Lehre nicht angenommen. Sie bezeichnen die Ausnahmen als eine Überschreitung eines biologischen Gesetzes, als eine Monstrosität, deren Vorkommen aber nicht negiert werden könne. Tatsächlich könne X. cheopis das erste Kettenglied der Infektion von Ratte und Mensch bilden, allerdings nur das erste, womit dann aber der Weg für eine rein interhumane Infektion vermittels P. irritans geöffnet sei.

Unmöglich ist nach dem Urteil befugter Flohspezialisten unter den Entomologen die Entwicklung einer solchen Artspezifität nicht bei einer Flohspezies, der in anderen Gebieten eine solche Spezifität mangelt. Vielleicht sollten aber solche Beobachtungen bei der Analyse epidemiologischer Zusammenhänge doch nur mit Vorsicht verwertet werden.

Auch daß X. cheopis im Spiel gewesen sei, ist in Paris nicht festgestellt worden und es kann nicht als Beweis gelten, daß dieser Floh einige Zeit zuvor bei Ratten des Pariser „prison de santé" in großer Anzahl von Exemplaren gefunden wurde, aber nicht in Zusammenhang mit Pestfällen. Eine gewisse, nicht zu übersehende Dichtigkeit seines Vorkommens wäre vorauszusetzen gewesen, wollte man ihm eine Rolle als Überträger zuerkennen.

Hierzu ist zu bemerken, daß X. cheopis, so weltweit dieser Nagerfloh verbreitet ist, doch nicht in gleichem Grade ein Kosmopolit ist, wie P. irritans, und daß seine Hauptverbreitungsgebiete in den Tropen liegen, gerade in den Gebieten, in denen P. irritans an Dichtigkeit zurücktritt. Im Gegensatz zu der starken Besetzung Europas mit P. irritans taucht X.cheopis im westlichen Europa als ein Eindringling vor allem in Hafenstädten auf, die von Schiffen angelaufen werden, die aus seinen Hauptverbreitungsgebieten kommen. Gelangt er heute über sie hinaus ins Landesinnere, wie z. B. nach Paris, so scheinen hierbei die Vorbedingungen durch die modernen Zentralheizungsanlagen geschaffen zu werden. Solches Eindringen wärmeliebender Insekten nach Europa dadurch, daß technische Einrichtungen ihnen die adäquaten Bedingungen schaffen, ist in den letzten Jahrzehnten mehrfach beobachtet worden. (R. Langer, persönliche Mitteilung.)

Ratsam erscheint, im Hinblick auf die Rattenflohtheorie einen Rückblick zu werfen auf das, was uns aus der Vergangenheit Europas von den Pestepidemien überliefert ist.

Man mag den Tatsachenberichten Stickers [81] über die Geschichte der Pest noch so skeptisch gegenüberstehen — sie enthalten ja leider eine nicht geringe Anzahl nicht ausreichend überprüfter, durchaus irriger Daten aus offenbar sekundären Quellen — eines ist sicher, daß Sticker, ein überzeugter Anhänger der Rattenflohtheorie, alles ihm erreichbare historische Material mit erstaunlichem Fleiß auf Hinweise für diesen Zusammenhang durchstöbert hat.

Da findet sich nun, wie schon obenerwähnt, bis zum Ende des vierzehnten Jahrhunderts, d. h. auch für die Periode des „schwarzen Todes", kein einziger Hinweis, daß Beobachtungen über vorangegangenes oder gleichzeitiges Rattensterben gemacht worden seien.

Von den zahlreichen Pestausbrüchen des 15. und 16. Jahrhunderts erwähnt STICKER aus dem Jahre 1410 eine mit dem Pestausbruch gleichzeitige, die Saat zerstörende Mäuseplage, von 1486/87 eine gleichartige Ratten- und Mäuseplage in Polen und in der Steiermark und von 1506 eine gleichzeitige Mäuseplage in Deutschland. 1580 soll in England und Deutschland gleichzeitig mit der Pest eine schwere Mäuseplage geherrscht haben, ebenso 1616 in den Niederlanden. Gerade aber von den schwersten Pestepidemien fehlen solche Berichte.

Auch wenn man annehmen will, daß in jenen Zeiten zwischen Mäusen und Ratten nicht immer deutlich unterschieden wurde, sind diese wenigen Berichte, die sich auf eine große Anzahl von Pestausbrüchen in Westeuropa verteilen, kaum verwertbar für die Annahme von Nagerepizootien. Was die Mäuse als Pestreservoire angeht, so sind zwar aus Ostasien im Bereich von Pestherden einige Fälle von Pest unter Hausmäusen in Beziehung zu Pestfällen im gleichen Hause berichtet worden, von größeren Pestepizootien unter Mäusen aber ist nichts bekannt und neuerdings (1950) wird von SHRESWSBURY [76] und GIRARD ausdrücklich abgelehnt, daß Hausmäuse zur Pest in Beziehung stehen könnten.

1571—1575 sollen nach STICKER [81] in Frankreich (Valenciennes) Maulwürfe, Ratten und Schlangen zur Zeit der Pest aus der Erde gekommen sind. Von einem solchen Herauskommen unterirdischer Tiere aus ihren Schlupfwinkeln, unter anderem von Kaninchen und Füchsen, ist dann noch von 1603 (Edinburgh, THOMAS LODGE nach STICKER) berichtet und aus der Zeit der großen Londoner Pestepidemie von 1665 hat D. Defoe, der Verfasser des Robinson Crusoe, in einem fingierten Tagebuch davon erzählt, man habe Mäuse und Ratten für die Verbreiter und Überträger des Übels gehalten und sei bemüht gewesen, sie zu vertilgen. Aus der gleichen Zeit berichtet HODGES [40], es seien Maulwürfe, Mäuse, Schlangen, Kaninchen und Füchse aus ihren Höhlen gekommen und unter offenem Himmel verendet (STICKER [81]).

Für die vielen Epidemien jener Jahrhunderte, vor allem für die viel sorgfältiger beschriebenen und beobachteten Pesten des 17. Jahrhunderts sind dies die einzigen Beobachtungen, die überhaupt auf Nager bezogen werden können. In einer soeben erschienenen wertvollen Abhandlung über die Sterblichkeit in Landsberg a. Lech (F. SCHMOELZ und TH. SCHMOELZ [74]) wird von drei schweren Pestepidemien der Jahre 1627, 1634 und 1635 ausdrücklich erwähnt, es sei von keiner Einschleppung durch Ratten oder andere Nager berichtet, nur von einer Ansteckung von Mensch zu Mensch (Kontagion).

Mindestens ebenso bemerkenswert wie die obengenannten, doch nur mit größter Vorsicht zu bewertenden Angaben sind die von STICKER wiedergegebenen Berichte von 1635 über das Zusammentreffen von Pest mit einer „unglaublichen Vermehrung von Insekten, Mücken, Schmetterlingen und Fliegen zu einer Zeit langdauernden Wehens von Südwinden während einer Pestepidemie. Etwas Ähnliches hat sich 1713 in Wien während einer Pestepidemie zugetragen. Es traten große Mengen von Stechinsekten, Mücken, Fliegen, Gelsen und Spinnen auf. Sollten die Flöhe an dieser Vermehrung der Insekten keinen Anteil gehabt haben?!

Man wird daran erinnert, daß auch die indischen Pestkommissionen darüber berichten (STICKER [81]), in Pakhoi sei einmal der Ausbruch der Pest von starker Flohvermehrung begleitet gewesen. In Bombay sei jeweilig eine auffallende Flohplage die Begleiterin des Rattensterbens und Vorbote einer Pestepidemie unter den Menschen gewesen (LISTON nach STICKER [81]). Dagegen seien in pestfreien Zeiten die Ratten wenig, die Menschen gar nicht von Flöhen besetzt gewesen. 1905 sei eine große Flohplage in den Hafenmagazinen von Sidney einem Rattensterben und einem Pestausbruch vorausgegangen.

In den ostasiatischen Pestgebieten ist die saisonale Bedingtheit des Flohvorkommens längst eindeutig erklärt durch die Biologie des Rattenflohs, der hohen Außentemperaturen und starker Lufttrockenheit gegenüber sehr empfindlich ist, womit sich zugleich die Kurve der Pestepidemiologie Indiens erklärt.

Wir werden späterhin sehen, daß auch der Pulex irritans in seiner Biologie solchen Faktoren unterworfen ist.

Ein ganz anderes Bild als in Europa zeigt nach den Angaben von STICKER die Geschichte der Pest in warmen Ländern. Schon um das Jahr 1000 soll Avicenna für die asiatische Pest einen Zusammenhang mit Ratten angenommen haben.

Für China und Indien liegen aus dem 18. und 19. Jahrhundert so zahlreiche Berichte über das gleichzeitige Vorkommen von Nagerzoonosen und Pest vor, daß für diesen Erdteil die Ergebnisse der Arbeit der Pestkommissionen einen Zusammenhang nur bewiesen haben, den bereits aus oberflächlicher Beobachtung das Volk angenommen hatte.

Wie vorsichtig man allerdings ein Fehlen von Berichten über gewisse Zusammenhänge innerhalb des gemeinsamen Biotops des Menschen, seiner Haustiere, und seiner Kommensalen und Parasiten im weitesten Sinne beurteilen muß, betont STICKER [81] mit den Worten: „Nun sind Flöhe neben anderem blutsaugendem Ungeziefer zu allen Zeiten und in anderen Ländern ein so allgemeines und im Vergleich zu einer Pestseuche immerhin harmloses Übel gewesen, daß ernste Leute ihnen, ohne die Gefahr der Lächerlichkeit, die furchtbare Rolle der Pestübertragung kaum zutrauen durften, ebensowenig wie sie bis vor kurzem die Mücken als Malariaüberträger anzuschuldigen wagten, wenngleich das Volk den Zusammenhang längst aussprach."

Inzwischen wissen wir aber aus der Epidemiologie der Malaria, welche entscheidende Bedeutung die Dichtigkeit des Vorkommens der übertragenden Anophelen für die Möglichkeit des Ausbruchs einer Malariaepidemie hat.

Des weiteren wird zu erörtern sein, daß auch hinsichtlich der Biologie der Flöhe keineswegs ein allgemeines Vorkommen zu allen Zeiten angenommen werden kann. So wurde in den letzten Jahrzehnten — allerdings zu Unrecht — von einem Aussterben des P. irritans in Europa gesprochen, so sehr hatte die Dichtigkeit seines Vorkommens abgenommen.

Ähnliches wie STICKER [81] könnte man vielleicht auch betreffs des Fehlens von Beobachtungen über Ratten sagen, wäre nicht ein allgemeines Sterben der scheuen Nager vor den Augen der Menschen, das Verbleiben der kranken Individuen außerhalb ihrer Schlupfwinkel, der Verlust ihres Fluchtinstinktes eine höchst auffallende Erscheinung. CAMUS [12] hat dies Verhalten mit einigen, um der literarischen Wirkung willen entschuldbaren Übertreibungen geschildert.

Aus dem ganzen nördlichen Bereich des Mittelmeerbeckens für das ganze 18. Jahrhundert und die voraufgegangenen Jahrhunderte liegen also für Europa keinerlei Berichte vor, — außer jenem Bericht von D. DEFOE — daß je einmal der Verdacht aufgestiegen sei, die selbstverständlichen Kommensalen des Menschen, die Hausratten, hätten einen Anteil am Ausbruch von Pestepidemien. Das gilt auch für die zahlreichen Pestepidemien in Venedig.

Den obenerwähnten Einwänden HYLKEMAS [42] gegen die ausschließliche Geltung der Rattenflohtheorie (1922) folgten 1925 Mitteilungen DELANOEs [18] über die alleinige Beteiligung des

Menschenflohs in Donkkala und in Marokko als Überträger und damit der Übertragung der Pest von Mensch zu Mensch und ebenfalls 1925 Berichte von WU LIEN THE, CHUN und POLLITZER [90] über Weiterverbreitung der Pest von Mensch zu Mensch in Transbaikalien und seinen Nachbarländern durch menschliche Parasiten (zitiert nach DIEUDONNÉ und OTTO [19]).

Hiernach konnte es keine große Überraschung bedeuten, als BLANC und BALTAZARD [4] 1941 berichteten, die hätten in Exemplaren von P. irritans, die an Pestleichen gewonnen waren, erneut die Vermehrung des Pestbazillus festgestellt und zwar durch positive Ergebnisse des Einreibens von Material zerriebener Flöhe in die Haut von Meerschweinchen und weißen Ratten. Mit der gleichen Methode glückte die Übertragung der Pest von einem pestkranken, moribunden Menschen, an dem die Flöhe gesogen hatten, auf das Meerschweinchen. Es gelang ihnen dann auch durch Stiche von P. irritans, die aus Häusern an Pest Verstorbener gewonnen waren, Meerschweinchen erfolgreich zu infizieren. Schließlich konnten sie nachweisen, daß bei Laboratoriumstemperatur (16—18°) gehaltene Flöhe noch nach 21 Tagen infektiös waren. Auch die Dejekte der Flöhe erwiesen sich als infektiös.

Eine Grenze für die Dauer der Infektion des Flohs konnte damit jedoch noch nicht gegeben sein. Sie hätte in diesem Falle durch klimatische Bedingungen gezogen sein können. In Zieselflöhen ist das Überwintern von Pestkeimen durch russische Forscher bewiesen worden. Das entspricht allen Erfahrungen über die Kälteresistenz pathogener Keime.

BLANC und BALTAZARD [4] kommen zu dem Schluß, die augenblickliche geographische Verbreitung der Pest und die ältere Geschichte der Bubonenpestepidemien erkläre sich aus der Dichtigkeit des menschlichen Parasitismus (des Befalls mit P. irritans).

Erwähnt seien hier auch die unzweifelhaft erfolgreichen Versuche von BLANC und BALTAZARD [4], Pestkeime mittels zerriebener Läuse aus den Kleidern von Pestkranken und von Pestleichen auf Meerschweinchen zu übertragen. Schon 1903 hatte HERZOG [38] Pestkeime in Kopfläusen nachgewiesen. SWELLENGREBEL und OTTEN [84] hatten ebenfalls mit Läusen aus den Kleidern von Pestleichen und aus Pesthäusern Meerschweinchen infizieren können, ebenso DE RAAD [69] mit Kopfläusen. Auch SUKNEFF [83] hatte 1922 Läuse von Pestleichen infiziert gefunden und TSUSUMI [89] hatte mit seinen Mitarbeitern durch 100 Läuse, die auf einem mit Pest infizierten Meerschweinchen gesogen hatten, ein weiteres Meerschweinchen infizieren können.

Man war über diese Befunde zur Tagesordnung übergegangen, so daß BLANC und BALTAZARD [4] für notwendig hielten, die Versuche zu wiederholen, wobei sie erneut den Beweis führten, daß nicht nur die Übertragung auf Versuchstiere durch Läuse möglich ist, sondern daß auch die Dejekte der Läuse virulente Pestbazillen enthalten.

Es dürfte aber der Einwand erlaubt sein, ob wirklich einem solchen Übertragungsmodus praktische Bedeutung zukommen kann. Durch Läuse übertragene Seuchen, Flecktyphus, Rekurrens, Febris wollhynica (Quintana) sind ausgesprochene Seuchen der kühlen Jahreszeit, die Pest war in Europa eine Seuche der warmen Sommermonate und der ersten Herbstmonate, der Monate also, wo Menschen des gemäßigten Klimas infolge ihrer leichteren Bekleidung viel weniger verlaust zu sein pflegen als in kühlen Monaten. Wäre die Übertragung durch die Kleiderlaus in der gemäßigten Zone eine Regel gewesen, so wäre bei der allgemeinen Verlausung großer Bevölkerungsgruppen bis in die Neuzeit hinein kaum zu verstehen, warum die Pest nicht zu einem weit höheren Grade von Endemizität gelangte, warum sie so gut wie immer im Winter erlosch, warum es überhaupt pestfreie Zeiten gab und warum die Pest im 17. Jahrhundert aus Europa wich, obwohl doch sicherlich der Verlausungszustand sich nicht wesentlich geändert haben wird. Auch kann kaum von einem geomedizinischen Parallelismus zwischen der Pest und dem Flecktyphus gesprochen werden. Die Opfer an Pest, wenn sie durch die Laus von Mensch zu Mensch übertragen würde, wären wahrscheinlich weit höher gewesen, als die Seuchengeschichte lehrt, sie wäre zu einer Zivilisationsseuche geworden und bestünde in Europa in einigen Gebieten bis heute.

Jene Berichte der Pestkommissionen, in denen die Infizierbarkeit des Menschenflohs zuerst bewiesen wurde, und die vorsichtig die Möglichkeit offen ließen, daß mit der Rattenflohtheorie die Infektkette der Pest nicht endgültig und ausschließlich ihren Ausdruck fände, werden durch die Beobachtungen von BLANC und BALTAZARDs bis zu dem Grade gestützt, daß nicht mehr von einer nur zufälligen Einschaltung des Menschenflohs, als Vermittler zwischen Nager und Mensch oder als Überträger der Pest von Mensch zu Mensch gesprochen werden kann. Vielmehr drängt sich der Gedanke auf, es habe auch diese Infektkette einen legitimen Anspruch, nicht als ein zufälliges Vorkommnis angesehen zu werden, sondern als ein Regelfall — vielleicht ein seltenerer und an ein bestimmtes Klima gebundener Regelfall, — aber eben doch auch als ein Regelfall zu gelten.

In diesem Sinne hat TRICOT-ROYER [87] sich in einem anderen Zusammenhang 1950 dahin ausgesprochen, in der älteren Epidemiologie der Pest habe die Übertragung von Mensch zu Mensch eine belangreiche, wenn nicht sogar überwiegende, manchmal selbst ausschließliche Bedeutung gehabt.

Sehr bestimmt nimmt BRUMPT [10] in der letzten Auflage seines Précis de Parasitologie Stellung zu dem Problem: „Auch der Mensch kann ein bedeutsames Reservoir sein, denn eine gewisse Anzahl von Epidemien, bei denen eine Rolle der Nager ausgeschlossen werden konnte, zeigt das deutlich" (M. LEGER 1930, G. BOUFFARD 1930, G. BLANC und BALTAZARD 1942), und weiter: ,,Die Langlebigkeit der Pestkeime bei den Flöhen im Zustand experimenteller Überwinterung erlaubt anzunehmen, daß diese Insekten ebenfalls ein Überleben von einer Epidemiesaison zur anderen sicherstellen können." SWELLENGREBEL [85] bemerkt zur Frage der ,,intrahuman transmission of bubonic plague": ,,In Ländern, in denen P. irritans als menschlicher Parasit in beträchtlicher Zahl vorkommt, ist die Annahme, daß dieser Floh als Überträger der Bubonenpest eine Rolle spiele, keineswegs nur von akademischem Interesse."

Es handele sich darum, daß das Virus von Mensch zu Mensch übertragen werde, ähnlich wie beim Fleckfieber, jedoch durch Ektoparasiten, die viel aktiver und schwerer zu bekämpfen seien als Läuse. Solange dies Problem nicht gelöst sei, müsse daran festgehalten werden, daß P. irritans Überträger sein könne und daß jedes menschliche Wesen, das an Pest litte, eine potentielle Gefahr für seine Umgebung bilde, mit allen Konsequenzen dieser Annahme für Quarantäne und andere Zweige der Gesundheitsorganisation.

Je häufiger in den letzten Jahrzehnten Zweifel an der ausschließlichen Geltung der Rattenflohtheorie sich eingestellt haben, um so mehr mußten Beobachter des Pestvorkommens in Europa und Afrika bemüht sein, eine vermittelnde Formel zu finden.

So hat JORGE (ausführliches Zitat bei GRENOILLEAU [32]) 1932 zwar mit großer Bestimmtheit die Auffassung vertreten, die alte Pestformel sei zu simplistisch, zu dogmatisch, man habe allzusehr die Epidemien ausgeschaltet, bei denen die Möglichkeit der Übertragung von Mensch zu Mensch unter Ausschluß der Nager vorgelegen habe. Er neigt dazu, der interhumanen Übertragung eine wichtige Rolle zuzuweisen, besonders für die Pest des Mittelalters. Er betont auch die Bedeutung der Dichtigkeit des Auftretens der übertragenden Ektoparasiten für die Verbreitung der Seuche und daß eine große Dichtigkeit der menschlichen Ektoparasiten im Mittelalter nicht nur beim Volke, sondern auch bei den bevorzugten Klassen vorauszusetzen gewesen sei. Damals habe sich die Pest längs der Verkehrswege mitunter mit großer Schnelligkeit verbreitet. Diese verheerenden Epidemien seien nicht anders zu erklären als durch ihre Verbreitung durch den Menschen selbst, direkt, vermittels seiner Flohgemeinschaft.

Keineswegs aber bestritt JORGE die klassische Theorie, soweit sie die Pandemizität der Pest betrifft. Die großen Etappen der Pest seien das Ergebnis der Verbreitung von Epizootien.

GRENOILLEAU [32] kommt, gestützt auf den Vergleich jener obenerwähnten Epidemie in Aumale 1941 und einer Epidemie in der Stadt Algier 1944, die eine der Typ einer Epidemie mit Ergriffensein einer eng zusammenlebenden Menschengruppe, die andere eine Epidemie mit verstreut über ein großes Areal auftretenden Pestfällen, zu einer anderen Einschränkung seiner übrigens sehr bestimmt vertretenen Auffassung von der Bedeutung der unterhumanen Übertragung. Für ihn ist jene erste Epidemie der Typ einer solchen mit interhumaner Kontagion, die zweite der Typ einer Epidemie auf der Basis einer Rattenepizootie.

Indem er sich die auch von BLANC vertretene Auffassung zu eigen macht, kommt er zu dem Schluß, die Nagerpest sei für den Menschen so lange die Basis der Endemizität, als nicht die interhumane Übertragung sich einschalte. Die Pest gewinne den Charakter der Epidemizität nur, wenn die Kontagion stattfinde durch direkte Infektion (Lungenpest) oder durch die Ektoparasiten des Menschen (Bubonen- und septikämische Pest).

Noch vor Durchsicht und Kenntnisnahme der oben zitierten und referierten Angaben aus der Literatur mußten die Vorgänge und Zusammenhänge bei der hier beschriebenen Pestepidemie in Venedig von 1575—1577 ernste Zweifel aufkommen lassen, ob auf sie die Rattenflohtheorie Anwendung finden könne. Was über die Infektkette aus dem Beginn der Epidemie und aus ihrem Fortgang geschlossen werden mußte, alles, was über das klinische Bild der Pest jener Zeit von den zeitgenössischen Gelehrten berichtet wird, sprach gegen die Theorie. Alle modernen Erfahrungen über die Biologie des Pulex irritans in ihrer Abhängigkeit von Jahreszeit und Wetter, angewendet auf den Ablauf dieser Epidemie, vermehrten nicht nur jenen Zweifel, sondern waren weitere Stützen der Auffassung, daß sehr wahrscheinlich so gut wie alle Pestepidemien in Westeuropa im Mittelalter und in seiner Spätzeit bis in die Neuzeit hinein nicht auf der Grundlage von Nagerepizootien entstanden und sich ausbreiteten, sondern daß die Pestepidemien jener Jahrhunderte bis zum Weichen der Pest aus Westeuropa bedingt waren durch die Übertragung der

Pest von Mensch zu Mensch durch P. irritans, soweit sie sich nicht zu Lungenpestepidemien entwickelten.

Die Infektkette der im Juli 1575 in Venedig ausbrechenden Pest ist zuverlässig und unabhängig von verschiedenen Beobachtern berichtet worden (s. S. 42 ff.).

Das sorgfältige Aufspüren der äußeren Infektkette, der „filiation du fléau", soweit Menschen für die Einschleppung aus näher oder entfernter gelegenen Orten in Frage kamen, war im Falle der venezianischen Pest von 1575—1577 durchaus keine Ausnahme. Die medizinischen Autoren jener Zeit haben diese Feststellungen sehr ernst genommen. Es würde hier zu weit führen, die zahlreichen Schriften zu zitieren, die hierüber ausführlich berichten. Erwähnt sei hier nur, wie MASSARIA [55] alle Einzelheiten des Eindringens der Pest von Padua aus nach Vicenza schildert. ALESSANDRO CANOBBIO [13] ist den Wegen der Pest in den Jahren 1574—1578 auf das genaueste nachgegangen, wie sie, von Bozen kommend, in Trient 1574 eine schwere Epidemie auslöst und von dort nach Verona kommt, wo es gelingt, sie nach kurzem Verlauf zu unterdrücken, wie sie dann aber von Trient 1575 nach Venedig eingeschleppt wird und von dort 1576 erst nach Padua und 1577 nach Vicenza gelangt. Die persönlichen, räumlichen und zeitlichen Daten könnten auch heute nicht sorgfältiger geprüft und registriert werden.

Sollte es diesen gewissenhaften Beobachtern wirklich in allen diesen Fällen entgangen sein, wenn Ratten an der Verbreitung der Seuche beteiligt gewesen wären?

Wie wollte man es mit der Rattenflohtheorie erklären, daß ein Mann in Trient die Infektion erwirbt, vom Val Sugana im Fußmarsch mindestens vier Tage nötig hat, um nach Venedig zu kommen, dort alsbald erkrankt, aber sofort aus seiner Unterkunft in ein weit abgelegenes Haus verlegt wird, wo er stirbt, daß dann im ersten Haus beinahe alle Bewohner von der Pest ergriffen werden, im zweiten ebenfalls, und daß schließlich durch seine verkauften Kleidungsstücke die Infektion weitere Menschen ergreift und sogar zu einem noch entfernteren Stadtteil getragen wird?

Eine Rattenepizootie kann nicht in Frage kommen. Wollte man die künstliche Annahme machen, dieser Mann habe aus Trient in einem Marsch von mehreren Tagen infizierte Rattenflöhe in seinem Bündel mitgeführt — vorausgesetzt, daß in Trient eine Rattenepizootie herrschte — und diese Rattenflöhe hätten ihn nicht inzwischen verlassen — was X. cheopis in der Regel tut, wenn sie ihr Blutbedürfnis gestillt hat —, sondern er habe sie nach Venedig mitgebracht, dort hätten sie sich dann auf die vielen Opfer und zum Überfluß auf drei weit voneinander entfernte Stadtteile verteilt?

Diese Vorstellung ist zu absurd, um ernst genommen zu werden.

Für die ganze Zeit des Herrschens der Pest in Venedig, zwei volle Jahre, fehlt in den sehr ausführlichen Berichten und Akten jede Andeutung von Beobachtungen über Rattenvermehrung und Rattensterben. Sicherlich wäre die Maßnahme der Tötung aller Katzen unterblieben, hätte man eine Rattenvermehrung oder überhaupt irgendwelche bedenklichen Vorgänge bei den Ratten der Stadt beobachtet.

Ehe aber ausführlicher die Infektkette während der Epidemie erörtert wird, sei hier auf den vielleicht auffallendsten Unterschied zwischen der ostasiatischen Pest und der europäischen Pest jener Jahrhunderte eingegangen, den Unterschied im klinischen Bild der Seuche.

Jedem Kliniker, aber auch jedem Epidemiologen, obliegt die Aufgabe, das klinische Bild einer Seuche mit allen seinen Symptomen, sie mögen zum Typus der Erkrankung gehören, Begleitsymptome sein oder in den Bereich von Komplikationen gehören, in aller Ausführlichkeit erschöpfend zu beschreiben.

Die Schilderer des Krankheitsbildes der Pest, wie die Pestkommissionen es beschreiben, wie es heute in warmen Ländern oder bei Einzelfällen von Einschleppung in europäische Häfen oder bei den wenigen Laboratoriumsfällen beobachtet wird, unterließen selbstverständlich nicht, diese Aufgabe zu erfüllen.

Wo heute von Pest gesprochen wird, sind es zwei Krankheitsbilder, die von ihren Hauptsymptomen den Namen tragen, die Bubonenpest und die Lungenpest.

Befragt man einen Kenner der Pest warmer Länder (THIERFELDER: mündliche Schilderung vieljähriger Beobachtungen auf Java), so beschreibt er außer den Fällen von Lungenpest und primärer Pestsepsis, das Auftreten von Bubonen, in der Regel eines einzigen Bubo an Leiste, Achsel oder am Ohr und man hat geradezu nach anderen Symptomen zu fragen, um zu erfahren, daß bei einigen Fällen, die nicht nach der Regel des Krankheitsbildes verlaufen, dem Symptom des Bubo sich noch eine Hautpest zugesellt, meist in Form flächenhafter Geschwüre.

Aus der Erörterung von Unterschieden im klinischen Krankheitsbild können die Lungenpest und die primäre Pestsepsis ausgeschieden werden. Bei aller Verschiedenheit der Deutung der pathologischen Prozesse in verschiedenen Zeiten besteht in der Beschreibung des klinischen Ablaufs dieser beiden Formen der Pest vollständige Übereinstimmung zwischen den Beobachtern früherer Jahrhunderte und den heutigen. Die gleiche Übereinstimmung besteht, wenn man von der Deutung ihrer Entwicklung absieht, für alle klinischen Initialsymptome und alle Allgemeinerscheinungen.

Die Unterschiede liegen in dem Symptomkomplex, mit dem sich die Pestinfektion im Bereich der Haut und der oberflächlichen Lymphdrüsen manifestiert. Heute wird aus ihm ein einzelnes Symptom in den Vordergrund gestellt, das Entstehen eines Bubo und seine Begleitsymptome.

Zwar beschreiben die Beobachter der asiatischen Pest aus dem Ende des vorigen Jahrhunderts und aus dem ersten Jahrzehnt dieses Jahrhunderts bis heute gewissenhaft alle Krankheitsbilder, unter denen überhaupt die Pest erscheint. Aber sie machen sehr wesentliche Unterschiede in der Bewertung nach Qualität und Quantität der Erscheinungen.

So schildert W. J. Simpson [78] in einem kurz gefaßten Abschnitt eine Reihe von Pesteffloreszenzen der Haut, bevor er zu einer sehr ausführlichen Beschreibung des Pestbubo übergeht. Er gibt davon auch einige Abbildungen, so die eines Pestkarbunkels, sagt dann aber, Karbunkel, Geschwüre oder Pusteln könnten vorhanden sein (may be present) an jeder Stelle des Körpers. Die Epidemien unterschieden sich aber in dieser Hinsicht sehr. Einige[1] seien ausgezeichnet durch die relative Seltenheit von Hautmanifestationen, andere durch ihre Häufigkeit. Bläschen und Pusteln erschienen dann über stark entzündeten Drüsen oder an anderen Stellen, brächen schließlich auf und würden zu dicken, harten, hämorrhagischen Geschwüren mit unebener Oberfläche. Er beschreibt also das typische Bild der Hautpest. Von Petechien erwähnt er nichts.

Sticker [81] schreibt 1910, nachdem er verschiedene Hautsymptome genannt hat: ,,Alle die bisher genannten Lokalisationen der Pestinfektion treten in den meisten Epidemien an Häufigkeit durchaus zurück", und weiter: ,,Daher haben für gewöhnlich

---

[1] Vom Autor gesperrt.

die Bubonen den Vorrang vor den anderen Lokalisationen und zwar so sehr, daß die Pest davon mit Recht den bekannten Beinamen der Bubonenpest oder der Drüsenpest bekommen hat."

Mit der ganzen Vorsicht des Urteilens, die ihm eigen ist, führt er dann an: „Karfunkel an irgendeiner Körperstelle oder eine sich entwickelnde Pneumonie." Er berichtet aber auch über Pestpusteln und Petechien und meint interessanterweise: „Wenn ich nicht irre, ist die menschengetragene Epidemie von der rattenentstammenden auch durch das zahlreiche Vorkommen von Karfunkeln, Pneumonien und Petechien ausgezeichnet."

Er irrte durchaus nicht und auch SIMPSON [78] irrte nicht, wenn er meinte, einige Pestepidemien seien durch häufigere Hautmanifestationen gekennzeichnet. Nur betont er nicht den Unterschied den STICKER [81] zu Recht gemacht hat.

Beide aber unterschätzen die Häufigkeit eines durch die Fülle der Hautsymptome gekennzeichneten Krankheitsbildes. Ein solches aber war für die Pestepidemien in der Vergangenheit Europas charakteristisch.

Um die neueste umfassende und äußerst kritische Darstellung des heute wohl besten Kenners der asiatischen Pest zu zitieren, die Darstellung POLLITZERs [67] in Bull. WHO von 1952, so schreibt er: „Es ist auffallend, daß, obwohl in der überwältigenden Mehrzahl der Fälle die Haut die Eintrittspforte für die Buboneninfektion bildet, in der Regel keine Reaktion an dieser Stelle oder in den zuführenden Lymphgefäßen festzustellen ist, die zu den primären Bubonen führen, welche gewöhnlich die erste Manifestation des Prozesses bilden. Mitunter (sometimes) allerdings kann eine primäre Pestpustel oder ein Karbunkel an der Stelle der Infektion vorhanden sein und es können (may) entzündete Lymphgefäße zu sehen sein, die zu dem Bubo führen."

„Sekundäre Hautmanifestationen, wie Pusteln und Karbunkel als Folge einer Invasion der Haut auf dem Blutwege, sind ebenfalls selten bei modernen Ausbrüchen der Pest, obwohl sie bei einigen[1] Epidemien deutlicher zu sein scheinen als bei anderen."

Warum solche Hautmanifestationen auf einer Verschleppung der Keime auf dem Blutwege beruhen sollen, ist wohl ein Schluß auf ähnliche sekundäre Keimausstreuung bei anderen septischen

---

[1] Vom Autor gesperrt.

Erkrankungen. Für die Pest muß das nicht unbedingt gelten, besonders dann nicht, wenn der Bubo, wie wir sehen werden, keineswegs immer die primäre Manifestation des Infektes darstellt.

Alle drei Autoren betonen das Überwiegen des Bubo als Hauptmanifestation der Infektion. Alle drei bemerken vorsichtig, bei einigen Epidemien könne es sich auch anders verhalten. Keiner von ihnen zieht in Betracht, es könnte in solchen Epidemien und bei solchen Krankheitsfällen der Übertragungsmodus ein anderer gewesen sein und zwar durch einen anderen Überträger als „den" Pestfloh X. cheopis oder astia.

Eine Durchsicht der epidemiologischen Literatur des Mittelalters und seiner Spätzeit, die hier für Italien herangezogen wird, zeigt, daß das Krankheitsbild, welches die drei Autoren neben dem typischen Bild der Bubonenpest für einige Epidemien als verwirklicht ansehen, für jene Jahrhunderte in Westeuropa das klassische Bild der Pest war, einer Infektion — wenn man von der Pestpneumonie und der Pestsepsis absieht —, die sich im Bereich der ganzen Hautoberfläche und an allen Körpergegenden in höchst mannigfaltigen Erscheinungsformen mannifestierte. Dabei war der Bubo keineswegs das vorherrschende und eindrucksvollste Symptom, wie dies für die Pest der warmen Länder typisch ist, sondern vielfache und zum Teil schwere Veränderungen und Verfärbungen der Haut, mit schwarzen Flecken (macchie negre) und dunkel gefärbten Karbunkeln, „carbones", verbundene Lokalisationen.

Die Schilderung der Erkrankung an „febri pestilenti", die CAPIVACCIO und MERCURIALE in ihrem großen Gutachten entwerfen (s. S. 180ff.) gibt dieses klassische, typische Bild der Pesterkrankungen jener Zeit im westeuropäischen Raum.

Wie in ihrer Schilderung wird auch von ihren zeitgenössischen Kollegen nirgends der Bubo als das wichtigste oder gar als das einzige Symptom in den Vordergrund gestellt. Bei ihnen und einigen anderen Autoren des gleichen Jahrhunderts rangiert er hinter den „carbones" und keine Beschreibung der Pest ist mir bekannt geworden, in der nicht die „carbones" als gleich bedeutungsvoll neben den Bubonen genannt und beschrieben wären. In den „necrologi", den Totenregistern Venedigs, soweit sie aus jener Epidemie erhalten sind, nimmt die Diagnose „carboni" außer anderen Diagnosen den gleichen Raum ein wie die Diagnose „tumori" womit Bubonen gemeint sein dürften.

Schon das berühmte, heute in der Eingangshalle der Akademie von Venedig eingemauerte gotische Tympanon aus der alten Scuola della carità, das in lapidarer Form der Pestepidemie von 1348 gedenkt, stellt neben die „glanduxe", die Drüsen, das Krankheitsbild „del carbon".

Über beide Diagnosen aber überwiegen in den „necrologi" weitere Diagnosen, die bei Beginn der Erkrankung seitens der Ärzte gestellt wurden — Venedig führte bei der Epidemie die Untersuchung jedes Krankheitsfalles durch die Ärzte durch —, die sich auf Hautsymptome beziehen, die Diagnosen „petechie negre", „macchie negre" oder gleichzeitiges Vorhandensein dieser Symptome.

In der Beschreibung des klinischen Bildes mit dem Ergriffensein der ganzen Körperoberfläche weichen die mir zugänglichen Autoren des 15. und 16. Jahrhunderts, außer den beiden genannten Tossignano (nach Sudhoff [82]), Marsilio Ficino [20], Bonagentibus [7], Massa [53], Trincavalli [88], Guarneri [33], Stabilis [80], Massaria [55] höchstens voneinander ab in der Reihenfolge, in der sie die Symptome aufführen. Die beiden Paduaner beginnen mit den „carbones", die am Rücken, an der Brust, an den Hypochondrien, an den Ober- und Unterschenkeln sich bilden. In ihrer Darstellung folgen die Petechien und die „macchie negre". Dann erst folgen die Bubonen, mit dem eigenartigen Zusatz, sie würden selten groß und vereiterten selten. Auch seien sie weniger tötend als die „petechie negre" und die „carbones". Man könnte zu der Vorstellung gelangen, daß die Verteilung der Infektion auf zahlreiche Lokalisationen die Bildung großer solitärer Bubonen hintanhielt. Es sei auf den Text des Gutachtens verwiesen.

Massa [53] spricht ganz allgemein von „Apostemi" an den Ohren, unter den Achseln, an den Leisten und auch an vielen anderen Stellen und Gliedern des Körpers. Er meint, es sei nicht wichtig, wie man sie benenne. Das Volk spräche von „giandusse o peste", die Ärzte von Bubonen, Anthraci und Carboni. „Giandussi" wäre an sich eine richtige Bezeichnung, denn Apostemi träten an den Stellen des Körpers auf, wo das Fleisch drüsenhaltig sei. Die anderen Apostemi seien Anthraci und Carboni, Namen die man nach Belieben wählen könne. Dazu aber kämen viele Flecke am ganzen Körper von verschiedener Farbe, am Rücken, an der Brust, am Halse, an den Armen, am Gesäß über den Rippen und an anderen Körperstellen.

Stabilis [80] beginnt zwar seine Schilderung mit den Tumoren an den Leisten, den Achseln, hinter den Ohren, unter dem Nacken, fährt aber fort, bei vielen erschienen an den Armen, an den Femora, den Tibiae, auch am Rücken und Nates „carboni" und an vielen Körperstellen „macula quaedam nigrae lentium grana".

Massaria [55] betont die Vielfalt und die deutliche Verschiedenheit der Manifestationen an Petechien, Bubonen, Parotiden, Karbunkeln, in ihrer Größe, Farbe und Form, „inter se plane differentes".

Sehr ausführlich und systematisch ist die Schilderung Trincavallis [88]. „Es erblühen auf der ganzen äußeren Haut Flecken oder Papeln, sehr verschieden in Farbe, Größe und Menge, manche schwarz, manche purpurfarben, andere bläulich anzusehen, aber auch kleine, die Flohbisse nachahmen (!), andere, die die Haut erheben, dann einige, die fast die Größe einer Variola erreichen, einige weniger, so daß sie denen gleichen, die die Araber ‚morbilli' nennen. Andere aber sind auch größer als diese alle. Manche ulcerieren, manche weniger."

„Inzwischen entwickeln sich die pestilenten Fieber, bei denen nicht nur diese unbedeutenden Papeln entstehen, sondern große, entzündete Tumoren entstehen, größer oder gleich Anthrax. Wenn sie entstehen, wölben sie sich vor. Manchmal sind es viele, manchmal wenige." Einmal habe ich einen gesehen, der viele große Tumoren hatte, die ohne Zweifel erysipelatös waren. Einer davon nahm die ganze Außenseite der linken Hand ein. Sehr häufig werden von den Tumoren die Drüsengebilde ergriffen. (Diese werden vom Volk ‚giandulla' genannt.) Dies sind die Stellen, die von unseren jüngeren Ärzten ‚emunctoria' (Reinigungsorte) genannt werden. Es handelt sich um die Leisten, die Achselhöhle und das Gebiet hinter dem Ohr."

„Es gibt aber auch Kranke, bei denen von alledem gar nichts erscheint, die meistens am schwersten von allen krank sind."

Er meint übrigens, es lohne sich kaum, mehr über das Krankheitsbild zu sprechen, da es allen hinreichend aus persönlicher Erfahrung bekannt sei.

An anderer Stelle sagt er, es verliefen nach langer Erfahrung die Fälle am günstigsten, bei denen viele Bubonen und Karbunkel entstünden, viel günstiger, als wenn es nur einer wäre. Auch die Türken, die von der Pest so oft ergriffen würden, seien dieser Meinung.

Ausgeschlossen ist natürlich nicht, daß TRINCAVALLI in das Bild der Pest hier auch einige Erkrankungen einbezieht, die damit nichts zu tun hatten (Abscesse, Erysipel). Nur über eines kann kein Zweifel bestehen, daß eine Verwechselung mit Fleckfieber bei den genannten Autoren nicht vorliegt. Die Differentialdiagnose zwischen „febri pestilenti" und „petechie", dem Fleckfieber war, wie aus zahlreichen Berichten, auch aus amtlichen Äußerungen hervorgeht, den Ärzten der Zeit durchaus geläufig.

Nur mit Vorsicht dürfen Berichte über die Klinik der Pest aus dem 14. Jahrhundert bewertet werden. JOHANNES V. KANTACUZENOS bezog in seine Schilderung der Seuche den Bericht des Thukydides von der attischen Seuche ein, die bestimmt keine Pest war. BOCACCIOS Beschreibung der Pest in Florenz fußte mehr auf Lucrez und dessen Umdichtung des Thukydides als auf eigenen Beobachtungen.

Die Ärzte des 14. Jahrhunderts aber, die über eigenen Beobachtungen berichteten, GUY DE CHAULIAC und CHALIN DE VINARIO stimmen mit den späteren Autoren überein in der Schilderung einer großen Vielfalt von Symptomen, des gleichzeitigen Auftretens von Bubonen und Anthraces, Carbones über den ganzen Körper hin, sowie von schwarzen Petechien, die vereinzelt oder dichtgedrängt und zu schwarzen Flecken zusammenfließend auftraten. Diese Hauterscheinungen wurden als signum mali ominis angesehen (HECKER [36]).

Von Pestepidemien Westeuropas, bei denen außer Bubonen auch Karfunkel, Petechien und schwarze Flecke zum Krankheitsbild gehört hätten, berichtet STICKER [81] mehrfach, aber auch von der Pestepidemie von 1920 in Paris heißt es (VAN LOGHEM [47]), es sei Beulenpest „mit ihren Varianten" gewesen. Solche Varianten aber gehören eben bei der Pest der warmen Länder zu den Seltenheiten.

Die bei diesen Pestepidemien als typisches, nie fehlendes Symptom beschriebenen Petechien können, auch abgesehen davon, daß sie hämorrhagisch wurden, keinesfalls auf Fleckfieber bezogen werden, weil alle diese Epidemien in den späten Sommermonaten abliefen, also in Monaten, die dem Fleckfieber nicht angehören.

Dieses vielfältige, mit seinen Symptomen die ganze Körperoberfläche beanspruchende Krankheitsbild, seine von Flohstichgröße bis zu großen Hämorrhagien, „macchie negre" schwarzen Flecken, variierten Petechien, seinen mannigfach an Rumpf und Gliedern aufblühenden und aufbrechenden „carbones, Karbunkeln, dies Krankheitsbild war es, dem das Volk den Namen „schwarzer Tod" gab. Welchen besseren Vulgärnamen hätte es der Pest geben können als gerade diesen! Welcher heutige Beobachter der Pest warmer Länder aber käme auf den Gedanken, sie so zu benennen!

Und nichts ist bezeichnender für den Unterschied dieses Krankheitsbildes von dem Regelbild der Pest der warmen Länder, als daß es den modernen Epidemiologen als ein Rätsel erschienen ist, wie jenes Wort vom „schwarzen Tod" habe aufkommen' können. Dieudonné und Otto [19] widmen seiner Lösung eine lange Erörterung und Pollitzer [67] spricht von „not fully elucided reasons", d. h. daß nicht deutlich sei, warum im 14. Jahrhundert die Pest den Namen „Black death" erhalten habe. Hier spricht einer der besten Kenner der Pest der warmen Länder.

Wie aber konnte eine so vom heutigen Krankheitsbild verschiedene Erscheinungsform einer Seuche zustande kommen, deren Erreger zweifellos damals kein anderer war als heute? In irgendeiner Form muß der Mechanismus der Infektion ein anderer gewesen sein, als er uns von der Pest der warmen Länder bekannt ist.

Dort geht von dem erkrankten Nager ein Floh der Nager, also ein pelzbewohnender Floh, wenn ihm seine natürliche Nahrungsquelle durch Absterben seines natürlichen Wirtes genommen ist, aus Nahrungsbedürfnis auf den ihm zunächst lebenden Warmblüter über. Ist es ein anderer Nager, so wird er ihn bevorzugen, eine Erfahrung, die man sich zunutze macht beim Besuch von Pesthäusern, indem man vor dem Betreten Meerschweinchen als Flohfallen hineinlaufen läßt.

Der unbehaarte Mensch kann dem Rattenfloh nicht der erwünschte Wirt sein. Er saugt an ihm, macht ihn aber nicht zu seinem Dauerwirt. Er verläßt ihn wieder — wie viele Beobachter bestätigen —, nachdem er gesogen hat. Auch ist X. cheopis kein guter Springer. Er erreicht den stehenden oder sitzenden Menschen in der Regel nur im Bereich der Beine. Unter den Pestbubonen der warmen Länder steht der Leistenbubo und zwar der isolierte Leistenbubo an erster Stelle. Wo Menschen ihre Lagerstätte nahe Rattennestern haben, etwa im Bambusgerüst ihres Bettes, finden sich Bubonen an den Achseln und an den Ohren. Hautpest und Karbunkel gehören zu den Seltenheiten, noch seltener ist die Ausstreuung von Petechien und besonders von hämorrhagischen Petechien über die ganze Hautoberfläche.

Alle Fähigkeiten, das Krankheitsbild hervorzurufen, wie es die Autoren des 16. Jahrhunderts beschreiben, hat der Floh des Menschen, der P. irritans, sei es, daß er allein oder in großer Zahl der Individuen in den Kleidern seines Wirtes sich aufhält und auf ihm sich ernährt. Diesen Wirt zu verlassen, liegt für ihn, der sich in seinem adäquaten Milieu befindet, kein Anlaß vor. Wer je unter Flöhen gelitten hat, hat beobachten können, wie sie morgens an den in der Nacht abgelegten Unterkleidern wartend sitzen, um wieder in das ihnen genehme Milieu innerhalb der den Körper umgebenden Kleider, diese feuchtwarme Atmosphäre, die ihren biologischen Bedürfnissen entspricht, zurückzukehren. Das sind die „schwarzen Husaren" der Bauernkalender, die im Frühjahr in den Kleidern der Frauen ihr Wesen zu treiben begannen, die lästigen Plagegeister, um derentwillen selbst die vornehmen Damen der Barockzeit mit Honig ausgestrichene Röhrchen am Körper trugen, in denen sie sich fangen sollten.

Sie, die Bleiber der Kleiderumwelt, wären sehr wohl imstande, besonders wenn sie in Vielzahl vorhanden und infiziert sind, an der ganzen Körperoberfläche mit ihren Stichen oder durch ihre in Kratzeffekte eingeriebenen Dejekte multiple Hautinfekte zu erzeugen. Je nach der Lokalisation der Stiche, je nach den von dem Stilet erreichten Gewebsschichten, je nach der Menge des eingebrachten Materials, werden die Haut mit ihren Organen oder die subkutanen Drüsenlagen mehr oder weniger heftig auf den Infekt reagieren. Ein Erscheinungsbild von jener Vielfältigkeit muß sich ergeben.

Ist hiermit eine Wahrscheinlichkeit gegeben, der P. irritans habe als Überträger bei den westeuropäischen Pestausbrüchen die Seuche von Mensch zu Mensch übertragen, so wäre weiter zu fragen, ob unser Wissen über seine Biologie etwa eine weitere Stütze für diese Annahme bietet.

Studien über die Biologie von P. irritans haben ergeben, daß er bei Sinken der Temperatur auf 10° C in eine Kältestarre verfällt, aus welcher er wieder zur Aktivität erwacht, wenn sie überschritten wird. In ihr überlebt er Kältezeiten monatelang.

Für alle Glieder der Flohpopulation, die nicht den Vorzug genießen, in dauernd geheizten Räumen oder nahe der Körperoberfläche des Menschen sich aufzuhalten, tritt dieser Zustand von der zweiten Novemberhälfte ab ein, wodurch notwendigerweise ein steiles Absinken in der Dichtigkeit der Population eintreten muß Obwohl die Kältestarre keineswegs ein Absterben aller oder der meisten Glieder der Population zur Folge hat, wird unmittelbar ihrer Aktivität eine Grenze gezogen.

Dies Absinken der Dichtigkeit, zwar zahlenmäßig meines Wissens bisher nicht erfaßt und daher in einer Kurve nicht darstellbar, ist in Übereinstimmung mit dem Ablauf aller Pestepidemien Westeuropas, von denen uns so genaue Zahlenangaben zur Verfügung stehen, um ihren Ablauf kurvenmäßig zu erfassen. Bei allen, auch bei den beiden Epidemien der Jahre 1575 und 1576 in Venedig, sinkt die Epidemiewelle spätestens im Dezember steil herab, womit in der Regel die Epidemie des Jahres endet. Nur bei wenigen Epidemien überdauert sie in sehr stark verminderter Anzahl von Fällen die Wintermonate, möglicherweise nur in der Form der Lungenpest. Ein Überwintern der Pest hat von einigen Epidemien für Rußland STICKER [81] erwähnt. Das aber ist nur eine scheinbare Ausnahme. Es darf nicht übersehen werden, daß Rußland immer als das am besten beheizte Land Europas galt, in dem auch ein kalter Winter gemächlich zu überleben war. Man trug Pelzwerk und reichliche Unterkleidung, man schlief in den Dörfern auf der Höhe riesiger gemauerter Öfen. Nicht nur die Menschen, auch ihre Flöhe hatten ein adäquates Milieu.

Das Leben des P. irritans ist bedroht, wenn die Temperatur 37° C überschreitet, um so mehr, wenn diese Temperatur mit großer Trockenheit der Luft verbunden ist. Feuchtigkeit der Luft ist der wichtigere Faktor. Temperaturschwankungen werden leichter ertragen als Verminderung der Luftfeuchtigkeit. Die gleiche Kombination sehr hoher Temperatur und geringer Luftfeuchtigkeit ist ja auch der X. cheopis verhängnisvoll und erklärt den Rückgang der Pest in warmen Ländern, z. B. in Indien in der heißen und trockenen Jahreszeit.

Eine feuchtwarme, nicht allzuheiße Atmosphäre bietet dem Floh sowohl für seine Imago wie für seine Brut die günstigsten Bedingungen. Ein Optimum liegt bei 18—30° C Lufttemperatur und 90—92% relativer Luftfeuchtigkeit. Die günstigste Kombination beider Faktoren ist eine Lufttemperatur von 18° C bei einer relativen Feuchtigkeit von etwa 90% (PEUS [68]). Diese Kombination findet sich in Europa, besonders im Sommer, in Gebieten überwiegend maritimen Klimas oft verwirklicht.

Seine Lebensdauer kann, wenn sie gegeben ist, 500 Tage überschreiten. Aber nicht immer werden für eine so große Zeitspanne solche Bedingungen gegeben sein, nicht immer wird die Gunst jener Kombination von Temperatur und Feuchtigkeit sich gerade in der bevorzugten Brutzeit des Flohs von Juli bis September einstellen. Anteil an dieser ungewöhnlich langen Lebensdauer hat, daß die Einengung aller seiner Lebensfunktionen im Zustand der Kältestarre den Floh befähigt, die Wintermonate des gemäßigten Klimas zu überdauern, wenn nicht in einer unbegrenzt großen Zahl von Exemplaren, so doch so vieler, daß die einsetzende Frühjahrswärme, in der sich die Starre löst — in Italien Ende Februar oder Anfang März —, der Flohpopulation einen neuen erfolgreichen Start ermöglicht.

Die seinen biologischen Bedürfnissen günstige Kombination von Temperatur und Feuchtigkeit über die Sommermonate hinweg wird entscheidend für die Dichtigkeit der Flohpopulation des Jahres. Sehr groß ist die Spanne seiner Entwicklungszeit vom Ei bis zur Imago. Sie schwankt zwischen 19 und 264 Tagen, im Ei 4—14, als Larve 8—100, in der Puppe 8 einschließlich des Kokonstadiums bis 239 Tage. Zum Schlüpfen der Larve bedarf es einer Minimaltemperatur von 13° C.

Zu alledem kann die Larve etwa einen Monat ohne Nahrung leben, die Imago bis zu 18 Monaten.

Notwendigerweise wird die Vermehrung in den kühlen Frühjahrsmonaten nur in gemäßigtem Tempo verlaufen. Die volle Gunst der Jahreszeit erwartet den Floh in Europa erst im Juli und August und steigert sich bis zum Ende September. Wenn man eine Eizahl bis 450 annimmt (PEUS [68]), so muß, vorausgesetzt, daß die obengenannte Kombination von Temperatur und Feuchtigkeit vorliegt, in diesen Monaten rasch eine Generation der anderen folgen, günstigstenfalls vom Juni bis zum September rund fünf Generationen, womit eine maximale Dichtigkeit der Population erreicht wäre. Erinnert man sich der entscheidenden Bedeutung, die der Dichtigkeit einer Anophelenpopulation für den Ausbruch einer Malariaepidemie auf dem Boden einer Endemie zukommt, so erscheint ein Analogieschluß für die Entwicklung einer Pestepidemie erlaubt.

Es wird Flohjahre mit großer Dichtigkeit der Ektoparasiten geben und Jahre, in denen die Population durch die Ungunst der klimatischen Situation, große Hitze und Trockenheit, an Zahl erheblich eingeengt wird, jedenfalls aber nicht zu wesentlicher zahlenmäßiger Vermehrung gelangt. Dann bedarf es vielleicht mehrerer Jahre, bevor sie wieder ein Maximum von Dichtigkeit erreicht.

Aber auch die äußere Umwelt scheint große Bedeutung zu haben. Der Floh bedarf geeigneter Nistmöglichkeiten. Zu hohe Bodenfeuchtigkeit ist ihm ebenso schädlich wie zu trockener, feuchtigkeitsarmer Boden. Auch bedarf die Imago zu einer extremen Vermehrung eines weiteren Wirtes. Der zweite Wirt von P. irritans ist das Schwein, bemerkenswerterweise ein Tier ohne nennenswerte Behaarung der Haut.

Häuser mit nicht gedielten oder gepflasterten Fluren, schlechte Bohlenfußböden, Schmutz und Abfall in ihren Ritzen, schlecht unterhaltener Fußbodenbelag bieten in der günstigen Jahreszeit bei ausreichender Feuchtigkeit der Brut die besten Entwicklungsmöglichkeiten. In Holzhäusern kann das auch in oberen Stockwerken der Fall sein (persönliche Erfahrungen im Orient). Obere Stockwerke in Steingebäuden, besonders wenn die Flure mit Platten belegt sind, sind keine geeigneten Brutstätten für Flohlarven. Die idealste Form eines Fußbodens, in dem keine Flohbrut die Möglichkeit zur Entwicklung findet, ist der berühmte Terrazzo vornehmer venezianischer Häuser, jener Häuser, von denen die Pestakten Venedigs als von „case commode" sprechen.

Die feste Überzeugung der Ärzte in der zweiten Hälfte des 16. Jahrhunderts von der Kontagiosität der Pest stützte sich auf die Annahme, das Contagium hafte an der Kleidung.

So wenig auch an Tatsächlichem darüber berichtet wird, die Übertragung der Seuche durch Kleider muß durch viele Beobachtungen gesichert gewesen sein. Nirgends wird ein Zweifel daran erhoben, die Entseuchung der Kleider sei die Hauptaufgabe. Aus der Angst vor der von den Textilien ausgehenden Gefahr heraus war man dazu gekommen, schließlich auch alle Rohmaterialien tierischer und pflanzlicher Art in die Abwehr einzubeziehen.

Ging es wirklich zu weit, wenn der Senat im Februar 1576 die Verbrennung von Quarantänegut an Textilien beschloß, das seit dem November des Vorjahrs auf einer der Inseln lagerte, weil im Jahre 1556 beobachtet sein sollte, von solchen nach Monaten zurückgegebenen Sachen seien erneut Ansteckungen ausgegangen?

Im November kamen die Sachen von Pestkranken aus den Häusern auf die Entseuchungsplätze, mit ihnen die darin sitzenden Flöhe. Sie verfielen alsbald der Kältestarre. Gab man die Kleider Ende Februar oder Anfang März zurück und legten die Menschen sie an, so erwachte der Floh alsbald ebenso wieder zu aktivem Dasein, wie die erstarrten Flöhe eines toten oder im Winterschlaf erkalteten Nagers, wenn man das Tier aus seinem Nest in die Hand nimmt und alsbald die Flöhe aus dem Pelz hervorwimmeln.

Bleibt allein die schon oben gestreifte Frage, ob die Pestbazillen in dem erstarrten Floh überleben. Abgesehen, daß auf fast alle pathogenen Keimen hohe Kältegrade konservierend wirken, ist durch die Arbeiten russischer Forscher erwiesen, daß Pestkeime in Zieselflöhen mehrere Wintermonate überleben.

Der venezianische Senat irrte also nicht, wenn er die über Winter aufbewahrten „robbe" als Träger des Contagiums betrachtete und fürchtete.

Damit kehren wir zurück zur Epidemiologie der Pest von 1575/76 und zur Erörterung der bei ihr vorliegenden Infektkette.

Die Einschleppung der Pest im Juli 1575 von Trident her fiel in eine Jahreszeit und in einen Monat, in denen nach Auffassung der Zeitgenossen, wie MOROSINI (s. S. 160) bezeugt, Seuchen solcher Art sich auszubreiten pflegten. In der Sprache der biologischen Forschung unserer Zeit ausgedrückt, waren es die Monate in denen, bei einem günstigen Verhältnis von Lufttemperatur und Luftfeuchtigkeit für die Entwicklung des P. irritans, seine Dichtigkeit sich dem Höhepunkt näherte. Daß diese Bedingungen vorlagen, bestätigen MERCURIALE und CAPIVACCIO, als sie erwähnen, daß die beiden letzten Jahre klimatisch ungünstig, warm und feucht gewesen seien.

Stetig aber schleichend — serpendo —, langsam weitere Kreise ziehend, breitete sich die Seuche aus, von Beginn ab die Quartiere der ärmeren Bevölkerung befallend, nur ab und zu in die Steinhäuser der Wohlhabenden und Reichen eindringend, wie man ganz richtig sah, durch Vermittlung der Bedienten.

Aber schon nach wenigen Wochen gebot ihr der Einbruch der kalten Jahreszeit Halt. In einem damals noch weniger als heute auf irgendwelche wirksame Heizung eingerichteten Lande war mit Ende November der Zeitpunkt erreicht, in dem der Floh in Kältestarre verfiel. Ein jäher Sturz in der Dichtigkeit seines Vorkommens mußte einsetzen, nachdem schon zuvor seine Reproduktion sich hatte verzögern müssen.

Die Pest erlosch in Venedig im Dezember 1575. Die Epidemie hatte sich nicht zu katastrophalem Ausmaß entwickelt, hatte aber doch über die Stadt hin einen solchen Umfang gewonnen, eine so große Zahl von Einzelherden geschaffen, daß ein gewisser Hundertsatz von Flöhen, in Kältestarre und mit Keimen beladen, zwei Monate strengerer Kälte überleben konnte. Selbst wenn es nur wenige waren, die überlebten, es waren genug, um aus der scheinbaren Asche die Flamme wieder auflodern zu lassen. Mit Recht hatte der Senat jenen Beschluß gefaßt.

Es folgten die Frühjahrsmonate, in denen langsam unter all-
mählichem Steigen der Temperatur die Flohpopulation an Dichtigkeit zunahm. Vier Monate hatte die Seuche Zeit und Möglichkeit,
immer neue, über die Stadt verstreute Zentren der Ausbreitung
zu besetzen. Noch gab es Tage im April und Mai, an denen keine
Pestfälle bekannt wurden. Noch handelte es sich nach der Auffassung Capivaccios und Mercuriales nur um bösartige „febri
pestilentiali", noch waren sie nach ihrer epidemiologischen Vorstellung nicht zu einer „vera peste" geworden.

Es war ein Verhängnis für die beiden Gelehrten, daß ihr Kommen
nach Venedig zusammenfiel mit dem Zeitpunkt, zu dem unter
besonders günstigen Zeitumständen für die Biologie der Flohpopulation ein steiler Anstieg in ihrer Dichtigkeit erfolgen konnte. Die
Annahme eines kausalen Zusammenhangs zwischen dem Auftreten
und Handeln der beiden Professoren und der plötzlichen Zunahme
der Erkrankungen, wie ihre Zeitgenossen und Nachfahren es angenommen haben, entbehrt jeder epidemiologischen Begründung.

Wohl aber deutet ein Vermuten, das sie aussprachen, in die
Richtung einer Erklärung auf biologischer Grundlage. Eine Verderbnis der Luft im galenischen Sinne war insofern nicht nachweisbar, als in ihr nichts Störendes zu bemerken war. Da aber Galen
gelehrt hatte, alle „distemperamenti", alle Störungen der Luft,
böten die Möglichkeit pestilente Krankheiten zu erzeugen, beziehen
sie sich auf Hippokrates, der über Cranon berichtet habe, Störungen des Feuchten und Warmen begünstigten das Auftreten
von Seuchen.

Solches Wetter aber, berichten sie, habe in den beiden letzten
Jahren geherrscht, mit südlichen Winden und häufigen Regen,
also eine feuchtwarme Witterung. So sei es auch in Trient, Verona,
Mantua und in Sizilien gewesen, so beginne es auch in Padua, alles
Orte, in denen in jenem Jahre und in den folgenden die Pest aus-
brach. Damit habe die Luft einen gewissen Anteil an der Entstehung der Übel.

Weit ausführlicher als Mercuriale und Capivaccio erörtert
für die Pest der Jahre 1555 und 1556 Massa [54] den Einfluß der
Witterung, er allerdings als überzeugter Anhänger der Lehre von
der Entstehung der Pest unter dem Einfluß der Luft. Er geht
so weit zu sagen, die Pest wäre an sich überhaupt eine Erkrankung
der Luft.

Übereinstimmend mit MERCURIALE und CAPIVACCIO berichtet er darüber, daß in jenen Jahren sowohl der Winter wie das Frühjahr, besonders aber der Sommer in ihrer Witterung von der Norm abgewichen seien. Es habe viel Wechsel der Witterung gegeben, viel Regen und südliche Winde. Durch die „inordinati tempi caldi et humidi", die ungeregelten Zeiten von Wärme und Feuchtigkeit, sei die schlechte Qualität der Luft entstanden, die faulig (putrido) und verderbt (corrotto) geworden sei und voll von ungewöhnlicher Feuchtigkeit.

Man mache die Erfahrung, daß in Zeiten, wo südliche, warme und feuchte Winde wehten, Fleisch und anderes rasch faule, daß sich aber bei kalter und trockener Luft alles lange Zeit frisch erhielte, selbst Dinge, die selbst feucht seien.

So naiv es erscheinen will, wohlbegründet ist sein Rat, man müsse Gott bitten um Änderung der Luft, um Kälte und Nordwinde.

Die Umwelt dieser guten Beobachter war das mediterrane Herbst- und Winterregengebiet, für das eine Regenarmut der Sommermonate vom April bis September die Regel ist. Ihnen war nicht entgangen, daß die feuchten Sommer der Pestjahre einen Ausnahmezustand darstellten.

Sie zogen den richtigen Schluß, hier könne eine der Ursachen für den Ausbruch der Seuchen gegeben sein. Eine solche Witterung war es, die eine rasche Vermehrung der Flöhe zu großer Dichtigkeit begünstigen mußte.

Dazu berichten sie aber noch, die Luft sei nicht sehr warm gewesen — „non esser grandemente calda". Eine Luft also, wie sie den Flöhen schädlich war, hatte gefehlt.

Es waren Flohzeiten (PEUS [68]), Flohjahre, wie sie in Zusammenhang mit den der Entwicklung des Flohs günstigen meteorologischen Faktoren eintreten können, aber nur gefahrvoll werden, wenn gleichzeitig eine Pestinfektion in der Bevölkerung Fuß gefaßt hatte. Das aber war seit der großen Pest von 1348, seitdem der „schwarze Tod" ganz Europa überzogen hatte, fast überall die Regel. Seit 1348 war die Pest eine in Europa endemische Seuche geworden.

Wie es zu erklären ist, daß uns darüber so wenig Kunde geworden ist, dafür gibt SUDHOFF [82] in dem S. 206 angeführten Zitat eine einleuchtende Erklärung.

Hinzukommt, daß eine ganze Reihe von Autoren (zitiert bei GRENOILLEAU [32]: DURAND, LEGER, SICÉ, GIRARD) zu der Auffassung neigen, auch der Mensch könne, wie dies für Nager feststeht, von einer leichten Form von Pest befallen sein (pestis levissima), die ihn aber als Infektionsquelle keineswegs ausschließe. Beobachtet man solche Fälle schon bei nicht allzuweit ausgedehnten Pestepidemien, wie viel größer müßte diese Möglichkeit gewesen sein bei den mehrere Zehntausende ergreifenden Epidemien früherer Jahrhunderte in Europa. Trifft das zu, so kann das Fortbestehen endemischer Pest auch ohne Inanspruchnahme einer Nagerepizootie erklärt sein.

Sobald man die aus früheren Jahrhunderten erhaltenen Kirchenbücher auf stichhaltige Krankheitsdiagnosen prüft, stellt man alsbald fest, daß einzelne Pestfälle, auch kleine Ausbrüche nach 1348 in Westeuropa zu allen Zeiten auch außerhalb des Bereichs von Epidemien, die als solche registriert wurden, vorkamen.

Durchmustert man die Stammbäume venezianischer Nobili (Capellari, Barbaro), so stößt man auf vereinzelte Fälle, in denen notiert ist, „gestorben an der Pest", so etwa in den 80er Jahren des 16. Jahrhunderts. Nie fehlte es an kleinen Zentren, in denen die Seuche in Zeiten geringerer Flohdichtigkeit überlebte, von denen aus es aber nicht zu schleichender Verbreitung, geschweige denn zu dem Auflodern einer Epidemie kam. Für diese Zeiten trifft das Wort CALMETTEs zu (zitiert nach VAN LOGHEM [47]): „La peste est incontestablement la moins pestilentielle de toutes les maladiens contagieuses."

Auch hier drängt sich der Vergleich auf zwischen dem Verhalten der Malaria in hypendemischen Gebieten, in denen es zu Propfepidemien nur kommt, wenn irgendwelche klimatischen Umstände, je nach der Biologie des übertragenden Anopheles in Trockenzeiten oder Regenzeiten, die Dichtigkeit dieser Überträger plötzlich ansteigen lassen.

CAPIVACCIO, MERCURIALE und MASSA sind nicht die einzigen Beobachter ihrer Zeit, die auf die jahreszeitlichen Umstände hinweisen. Gerade da die galenische Lehre von der Verderbnis der Luft immer wieder Zweifeln unterliegen mußte, weil es unmöglich war, in der Luft Veränderungen schädigender Art nachzuweisen, denen alle Menschen gleichzeitig unterlagen, mußte sich das Denken kluger Beobachter auf die Witterung und auf ihre Schwankungen richten. Sie werden nicht geirrt haben, wenn sie langdauernde Perioden feuchtwarmer Witterung mit der Ausbreitung der Pest in Verbindung brachten.

Wieder sank im November 1576 die Kurve der Erkrankungen steil herab, so steil, daß der Senat die Verantwortung auf sich nahm, entgegen dem Rat der Proveditoren dem Handel wieder freien Gang zu gewähren. Zu tief aber war die Seuche eingenistet, als daß es jetzt zu einem völligen Erlöschen hätte kommen können. Viel mehr infizierte Flöhe als im Vorjahr werden überwintert haben. Einzelerkrankungen schlugen vielleicht auch, unerkannt, eine Brücke vom Spätherbst zum frühen Frühjahr.

Die Hoffnung, die Seuche sei erloschen, der auch der Anonymus Ausdruck gibt, erfüllt sich nicht. Verfrüht sind auch die Beschlüsse, die Erfüllung des Gelübdes vorzubereiten.

Wieder begannen die Wellen der Infektion von den zahlreichen Zentren in der Stadt sich auszudehnen. Wieder das langsame Fortschreiten, das der Langsamkeit in der Entwicklung einer neuen Flohpopulation entsprochen haben wird. Mit Recht setzte die Staatsverwaltung wieder alle Maßnahmen in Kraft.

Ende März scheint es zu einem Erlöschen zu kommen. Verfügungen sprechen von einem „passato contagio", einer überwundenen Seuche. Die bei MORELLO genannte Zahl von 4000 Menschen, an anderer Stelle von 3000 Menschen, die seit dem 1. März 1577 noch gestorben sein sollen, ist nicht nachzuprüfen, so zweifelhaft sie erscheint. Aber daß noch zahlreiche Erkrankungen die· Sorge wach hielten, auch im neuen Jahr könnten sich die Schrecken des vergangenen wiederholen, dafür zeugt die keinen Augenblick ruhende Verwaltungstätigkeit der Behörden und des Mag.d.s.

Anfang Juli aber erlischt die Seuche. Warum? Wir wissen es nicht. Auch für uns ist dies Erlöschen gerade in dem Augenblick, wo ein neuer Anstieg der Kurve erwartet werden mußte, ebenso ein Rätsel, wie für den Staatshistoriker MOROSINI (s. S. 160). Der Staatsleitung und dem Volk mußte es als ein Wunder erscheinen, Grund genug, das fromme Gelübde schleunigst zu erfüllen.

Nur ein Vermuten ist erlaubt. Dies Jahr wurde kein Flohjahr. Vielleicht war es nur eine kurze Hitzeperiode mit ungewöhnlicher Trockenheit der Luft, wie man sie z. B. im Juli 1952 wieder erlebte, die die Dichtigkeit der Flohpopulation so stark verminderte, daß nunmehr der Anteil der Bekämpfungsmaßnahmen und vor allem die nach sinngemäßeren Verfahren (s. S. 146 ff.) geübte Entseuchung der Textilien sich dahin auswirken konnte, daß in wenigen Wochen die Möglichkeit der Übertragung, mangels neuer Infektionsquellen, auf ein nichts hinschwand.

Mehr läßt sich nicht sagen, es sei denn ein Hinweis auf den Verlauf so gut wie aller Pestepidemien in Westeuropa. Es wäre leicht auf Grund der für einige Epidemien gegebenen Zahlen, von einer Liste MASSARIAs über die Pest in Vincenza, über die noch vorhandenen Listen der „necrologi" von 1576 in Venedig, bis zu den großen Zahlenangaben über die Pesten des 17. Jahrhunderts in Venedig, London und Amsterdam zu zeigen, wie immer, mit seltenen Ausnahmen, der Gipfel der Epidemie in den Monaten vom Juli bis zum September oder auch Oktober liegt, wie sie fast immer, wenn es sich nicht um die allerschwersten Epidemien handelt, im November erlöschen, wie jede im Frühjahr beginnende Epidemie in ihren Erkrankungs- und Todeszahlen langsam ansteigt, bis dann Ende Juni oder im Juli die Zahlen steil emporschnellen. Das Bestehen einer Korrelation dieser Seuchenabläufe mit der Biologie des P. irritans ist schwer abzulehnen. Zugleich aber muß es erlaubt sein, anzunehmen, daß auf das Auftreten der Pest in ihrem Zusammenhang mit der Biologie des Flohs die Schwankungen in den meteorologischen Verhältnissen der Jahre einen entscheidenden Einfluß ausüben mußten.

Wie wollte man den Gang dieser beiden Epidemien der Jahre 1575 und 1576 aus der Rattenflohtheorie erklären?

Extrem trockenheiße Jahreszeiten, trockenheiße Monate, wie sie warme Länder kennzeichnen, wie sie in Indien die Dichtigkeit der Flohpopulation annähernd auf nichts reduzieren und dem geplagten Volke für Monate das Joch der Seuche erleichtern, kennt Europa nicht. Den auf den warmen Körpern der Rattenpopulation lebenden Flöhen ist das ganze Jahr hindurch ihre Lebensmöglichkeit gesichert. In den Schlupfwinkeln ihrer Wirte, die bei M.decumanus nicht in der unmittelbaren Umgebung des Menschen liegen, werden sie alle Brutmöglichkeiten finden, auch wenn die Temperatur des Hauses, in dessen Untergrund sie nisten, unter die Temperatur sinkt, die für sie günstig ist. Kommt es nicht zu einem Massensterben von Ratten, wie es CAMUS [12] vielleicht mit einiger dichterischen Übertreibung schildert, so liegt für die Rattenflöhe kein Anlaß vor, im Menschen einen neuen Blutspender zu suchen.

Von einem solchen, doch kaum zu übersehenden Rattensterben aber berichten die Pestliteratur für die Pestepidemien früherer

Jahrhunderte nichts, auch nicht die Archivalien für die großen Pestepidemien Venedigs. Hätte man wohl überall die Katzen getötet, wenn man die Möglichkeit einer Pest unter den Ratten überhaupt in den Bereich der Überlegung gezogen hätte?

Inzwischen aber konnte es natürlich nicht anders sein, als daß man seit Aufstellung der Rattenflohtheorie auch die Biologie der in Europa vorkommenden beiden Rattenspecies der M. rattus rattus und der M. decumanus in der Erörterung einbezog.

Hier nun erben sich wie ein chronisches Leiden bis in die neueste Literatur über die Epidemiologie der Pest zwei durch die moderne zoologische Forschung widerlegte Irrtümer fort. Sie erscheinen auch noch in dem neuesten großen Referat von POLLITZER [67] (1951).

Der eine betrifft die Annahme, bis zum Zeitalter der Kreuzzüge habe es in Europa keine Ratten gegeben, erst die Schiffe der heimkehrenden Kreuzfahrer hätten M. rattus rattus eingeschleppt. Wäre das so, so käme, wie eigenartigerweise erst neuestens, aber mit einem durchaus logischen Schluß durch TRICOT-ROYER [87] bemerkt (s. o.), eine Rattenepizootie als Ausgangsbasis und Voraussetzung der Verbreitung der justinianischen Pest und für die Pest der darauffolgenden Jahrhunderte, unter anderem für die zu Zeiten Pietro Orseolos II. Anfang des 11. Jahrhunderts in Venedig herrschende Pest, kaum in Betracht.

Einig ist man sich allerdings nur darüber, daß jene Annahme irrig ist. MEHL (persönliche Mitteilung) äußert sich hierzu, das einzig sichere in dieser Frage sei, daß nichts Sicheres bekannt sei. Ein bekannter Rattenforscher (R. VOGEL) teilt mir persönlich mit, daß die neuerdings wiederholt gemachte Angabe, die Hausratte sei schon in Pfahlbauten festgestellt worden (LUNGERSHAUSEN [50]), nur auf eine vor 20 Jahren gegebenen Mitteilung sich stützt, daß sie aber merkwürdigerweise und gesichert schon im Diluvium in Höhlen der Schwäbischen Alb, außerdem aber auch in fränkischen Höhlen nachgewiesen sei (BRUNNER). Die irrige Auffassung, sie habe gefehlt, könnte darauf beruhen, daß im Laienschrifttum vergangener Jahrhunderte nicht klar zwischen Mäusen und Ratten unterschieden wurde.

War Rattus rattus schon im ersten Jahrtausend vorhanden, so stünde also der Annahme einer Beteiligung an allen europäischen Pestepidemien nichts im Wege. Nur fehlen eben alle Angaben über ein Massensterben von Ratten.

Das Problem ist aber verquickt worden mit einem zweiten, der Frage der Einwanderung von M. decumanus aus Asien nach Europa.

In Brehms Tierleben übernommene Angaben von Pallas werden seit Jahrzehnten unüberprüft abgeschrieben. Nach ihnen soll M. decumanus 1727 die Wolga überschritten haben und man will ganz genau wissen, in welchen Jahren sie verschiedene Gebiete West- und Südeuropas erreicht habe.

Jene Angaben von Pallas aber sollen nach neueren Angaben nur auf Gehörtem, nicht auf systematischen Untersuchungen beruhen und es liegen ältere Berichte, zum Teil mit deutlichen Abbildungen vor, die ihr Vorkommen in Europa vor dem 18. Jahrhundert, bezeugen, der eine von ihnen bezieht sich auf eine Wanderrattenplage in Neapel 1573.

Es war die Frage aufgeworfen worden, ob das Weichen der Pest aus Europa im 17. und 18. Jahrhundert etwa auf die Zurückdrängung von M. rattus rattus durch die stärkere M. decumanus bezogen werden könne. Das sollte überall beobachtet worden sein, auch Cuvier hatte davon berichtet. Mit Recht war aber auch von denen, die die Angaben von Pallas für richtig ansahen und ebenso von denen, die die Verdrängung von M. rattus rattus als gesichert ansahen, darauf hingewiesen worden, daß die Pest schon lange vor jenem angeblichen Flußübergang von 1729 in Europa in vollständigem Rückgang war.

Kam aber M. decumanus schon im 16. und 17. Jahrhundert in Europa vor, handelte es sich bei jenem Übergang nur um einen der so oft schon beobachteten Wanderzüge von Nagern, wie sie von den Lemmingen wohlbekannt sind, so könnte sie als Verdränger von R. rattus rattus in der Tat einen Anteil am Weichen der Pest gehabt haben, sofern man die Rattentheorie auch für Europa als erwiesen ansieht.

Aber die lange als völlig gesichert vorgetragene Verdrängungstheorie ist im Lichte moderner Forschungen erheblich ins Wanken gekommen. Alle Forschungen in Deutschland zeigen, daß M. rattus rattus gar nicht verdrängt worden ist. Wo sie, die ja einen ganz anderen Biotop hat wie M. decumanus — sie ist ein Bewohner der Dachräume des Hauses, M. decumanus ein Bewohner des Untergrundes —, die für sie erforderlichen Lebensbedingungen findet, ist sie noch heute weit verbreitet. Das sind nach Vogel Gebiete, in denen noch reichlich Holzhäuser mit Stroh- und Schindeldächern vorherrschen und wo in den Dachräumen Getreide-

und Maisvorräte gelagert werden. Sie tritt unter solchen Umständen kaum in nennenswerten Konkurrenzkampf mit M. decumanus ein, wiewohl sie ihr unterliegt, wenn es zu einem Zweikampf kommt. Ihr Vorkommen ist geringer oder sie fehlt ganz in Gebieten mit Hackfruchtbau, Weinbau und Wiesenwirtschaft.

Man schalte aber jedenfalls jene irrigen und zweifelhaften Angaben über das Fehlen von M. rattus rattus in Europa vor dem Jahre 1000, über die Einwanderung von M. decumanus erst im 18. Jahrhundert und die Irrlehre von der Verdrängung von M. rattus rattus aus allen Überlegungen über die Infektkette der Pest aus.

Da aber ein Zusammenhang der Verbreitung von M. rattus rattus mit bestimmten Formen der Landwirtschaft erwiesen ist, da es heute rattusfreie Gebiete gibt, würde es für überzeugte Anhänger der Rattenflohtheorie sicherlich lohnend sein, einmal dem nachzugehen, ob wirklich Pestepidemien der Vergangenheit Europas Gebiete ausgespart haben, in denen möglicherweise schon damals M. rattus rattus nicht vorkam oder selten war.

Die Pest wich aus Europa in der zweiten Hälfte des 17. Jahrhunderts. Was an Epidemien noch im 18. Jahrhundert vorkam, waren Rückzugsgefechte. Seit Mitte des 18. Jahrhunderts kennt Westeuropa die Pest nur noch aus Einschleppungen, die nur Anlaß zu Einzelfällen gegeben haben oder nur zu Ausbrüchen von ganz geringer Erkrankungszahl. Das ist, wenn man die Vergangenheit in Betracht zieht, eine schwer zu erklärende Tatsache. Warum hat es keine großen Pestepidemien in europäischen Hafenstädten mehr gegeben? Denn ausgeschlossen war es angesichts der noch heute weiten Verbreitung von M. rattus rattus durchaus nicht, daß unter der Rattuspopulation eines westeuropäischen Landes die Pest wieder hätte Fuß fassen können, d. h. daß es zu ausgedehnten Pestepizootien unter dieser Population hätte kommen können, und wie dies noch 1933 unter der Zieselpopulation der Kalmückensteppe Südrußlands geschah. Dazu aber ist es trotz zahlreicher Einschleppungen in europäische Hafenstädte nicht gekommen und zwar bereits seit über 200 Jahren nicht mehr.

Warum wich sie, warum kehrte sie nicht wieder?

Seit wir den Erreger kennen, seit der Einschleppungsmodus durch Schiffsratten bekannt ist, mögen die internationalen Abwehrmaßnahmen einen gewissen Anteil daran gehabt haben, daß die Pest nicht wieder zum Haften gelangte. Aber anderswo, im Westen der USA. gelang es ihr, auch in Südafrika, auch in Australien und noch in neuerer Zeit in Südrußland, überall dort, wo es zu Nagerepizootien kam. Das geschah in Europa nicht, auch nicht in Paris 1920.

Einer der Gründe dafür könnte sein, daß die Dichtigkeit von M. rattus rattus in den großen Städten in neuerer Zeit im Gegensatz zu Landwirtschaftsgebieten stark abgenommen hat. Es fehlen ihr hier in den oberen Stockwerken der Häuser die Nahrungsquellen, die ihr das Land bietet. In der kanalisierten Stadt herrscht M. decumanus vor, die nur selten als Pestüberträger fungiert.

Vor etwa 75 Jahren aber war das noch nicht so. Auch der städtische Haushalt hatte selbst in Großstädten noch viel an landwirtschaftlichen Zügen. In Berlin war vor Einführung der Kanalisation M. rattus rattus noch ein regelmäßiger Bewohner auch des städtischen Hauses. Mittlere und kleinere Städte waren im Verlauf der vergangenen 200 Jahre noch in kaum geringerer Weise mit Rattus rattus besetzt wie in den voraufgegangenen Jahrhunderten. Auch Schweinehaltung war bis zur Mitte des vorigen Jahrhunderts in mittleren Städten noch allgemein gebräuchlich. Auch das war der Rattenpopulation günstig, zugleich aber auch, wenn man von Beobachtungen Delanoes [18] auch auf Europa schließen kann, auch der Verbreitung von P. irritans, da dieser das Schwein als zweiten Wirt benutzt, wenn Schweine in unmittelbarer Umgebung des Menschen gehalten werden.

Haftete die Pest an jenen hausbewohnenden Nagern, so ist nicht einzusehen, warum sie nicht Epizootien unter ihnen und in ihrer Folge Menschenpest bis in das vorige Jahrhundert hinein verursacht haben sollte, also bis zu einer Zeit, wo es noch keine Abwehrmaßnahmen gab, die sich auf ein Wissen um die Ätiologie der Pest gründen konnten.

Irgendeine Wandlung in der Umwelt des westeuropäischen Menschen muß es gewesen sein, die die Pest zum Verlassen Europas zwang. Ich halte es für zwecklos, hier Fragen einer Virulenzänderung oder von Immunität überhaupt zu erörtern, Annahmen, mit denen allzuleicht und allzuoft Lösungen versucht werden, wenn es an beweiskräftigem Material für Umweltursachen fehlt.

Da von zweckmäßigen Abwehrmaßnahmen außer einer nicht allzuwirksamen Quarantäne in früheren Jahrhunderten keine Rede sein kann — Sticker [81] hat ja sogar die Wirksamkeit moderner Absperrungsmaßnahmen bezweifelt —, müssen wesentliche Änderungen der Lebenshaltung wirksam gewesen sein.

Die Pest ist in Westeuropa fast bei allen ihren Epidemien eine städtische Seuche gewesen. In den Städten forderte sie die meisten Opfer. In ihnen herrschte sie seit 1348 endemisch.

Hat sich etwa im Gefüge der europäischen Städte seit dem 17. Jahrhundert eine entscheidende Änderung vollzogen?

1666 vernichtet ein Brand London. Seitdem trat die Pest dort nicht wieder auf. Man hat an ein Mitvernichten der Ratten gedacht. Aber wird eine Stadt lebhaften Schiffsverkehrs nicht binnen kurzem wieder mit Ratten besetzt gewesen sein und war sie nicht der Einschleppung der Pest auf dem Seewege weit geöffnet? Die Stadt, die der Brand vernichtete war, wie fast alle aus dem Mittelalter fortlebenden Städte, eine Holzstadt gewesen. Das wiedererbaute London war eine Stadt aus Steinhäusern.

Fortdauernde Kriege erschütterten das Europa des 17. und 18. Jahrhunderts. In ihrem Verlauf gingen viele Städte in Flammen auf. Nur in wenigen Städten Europas, in Deutschland etwa in der Innenstadt von Frankfurt a. M., in Hildesheim und Goslar überlebten die Holzbauten die dauernden Stadtbrände des Mittelalters und die Zerstörungen jener Kriege und fanden erst in unseren Tagen ihren Untergang. Heidelberg war eine Holzstadt bis zum pfälzischen Erbfolgekrieg. Wiederaufgebaut wurde es aus Bruchstein- und Ziegelmaterial.

Der Barock forderte weite und lichterfüllte Räume, wie sie das Holzhaus nicht gewähren konnte. Die Zeit war der Brände überdrüssig, die auch durch Brandmauern nicht aufzuhalten waren. Es war auch in Europa zuvor nicht anders gewesen wie in Istambul, wo noch in neuester Zeit fast Jahr für Jahr ganze Stadtviertel durch Brand niedergelegt wurden.

Wer je längere Zeit im Orient gelebt hat, weiß, wieviel Möglichkeiten das Holzhaus den Ektoparasiten des Menschen bietet von den Wandläusen, den „Tachtarbit" der Türkei, d. h. den Wanzen, bis zu den Flöhen. Beider ist man in den modernen Städten Europas Herr geworden, der Wanzen noch nicht einmal vollständig, der Flöhe fast ganz. Nie wäre der heutige Zustand erreicht worden, hätte man weiter in Holzbauten gewohnt. Darum ist aber auch der in den letzten Jahrzehnten fälschlicherweise als ein Verschwinden gedeutete Rückgang in der Dichtigkeit der Flohpopulation durch nichts besser zu erklären, als durch die Aufhebung der Nistmöglichkeiten, die ihnen das Holzhaus bietet. Wo im Orient noch in Holz gebaut wird, sind Flöhe und Wanzen selbstverständliche Hausgenossen.

Zu dieser grundlegenden Änderung der bürgerlichen Bauweise tritt im Verlauf des 18. Jahrhunderts überall das Bestreben, einen

Gesundheitsdienst in modernem Sinne für die Städte zu schaffen. Ihre Reinlichkeit, die Entfernung von Kleinvieh, vor allem der Schweine, aus der Stadt wird immer allgemeiner gefordert. Reinlichkeit im Wohnen und in der ganzen Lebenshaltung setzen sich durch. Körperungeziefer wird aus einer unvermeidlichen Plage zu einem Makel.

Ich habe mich in ein Terrain vorgewagt, das zur Domäne des Biologen, hier des Entomologen, gehört.

Noch heute würden die Lebensumstände in einigen ländlichen Verhältnissen die Möglichkeit bieten, Vergleiche zu ziehen zwischen den Brut- und Vermehrungsmöglichkeiten des P. irritans in ihnen und im Bereich heutiger städtischer Siedelungen und ihrer Bauten verschiedener Bauweise. Die vorgetragene Auffassung über das Weichen der Pest aus Europa könnte durch solche vergleichenden Untersuchungen vielleicht über diesen Versuch der Skizzierung einer Möglichkeit hinaus eine Begründung finden.

Sie würde meine Überzeugung stützen, daß die Berichte früherer Jahrhunderte über die Einschleppung der Pest von Ort zu Ort, oft auf weite Entfernungen, das klinische Bild des damaligen Krankheitsablaufs und die Biologie des P. irritans dazu berechtigen, anzunehmen, daß die Pestepidemien Westeuropas im Mittelalter und in seiner Spätzeit, um ein Wort STICKERs [81] zu übernehmen, menschengetragene Pesten waren, bei denen die Krankheit von Mensch zu Mensch überging durch Vermittlung des P. irritans.

Eine medizinisch-historische Betrachtung und Analyse, sie möge noch so sehr im Einklang sein mit Forschungsergebnissen der Gegenwart, kann nicht maßgebend sein für hygienisches Handeln.

Auch wenn durch weitere Forschung gesichert werden sollte, daß für den westeuropäisch-nordafrikanischen Raum die interhumane Übertragung der Pest den Regelfall darstellt, so wird dadurch die Lehre nicht erschüttert, daß die Pest ihrem Wesen nach eine Seuche der Nager ist und daß für weite Gebiete des asiatischen, afrikanischen und des amerikanischen Raums die Infektkette „Nager — Nagerfloh — Mensch" die Regel ist.

Damit bleibt die Bedrohung der Küsten Europas und Nordafrikas mit ihren Häfen als Einfallstore der Pest bestehen und ihre Rattenpopulationen bieten der Pest die potentielle Möglichkeit des Haftens, sei es auch zunächst nur in der Form lokaler Epizootien.

Es wäre Hybris, aus der Tatsache, daß die Pest in Westeuropa über lokale, fast nur an Häfen geknüpfte Einzelfälle und engbegrenzte Herdvorkommen hinaus seit 200 Jahren nicht wieder zu epidemischer Ausbreitung gelangt ist, den Schluß zu ziehen, Westeuropa sei nicht mehr pestfähig in dem Sinne, wie große Gebiete Europas heute nicht mehr als malariafähig gelten, weil der Grad ihres Anophelismus zur Erhaltung einer endemischen Malaria oder zur Entwicklung einer Malariaepidemie nicht mehr ausreicht.

Unser Wissen um die Biologie der Nager und ihrer Ektoparasiten im weitesten Sinne, vor allem aber um die korrelativen Beziehungen ihrer Ektoparasiten zum Menschen und der Ektoparasiten des Menschen zu ihnen, ist lückenhaft, bedarf noch vielfacher Ergänzung und Behebung von Zweifeln, bevor ein internationaler Gesundheitsdienst der Pflicht enthoben werden könnte, durch nie erlahmende Aufmerksamkeit und mit den als bewährt erkannten Verfahren die Einschleppung infizierter Nager und ihrer Flöhe auf dem Wege des Verkehrs, insbesondere des Seeverkehrs zu verhüten. Die bis auf Tage verkürzte Reisedauer des Menschen von Kontinent zu Kontinent nötigt aber auch dazu, Reisende, die aus Gebieten endemischer oder epidemischer Pest in pestfreie Gebiete einreisen, auf die Möglichkeit zu überprüfen, ob sie sich etwa in der Inkubation einer Pesterkrankung befinden könnten, will man verhüten, daß sie zum Ausgangspunkt interhumaner Infektionen oder einer Infektion der lokalen Rattenpopulation werden.

Daß mehrere Tage darüber hingehen können, daß ein Mensch im Stadium der Inkubation sogar wandernd einen großen Abstand zurücklegen kann, ehe seine Erkrankung die Gefahr entschleiert, lehrt der Beginn der Pestepidemie des Jahres 1575 in Venedig.

5. Quellen und Schrifttum.

Quellen erster Hand sind die Beschlüsse des Mag. d. s. Sie liegen im Arch. d. st. für das 16. Jahrhundert in lückenloser Reihe in Pergament gebundener handschriftlicher Bände vor. Leider fehlt der 1. Band dieser Reihe, der Aufschluß gegeben hätte über das Anlaufen des 1486 geschaffenen Magistrats und die 1. Periode seiner Entwicklung.

Quellen erster Hand sind ferner die das 16. Jahrhundert betreffenden handschriftlichen Bände der „Deliberazioni senato" (in Pregadis), bzw. die davon in der Zeit selbst hergestellten Abschriften. Das gleiche gilt für die „Deliberazioni" des großen Rats.

Die Hauptquelle für die Bearbeitung der Pestepidemie von 1575—1577 ist eine im Auftrage der S. u. P. a. s. durch den Schreiber Cornelio Morello

nach Ablauf der Epidemie bis zum Jahre 1584 fertiggestellte Zusammen-
stellung sämtlicher zu der Seuche in Beziehung stehenden Verfügungen
und Beschlüsse der S.u.P.a.s., des großen Rates, des Senats, des Collegio
und des Rates der X. (Roccolte di deliberazioni prese durante la peste de
1575—1577 fatte da Cornelio Morello nel 1584.)

Von den 3 obengenannten Quellen wurde nur Gebrauch gemacht, wenn
bezüglich des Textes und der Abbreviaturen in der Kompilation Morellos
eine Kollationierung wünschenswert war. Zweifel bestand auch in einzelnen
Fällen in bezug auf die Auswirkung einiger Beschlüsse des Senats, da dieser
ja keineswegs zögerte, Beschlüsse — „parte“ —, gegen die Einwände erhoben worden waren oder die sich als unzweckmäßig erwiesen hatten,
kurzfristig wieder aufzuheben, ohne daß solche Änderungen in die Akten
des Mag.d.s. oder von Morello nachträglich eingefügt worden wären.

Mit jenen Abschriften hat Morello auch den gesamten Schriftwechsel
mit den beiden paduanischen Professoren und ihr großes Schlußgutachten
vereinigt, dazu 2 päpstliche Breve, einen Erlaß des Patriarchen von Venedigs,
den Bericht des Mutio Lumina über die Befreiung der Stadt, einen persönlichen Bericht über eine ihm aufgetragene Inspektion der Desinfektions-
arbeiten, mehrere Berichte des Collegio der Ärzte und die Epikrisen von
4 hervorragenden Ärzten aus der Zeit des Abklingens der Epidemie.

Außerordentlich lebendig und kritisch ist schließlich der von ihm zum
Schluß seiner Arbeit gegebene Bericht über den Gesamtablauf der Epidemien in den 6 Kapiteln. Hieran schließt er ausführliches Zahlenmaterial
über die Anzahl der Sterbefälle, über die Kosten der Bekämpfungsmaßnahmen und über die Anstellung und die Veränderungen im Personal des
Mag.d.s.

Die Auswertung dieser Hauptquelle ersparte vielfach ein mühsames Zu-
sammentragen des urkundlichen Materials aus den obengenannten Quellen.

Außer dem im Arch.d.st. bewahrten Exemplar der Niederschrift Morellos befinden sich noch 2 weitere handschriftliche Exemplare in der Manu-
skriptbibliothek des Museo Civico Correr, das eine anscheinend von der
Hand Morellos selbst in sorgfältiger Handschrift ausgeführt und in die
Form eines literarischen Werkes gekleidet und gebunden.

Die 2. Abschrift ist späteren Datums, unter dem Namen Barbarigo
geführt, geschrieben von einem Marco Veronese. Ihr fehlen Teile des
Morelloschen Originals. Dafür ist ihr angefügt eine Liste der der Seuche
erlegenen Nobili (s. S. 176) (Racc. correr Nr. 2072).

Über die Organisation des Mag.d.s. für das 16. Jahrhundert geben die
„Capitolari I und II“ des Dienstes Auskunft, in deren zweitem sich eine ausführliche Anweisung über die Dienstverrichtungen im Falle einer Pestepidemie findet.

Wertvoll als Quelle ist weiter ein 1584 durch Filippo Caogrosso im
Auftrage der 3 damaligen P.a.s. niedergeschriebenes „Sommario di leggi
sanitarii“, in prachtvollem Ledereinband mit den Wappen der Sgr., in
seinen ersten Abschnitten sorgfältig in schönster Schrift auf Pergament
geschrieben, späterhin immer unsorgfältiger und flüchtiger fortgeführt. Die
darin gegebenen Zusammenfassungen erlauben die Überprüfung der anderen
Quellen.

Ebenso haben nur den Wert von Kontrollregistern die sog. „Notatorii“.

Von den „Necrologi“, den Krankheits- und Totenlisten und den gesondert geführten Totenlisten der männlichen Angehörigen des Adels, ist leider
der größte Teil für die Jahre 1575—1577 verloren, nach einigen Notizen

in den vorhandenen Bruchstücken schon sehr früh. Die Aufstellung einer Statistik über Krankheits- und Todesfälle ist dadurch äußerst beschränkt.

Ein lose zusammengebundenes Aktenbündel des Collegio im Arch. d. st. enthielt unter älteren und späteren Akten Teile von Briefwechseln, darunter des Briefwechsels mit dem Dogen, der die paduanischen Professoren betrifft. Die Hoffnung, hier die Originalhandschrift ihres Gutachtens aufzufinden, erfüllte sich leider nicht.

Außer den erwähnten Abschriften der Niederschrift Morellos liegen in der Bibliothek des Museo Civico Correr einige Bündel der Raccolte Cicogna Nr. 1330, 1493, 3053/54, 3697 und der Raccolte Correr Nr. 292, 453, 677, aus denen auf Einzelvorgänge während der Epidemie Licht fällt, als wertvollster Beitrag die Niederschrift eines Anonymus, eines venezianischen Notars (Raccolte Correr, Nr. 1642, 3682). Das aus den Akten gewonnene Bild des Ablaufs der Epidemien gewinnt durch den gewandten Schilderer der Volksstimmung und besonderer Szenen, auch der eigenen inneren Einstellung zu der Katastrophe, einen hohen Grad von Unmittelbarkeit.

Das gleiche gilt von zwei unter dem Schrifttum aufgeführten Druckwerken, dem lange nach Weichen der Seuche 1604 veröffentlichten Werke SANSOVINOS [73] „Venezia nobilissima", seine Schilderung der Seuche als eines historischen Schicksalsablaufs, in den er durch Verlust von Angehörigen einbezogen war. Wertvoll für die Aufklärung der Infektkette ist neben dem Bericht Morellos das schon 1576 gedruckte Werk von FRANCESCO STABILIS [80].

Literatur.

[1] ALVARADO, C. A.: Bol. sanit. (B. Aires.) **3** (1939). — [2] ANDREAS, W.: Staatskunst und Diplomatie der Venezianer. Leipzig 1943. — [3] *Bibliographisches Lexikon berühmter Ärzte*: CAPIVACCIO, Bd. 1, S. 822. 1932. — MERCURIALE, Bd. 4, S. 171. 1932. — [4] BLANC, G., et BALTAZARD: C. R. Acad. Sc. **213**, 813, 849 (1941) Paris. — [5] BOCCALINI, J. F.: De causis pestilentiae. Venetiis 1556. — [6] BOERNER, F.: De vita moribus meritis et scriptis Hieronymi Mercurialis etc. Braunschweig 1751. — [7] BONAGENTIBUS, V.: Decem problemata de peste. Venetiis 1556. — [8] BORGARUTIUS, P.: De peste tractatus. Venetiis 1565. — [9] BRATTI, R.: Vecchie isole Veneziane, Venezia 1913. — [10] BRUMPT, E.: Précis de Parasitologie. Paris 1949. — [11] BRUNETTI, M.: Venezia durante la Peste de 1348. Venezia 1909. — [12] CAMUS, A.: Die Pest. Roman. 1950. — [13] CANOBBIO, A.: Il successo della peste occorsa in Padova l'anno 1576. Venezia 1577. — [14] CASTIGLIONE, A.: Storia della Medicina. 1948. — [15] CECCHETTI, B.: La medicina in Venezia nel 1300. Arch. Veneto (1883). — [16] CESSI, R.: Storia della Republica di Venezia. Milano 1944. — [17] DACIANO, G.: Trattato della peste e delle petechie. Veneti 1576. — [18] DELANOE, P.: Bull. soc. pathol. exot. Par. (1925). — [19] DIEUDONNÉ, A., u. R. OTTO: „Pest" in KOLLE, KRAUS, UHLENHUTH, Handb. der pathog. Mikroorg. 1928. — [20] FICINO, MARSILIO: Consiglio contro la pestilentia. Florenz 1481. — [21] FIORAVANTI, L.: Del regimento della peste. Venezia 1565. — [22] FLU, P. C.: „Pest" in MENSE's Handb. d. Trop. Krht. Leipzig 1924. — [23] FRANCA, C.: Ztschr. Hyg. **52**, 129 (1905). — [24] FRARI, A. A.: Cenni storici sopra la peste di Vinezia. Venezia 1830. — [25] FRARI, A. A.: Cenni storici sull isola di Poveglia. Venezia 1837. — [26] FRARI, A. A.: Della peste e della administraziene sanitaria. Venezia 1840. — [27] GALLICCIOLLI, G. B.: Delle memorie Venete antiche profane ed ecclesiastiche. Venezia 1795. — [28] GIORDANO, DAVIDE: Difesa di Vinezia contro la peste. Arch. ital. sc.

med. col. (1932). — [29] Girard, G.: Rev. colon. Méd. Chir. 23, 138 (1951). — [30] Gratiolo di Salo, A.: Discorso di peste. Vinegia 1576. — [31] Greenwood, M.: J. Hyg. Camb. 11, plague suppl. I, 91 (1911). — [32] Grenoilleau, G.: Bull. Off. intern. Hy. publ. 37, 419 (1946). — [33] Guarneri, G.: De peste quae grassata est Venetiis a. 1576. Bruntruti (1610). — [34] Guerrini, Guido: Padu. Soc. coop. Hipog. (?) (1935). — [35] Haeser, H.: Lehrbuch der Geschichte der Medizin usw. Jena 1882. — [36] Hecker, J. F. K.: Der schwarze Tod im vierzehnten Jahrhundert. Berlin 1832. — [37] Herzog, M.: Am. J. M. Sc. 129 (1905). — [38] Herzog, M.: Bureau of Govern. Laborat. Manila (1903). — [39] Herivaux, A., et C. Tomanoff: Bull. Soc. Path. exot. 41, 47 (1948). — [40] Hodges, Nathanael: λοιμολογία, sive Pestis nuperae apud populum Londinense grassentis narratio historia. London 1672. — [41] Howard, G.: Raggualgio dei principali lazaretti in Europa. Venezia 1814. — [42] Hylkema, B.: Ned. tschr. geneesk. 66, 375 (1922). — [43] Joff, J. G.: Fragen der Ökologie der Flöhe in Bezug auf ihre epidemische Bedeutung. Pjatigorsk 1941. — [44] Kitasato, S.: Lancet 2, 428 (1894). — [45] Kretschmayr, H.: Geschichte von Venedig. Gotha 1905, 1920, 1934. — [46] Latham, B.: Q. J. R. Meteor. Soc. London 36, 118 (1900). — [47] van Loghem, J. J. B.: Ned. tschr. geneesk. (Feuilleton.) I. 207 (1921). — [48] Lorenzetti, Giulio: Venezia e il suo estuario. Milano 1944. — [49] Lumina, M.: La liberatione di Vinegia. (Flugblatt.) Abgedruckt bei G. B. Gallicciolli, siehe oben. 1577. — [50] Lungershausen, L.: Knochenreste der Hausratte in den Pfahlbauten. Zoolog. Garten 7, 392 (1866). — [51] Machiavello, A.: Bol. Ofic. sanit. pan-americ. 20, 441 (1946). — [52] Martini, E.: Wege der Seuchen. Stuttgart 1942. — [53] Massa, N.: Liber de febre pestilentiali. Venetiis 1556. — [54] Massa, N.: Raggionamento sopra l'infirmita che vengono dal'aere pestilentiale del presente. Venetiis 1556. — [55] Massaria, A.: „De Peste." Venetiis 1579 u. 1618. — [56] Mercurialis, Hieronymus: De pestilentia. Patavij 1580. — [57] Merores, M.: Vierteljahrschr. f. Soz. u. Wirtsch. Gesch. 21 (1928). — [58] Molmenti, P. G.: La storia di Venezia nella vita Privata. Torino 1925/27. — [59] Morosini, A.: In: Istorici delle cose Veneziane: „Dal Senatore Adrea Morosini." Venezia 1719. — [60] Morosini, A.: Descrizione della peste di 1575/1576. (Übersetzung aus dem Latein.) Venezia 1836. — [61] Musati, E.: Storia d'un lembo di terra. Padua 1886. — [62] Nathan, R.: The plague in India 1896 to 1897. Simla 1898. — [63] Neuburger, M.: Geschichte der Medizin. Stuttgart 1911. — [64] Neustätter, O.: Bull. Histor. Med. 11, 36 (1942). — [65] Niceron: Memoires pour servir à l'histoire des hommes illustres. Paris 1734. — [66] Pawlowsky, E. N.: Sammlung, Züchtung und Untersuchung von Flöhen, in Abderhalden's Handb. d. biol. Arbeitsmethoden, Abt. IX, Teil 7, Bd. 3, S. 97 ff. — [67] Pollitzer, R.: Bull. World Health Org. „Plague studies" 4, 1 (1951); 5, 1, 2, 3 (1952). — [68] Peus, F.: Aphaniptera, Flöhe, in Martini's Lehrbuch der Mediz. Entomologie. Jena 1952. — [69] de Raad, L. L.: Meded. Burgerl. geneesk. dienst. Ned.-Indie 4 (1915). — [70] Raimondo Veronese, Annibale: Discorso di peste. 1575/76. — [71] Ramos Diaz, A.: Bol. Ofic. sanit. pan-americ. 17, 776 (1938). — [72] Sabellico, M. A.: De Venetae urbis situ. Venezia 1485. — [73] Sansovino, Fr.: „Venezia nobilissima." Venezia 1604. — [74] Schmoelz, F., u. Th. Schmoelz: Arch. Hyg. 136, H. 7 (1952). — [75] Schnurrer: Chronik der Seuchen. Tübingen 1832. — [76] Shrewsbury, J. F. D.: J. Hyg. Camb. 47, 244 (1949). — [77] Simond, L.: La propagation de la peste. Ann. Inst. Path. Par. (1898). — [78] Simpson, W. J. R.: A treatise on plague. Cambridge 1905. — [79] Simpson, W. J. R.: The

plague in India 1896—1898 in Nathan, Vol. II, S. 222. 5. d. — [80] STA-
BILIS, Fr.: Brevis quaedam defensio contra nonullos asserentes pudendorum
inflammationem non esse pestis. Venetiis 1576. — [81] STICKER, G.:
,,Die Pest", Abhandl. aus der Seuchengeschichte. Gießen 1908—1910. —
[82] SUDHOFF, K.: Die ersten gedruckten Pestschriften. München 1926. —
[83] SUKNEFF: Publ. École Med. Kartine 1 (1922). — [84] SWELLENGREBEL,
N. H., u. L. OTTEN: Zbl. Bact. Orig. **74**, 592 (1914). — [85] SWELLEN-
GREBEL, N. H.: Bull. Off. intern. Hyg. publ. **38**, 784 (1946). — [86] THO-
MASIUS, J. PH.: Illustr. vir. Elogia. Padua 1630. — [87] TRICOT-ROYER:
Scalpel. Brux. **103**, 1179 (1950). — [88] TRINCAVALLI, V.: Tractatus de
febre pestilentiali. Venetiis 1575. — [89] TSUSUMI, M., C. HARA, M. IMAI,
T. AWOKI et T. SAKAMOTO: Jap. M. World (1923). — [90] WU LIEN-TEH,
J. W. H. CHUN and R. POLLITZER: Am. J. Hyg. **5**, 196 (1925). — [91] WU
LIEN-TEH, J. W. H. CHUN, R. POLLITZER and C. Y. WU: Plague, a manuel
for medical and public health workers. Shanghai 1936. — [92] WEBSTER:
Pestilential diseases. London 1900. — [93] *Venezia e sue lagune*. Herausgeg.
vom Consiglio communale. Venedig 1842. — [94] VOGEL, R.: Die alluvialen
Säugetiere Württembergs. — [95] YERSIN, A.: C. R. Acad. Sc. Paris **119**,
356 (1894).